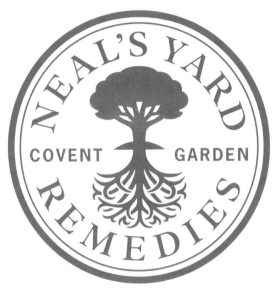

NEAL'S YARD
COVENT GARDEN
REMEDIES

EAT
BEAUTIFUL

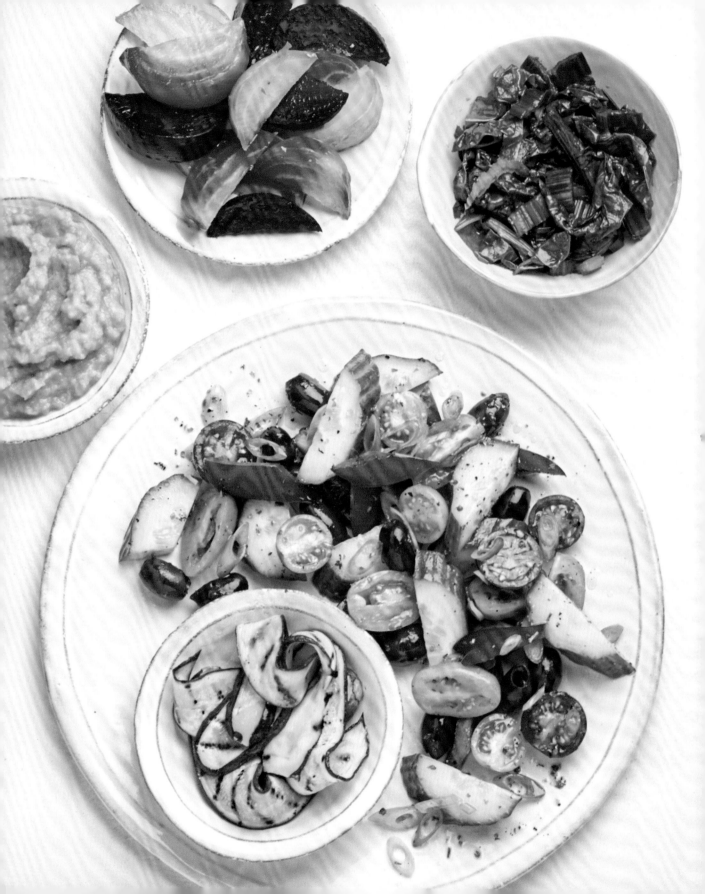

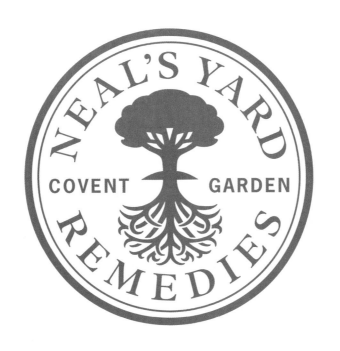

美丽轻食

[英] 菲奥娜·韦林　[英] 蒂珀·刘易斯　[英] 苏珊·柯蒂斯　著

常洁　译

中国轻工业出版社

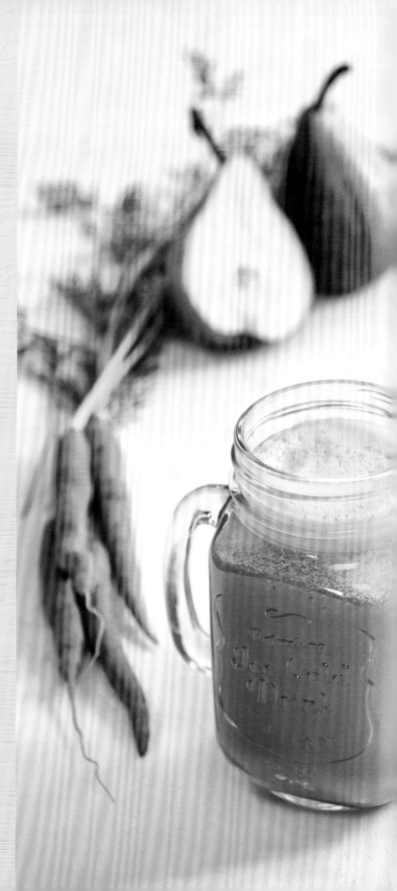

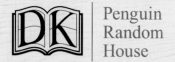

A Dorling Kindersley Book

Original Title: Eat Beautiful

图书在版编目（CIP）数据

美丽轻食/（英）菲奥娜·韦林（Fiona Waring），
（英）蒂珀·刘易斯（Tipper Lewis），（英）苏
珊·柯蒂斯（Susan Curtis）著；常洁译. —北京：
中国轻工业出版社，2018.11
ISBN 978-7-5184-2001-8

Ⅰ.①美… Ⅱ.①菲… ②蒂… ③苏… ④常… Ⅲ.
①食物养生—食谱 Ⅳ.①R247.1 ②TS972.161

中国版本图书馆CIP数据核字（2018）第138255号

责任编辑：伊双双　　　　责任终审：劳国强
封面设计：锋尚设计　　　　版式设计：锋尚设计
责任校对：晋　洁　　　　　责任监印：张　可

出版发行：中国轻工业出版社
　　　　　（北京东长安街6号，邮编：100740）
印　　刷：鸿博昊天科技有限公司
经　　销：各地新华书店
版　　次：2018年11月第1版第1次印刷
开　　本：889×1194　1/16　印张：16
字　　数：200千字
书　　号：ISBN 978-7-5184-2001-8
定　　价：118.00元
邮购电话：010-65241695
发行电话：010-85119835
传　　真：85113293
网　　址：http://www.chlip.com.cn
Email：club@chlip.com.cn
如发现图书残缺请与我社邮购联系调换
170680S1X101ZYW

**A WORLD OF IDEAS:
SEE ALL THERE IS TO KNOW**

www.dk.com

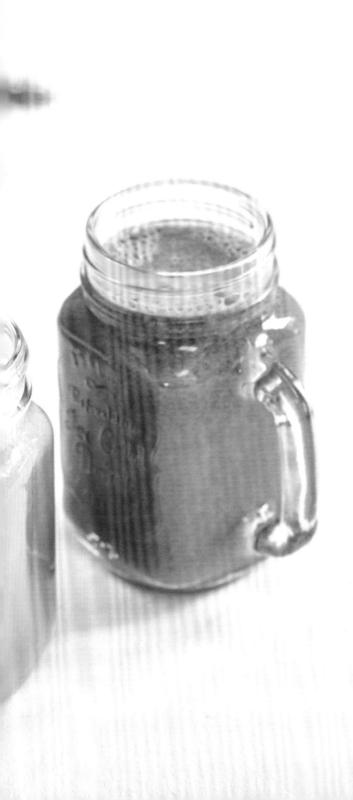

作者

菲奥娜·华林（Fiona Waring） 营养专家，在健康及美体领域拥有超过25年的经验。除了作为营养顾问经营一个繁忙的营养诊所外，菲奥娜还正在攻读公共健康营养硕士学位。菲奥娜对自己所从事的领域充满热情，坚信营养学是可以理解的、愉快的、实用的，并且能够适应每一个人的生活方式及需求。

蒂珀·刘易斯（Tipper Lewis） 自然疗法医师，英国NYR（Neal's Yard Remedies）有机护肤公司培训主管。对于向世界传播自然疗法在健康领域的应用充满热情。工作以外，蒂珀热爱在大自然中进行户外活动：在院子中进行园艺活动，或和宠物狗一起进行远距离跨国徒步旅行。

苏珊·克蒂斯（Susan Curtis） 自然疗法及顺势疗法医师，英国NYR（Neal's Yard Remedies）有机护肤公司董事。曾编写数本书籍，包括《年轻美丽的秘密》（Looking Good and Feeling Younger）及《芳香精油宝典》（Essential Oils），并与他人合著《女性自然疗法》（Natural Healing for Women）。苏珊有两个已经成年的孩子，并且对于帮助人们如何拥有一个更加自然健康的生活方式抱有极大热情。

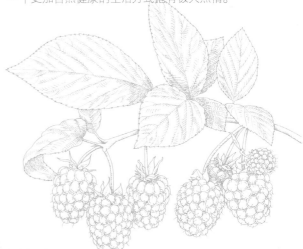

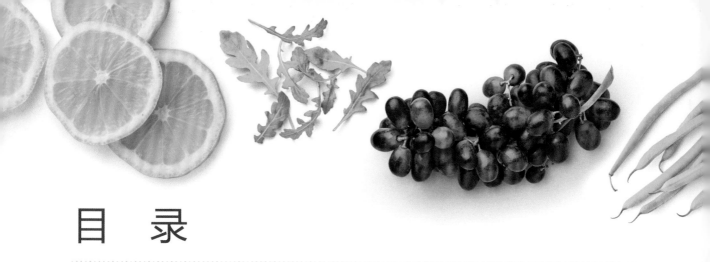

目　录

引言　8

养颜排毒的美丽开始　10
为什么需要排毒　12
如何排毒　14
应避免的食物　16
需摄入的食物　18
第一周排毒计划　20
第二周排毒计划　22

食物塑造美丽面容　24
吃出美丽：面容　26
混合性皮肤　30
油性皮肤　32
美丽轻食计划：皮肤水油平衡　34
干性皮肤　36
熟龄皮肤　38
抗衰老　40
10大措施：补水保湿　42
肩颈部保养　44
细纹　46
皮肤暗黄　48
美丽轻食计划：抗衰老　50
敏感皮肤　52
痤疮、痘肌　54
10大措施：膳食平衡　56
红斑痤疮　58

美丽轻食计划：镇静舒缓　60
唇疱疹（感冒疮）　62
不规则色素沉着　64
眼部疲劳　66
眼袋及黑眼圈　68

食物塑造美丽身体　70
吃出美丽：身体　72
橘皮组织　76
水肿　78
美丽轻食计划：体液再平衡　80
皮肤松弛　82
10大措施：避免暴饮暴食　84
肥胖纹、妊娠纹　86
美丽轻食计划：紧致皮肤　88
身体皮肤干燥　90
皮肤肿块　92
10大措施：建立食物日志　94
湿疹　96
瘀青　98
晒伤　100
美丽轻食计划：细腻皮肤　102
疤痕　104

食物塑造亮丽发质　106
吃出美丽：头发　108
发量稀少与脱发　112

受损发质　114
10大措施：选择应季食品　116
头发与头皮干燥　118
油性发质　120
头发暗沉无光　122
头皮屑　124
美丽轻食计划：改善发质　126

食物塑造美丽手足　128
吃出美丽：手与脚　130
指甲脆弱　134
10大措施：保存食材营养　136
老年斑　138
皮肤干燥粗糙　140
汗脚　142
美丽轻食计划：强韧指甲　144

食物塑造健康口腔　146
吃出美丽：口腔　148
牙齿变色　152
10大措施：维护口腔健康　154
牙齿脆弱　156
舌苔　158
美丽轻食计划：健康牙齿与牙龈　160

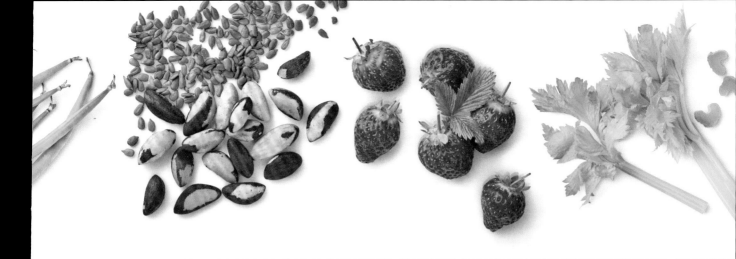

美丽轻食食谱 162

早餐 164
格兰诺拉综合麦片 167
综合浆果泥配燕麦 168
果香藜麦早餐粥 169
暖身苹果粥 170
奇亚籽薄煎饼佐蓝莓酱 171
美味吐司酱 172
奇亚籽巧克力"布丁" 174

小吃与轻食 176
秋季养生汤 179
牛油果吐司佐香蒜酱 180
风味炒豆腐 181
香浓蚕豆汤 182
田园蔬菜沙拉 183
墨西哥式煎蛋 184
暖身蔬菜沙拉 185
小胡瓜"面"佐罗勒香蒜酱 187
西班牙凉菜西瓜汤 188
夏日芦笋沙拉 189
养颜快手酱 190
甜菜根鹰嘴豆汤 192
酸奶鲑鱼酱 193
甜辣综合坚果 194
养颜杏仁球 195

正餐 196
希腊凉拌菜 199
意大利调味大麦饭 200
日式什锦海味米粉 201
夏日蔬果沙拉配大麦古斯古斯 202
烤南瓜藜麦沙拉 203
黑扁豆椰奶咖喱 204
烤什锦蔬菜配大麦古斯古斯 206
蔬菜杂烩 207
摩洛哥香炖羊肉 209
柠檬香草烤鸡胸肉 210
希腊风味烤蔬菜 211
香烤海鲈鱼配番茄沙沙 213
泰式鸡肉汤面 214
柠檬香烤鲑鱼配海蓬子 215
什锦烤蔬菜配玉米饼 216
味噌豆腐配藜麦饭 218
什锦蔬菜配甘薯泥 219
西式坚果米饭沙拉 220

甜品 222
盐渍黄金果巧克力杯 225
猴面包椰子酸奶配黄金果 226
烤菠萝佐椰子可可酱 228
健康果蔬冰淇淋 229
枸杞腰果"芝士蛋糕" 231

饮品 232
红莓思慕雪 235
椰子思慕雪 235
冬日暖身热饮 236
丽肤浆果饮 238
菠萝思慕雪 239
抹茶水果奶昔 240
自制燕麦乳 241
香梨西柚汁 243
综合蔬果汁 243
绿色思慕雪 244
维生素C加油站 245

营养参考表 246

索引 250

致谢 256

引言

　　说起美丽，人们会想到什么？有些人会说这是一种视觉上的表现，其他人会说**美丽**是一种感觉或者品质。人们往往会把美丽与**健康**及**活力**联系在一起，因此可以将其视为一些因素的结合。同时，美丽是人体内部情况在外表上的表现。

　　不同文化对美丽有着不同理解。大部分人认为真正的美丽并不是漂亮五官的简单组合，而是一个人的内在品德，以及这些因素由内而外的表现。

现代生活方式

　　现代社会，人们的外貌面对着众多挑战及期望。大众媒体传达的标准印象是容貌与身材完美。想要达到这种程度，人们往往承受着难以言喻的压力（尽管在现实生活中这种完美无法实现）。也有许多其他因素影响外貌，例如污染、粗劣的食物、生活方式的选择，因压力及日益忙碌的生活而缺少放松时间。这些因素都是对人们保持容貌美丽及身体健康的挑战。

　　令人鼓舞的是，一部分媒体开始改变对美丽的标准定义：美在于感知。影响社交媒体观念进步的因素之一是人们对健康和食物的关注度提高。越来越多的人认为健康就是美。如果认真打理饮食和生活，人们就会容光焕发、身体健康并获得满足感。

　　美国商业杂志《福布斯》（*Forbes*）研究表明，一个相对较小的群体——关注健康和保健领域的消费者，对于重新定义饮食文化的影响力越来越大：注重"真正"天然的食物及饮品，重视新鲜与未加工；同时使这种饮食方式成为一种乐趣，而不是一件苦差事；并与需要指导、启发及方向的主流消费者群体分享热情和知识。

　　随着全球对食品及健康的关注，人们在饮食对于外表、感觉及生活的影响方面有越来越多的信息和研究。其中一些观点非常新，大部分研究成果遵循了人们对于健康饮食的传统理解和认识。

　　本书提供丰富的知识帮助人们在众多令人困惑的"什

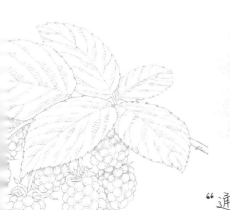
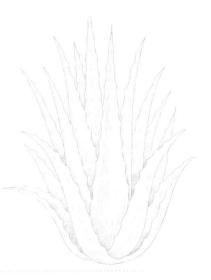

> "通过饮食来美容，在任何年龄都展现出最佳状态。"

么能吃、什么不能吃"的信息中找到适合自己的饮食方式，从而能自信地选择最佳食物以提升外貌与健康状况，在获取食材益处的同时还能尽情享用美食。

吃出美丽

清晨，人们首先会关注自己的皮肤状况：皮肤看上去足够美丽吗？气色疲倦，或者有斑？镜子显示出的皮肤状况会对人们整日的状态及在他人面前的表现产生巨大影响。如果经常不满意在镜子中看见的自己，那么与人相处时就不那么自信了。

自然疗法和美容从业者早已意识到，人们向往享受健康的皮肤状态。至关重要的是，人们也注意到拥有健康的精神状态能够提升外表，而选择优秀的生活方式则能影响消化系统的健康。皮肤的状况会反映出人体是否能良好地消化食物及能否良好地吸收健康营养元素。本书会研究如何选择提升皮肤、身材、头发、牙齿及手足健康状况的食物。对于以上所提到的每一个领域，都关乎美容，同时引出能够产生积极功效的食物。某些食物出现得频率很高，这些"明星食材"能够为人体提供营养基础，从而确保你拥有一个完美的平台来提升外表及内在身体状况。

选择美味、营养丰富的食谱能帮助人们将理论应用于实践。不同膳食配方可满足人们具体的美容诉求，据此可制定营养均衡的膳食计划，并合理规划每周餐食以解决某些特殊美容问题。

净化排毒是健康饮食的完美起点，排出体内毒素能使身体更有效地吸收美容营养元素。通过精密的排毒表制定出易遵循的两周排毒计划，从而进行美丽轻食规划。同时提供一些具体建议（例如如何选择最健康的食材）以给予人们知识与信心，做出正确的选择，并在健康食材中获取最多营养素。

在本书中能够享受探索各种食材及食谱的乐趣，让人们吃出美丽，从而获得容光焕发的皮肤并获取更大的幸福感。

苏珊·克蒂斯（Susan Curtis），Natural Health董事，英国NYR有机护肤公司；蒂珀·刘易斯（Tipper Lewis），英国NYR有机护肤公司培训主管；菲奥娜·华林（Fiona Waring），营养学专家。

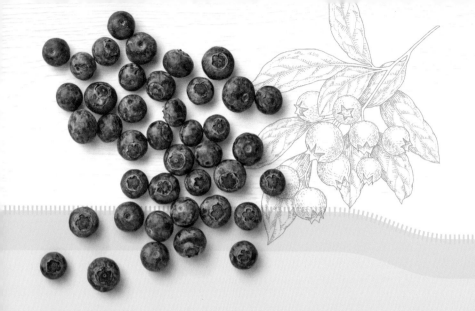

养颜排毒的
美丽开始

通过本章两周净化排毒方案，**开启美丽轻食计划**。利用具有顶级护肤功效、含有丰富抗氧化成分的美容养颜食材，有助于清除体内积累的毒素，从而恢复健康容颜。

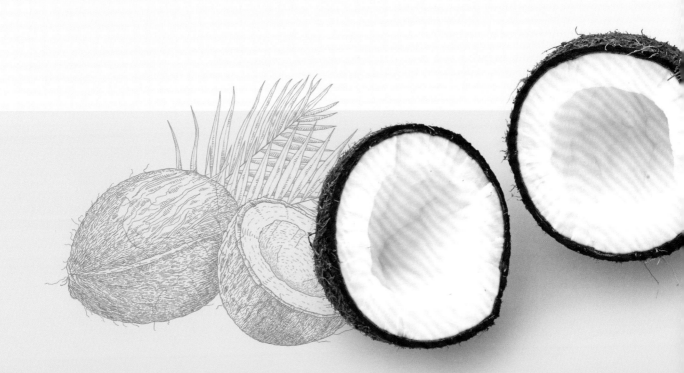

为什么需要排毒

皮肤能够反映身体内在的健康状况。缺乏营养以及环境中的毒素会导致皮肤暗沉、干燥和瘙痒，头发无光泽和身体虚弱。净化排毒能够清除体内毒素、开启营养恢复，从而优化身体吸收本书推荐的美容营养元素的能力。

排毒的益处

人体正不断受到毒素的侵袭。这些毒素来源于不健康的饮食及生活方式、外部环境和压力。这意味着人体在不断抗争以求尽快摆脱这些过量的毒素及其造成的浮肿与不适，以及反映在皮肤上的问题。皮肤会受到影响是因为当人体主要排毒器官（肝脏与肾脏）无法完全应付这些毒素时，皮肤会承担排毒功能。因此，毒素通过皮肤排出时，会导致一系列皮肤问题。

进行净化排毒能为身体重返健康提供机会，使身体重建消化功能并重焕青春活力。

本章提出的两周净化排毒方案有助于开启美丽轻食计划、排出体内毒素，从而最有效地利用本书推荐的健康营养元素，以解决具体美容诉求。最开始可能会因日常饮食的改变而使计划具有挑战性。但随着时间推移，人体会渴望摄入这些能提升皮肤状态、含有营养素的食材。一旦身体内部开始有效地工作，将会展现出健康的皮肤、头发及更健壮的身体。 人们会发现排毒对于身体、思维及幸福感有着积极的作用，并会将其作为每年必须进行的仪式！

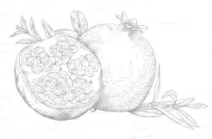

常见问题

 如何分辨自身是否需要排毒？

情绪不稳、头疼、失眠、月经不适加重、皮肤问题、关节及肌肉疼痛、胃胀、腹胀、口臭、乏力、思维不清以及免疫力降低均说明身体正处于压力之下。如果有以上一种或几种症状，那么进行排毒是有益的。一位合格的自然疗法医生能协助人们评估排毒需求。在进行身体排毒之前，身体的任何不适症状请优先咨询医生。

 排毒需持续多长时间？

排毒最好在一段较长时间内进行，这样身体（尤其是肝脏和排泄器官）不会承受过大压力。逐步减少食物涉入能使排毒过程更愉快，同时在排毒结束后人们会更有可能继续遵循健康的生活方式。本章的排毒计划分为两周进行，每周针对不同的健康领域。

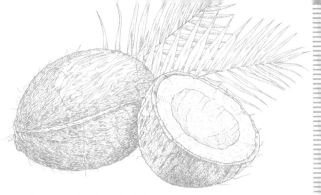

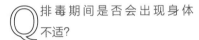

持续两周的柔和排毒能帮助
身体逐步调整状态。

排毒常用术语

排毒中有一些术语易造成人们的困惑。了解这些术语的含义能更好地理解排毒程序。

自由基、氧化剂 这些词语的意思相近：不稳定化学物质会损害人体健康细胞，破坏皮肤中的胶原蛋白及弹性蛋白，从而造成皮肤松弛和皱纹。自由基由呼吸和进食产生，无法避免。不健康的饮食与生活习惯、药品、污染及阳光均会使身体内的自由基数量增加。

抗氧化成分 这种物质能够抑制自由基对身体的损害。颜色明亮且鲜艳的食材、香辛料及香草均含有抗氧化成分。最有名的抗氧化成分是维生素C和维生素E。

氧化应激 自由基数量超过抗氧化成分的中和能力。随着年龄增大，人体对抗自由基损害的能力会逐渐下降，因此需要补充抗氧化剂。

饮食毒素 饮食带来的毒素，有可能是合成毒素，如农药残留，或是由真菌和细菌产生的微生物毒素。烧烤、烟熏及油炸的烹饪方法会使食品中的毒素数量增加。

植物营养素 又称植物化学成分。这些植物中的化合物能够维持植物的生命与活力，促进人体健康。

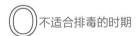
排毒期间是否会出现身体不适？

两周排毒方案对身体消化排泄器官负担较轻，一般不会（或较少）出现不适症状。这些不适症状包括持续时间较短的头痛、情绪波动、恶心、消化不良、嗜睡、感冒、注意力不集中及易怒等。排毒前期偶尔会出现皮肤状态下降的情况。

Q 不适合排毒的时期

怀孕及哺乳期间需避免排毒。若正在服用药品，请在进行排毒前先咨询医生和专业自然疗法医师。

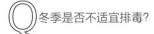
冬季是否不适宜排毒？

春季是最理想的排毒季节，此时身体逐渐恢复活力。但冬季仍然可以进行排毒，仅需对排毒方案稍作修改，可采用温性的香草制作肉汤、羹、思慕雪（smoothies）和果汁。

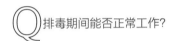
排毒期间能否正常工作？

当然可以。排毒期间正常的生活及工作不会受到影响。仅可能出现短时间的轻微不适，排毒期间人们甚至会感觉更有精力。遵循本章推荐的排毒方案，确保摄入的每种食物都富含营养，从而能为身体提供足够的能量。这款排毒方案包含多种美味且健康的食材，从而能为身体提供多种丰富的营养元素，因此并不会感觉到进食被限制。

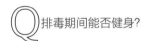
排毒期间能否健身？

当然可以。运动能刺激淋巴和循环系统，从而协助身体排出毒素。排毒期间可辅以适量运动，例如瑜伽、徒步旅行、普拉提等，均是非常理想的选择。

如何排毒

按照以下步骤温和地开始及结束整个排毒过程，能使排毒成为一个令人愉悦的过程，并能降低不适症状，如口渴、头痛、恶心及易怒。排毒结束后更易使人保持健康的饮食习惯。

1 前期准备

开始两周排毒计划（p20~23）前给身体预留一些准备时间以达到更好的排毒效果。排毒需要身体与心理的双重调整准备。缓慢温和地开启净化步骤，能减少排毒期间因身体排出毒素而出现的不适症状，同时能提高身体对营养元素的吸收。确保在排毒前进行最有效的净化步骤。

开始正式排毒前，尝试保持一周的饮食日记。日记记录每天摄入的所有食物，一周后总结哪种食物出现的频率最高、最难以放弃。如果觉得放弃这种食物会对生活造成严重影响，那么需首先将其从日常饮食戒除或减少这种食物的摄入量。越来越多的研究表明，人体内肠道菌群（肠道中存在的有益及有害菌）的类型由摄入的食物种类决定。肠道中有益菌与有害菌的不平衡反映了人们对食物的选择状态——摄入过量的糖、精炼和加工食品，而非更健康、营养丰富的天然食材。

当人体开始摄入不同食物，肠道也会开始调整并适应，从而使人体更好地接受健康的饮食选择，摒弃目前糟糕的饮食习惯。

2 逐步适应

完成一周的饮食日记后，即可开始逐步适应排毒。通过1~2周的排毒前准备能减少非健康食物的摄入。若日常饮食比较健康，排毒前的准备只需持续1周。若需要戒除的食品种类较多，则前期准备需持续2周。前期准备及排毒期间需要戒除的食物包括糖、乳制品、咖啡因、小麦、酒精饮品、肉类、加工及快餐食品，同时也包括个体不耐受食物。以下一些小贴士有助于进行排毒前期的准备工作。一旦身体准备好了，即可开始正式排毒了。

•不要同时戒掉全部非健康食物如果觉得需要戒掉的食物太多太艰巨，可先选择放弃最不健康的，也可以逐步戒断。例如，如果目前每天摄入8杯咖啡，一旦完全停止则很有可能导致头痛或易怒等不适症状的出现。最佳建议是在第一周减去4杯咖啡，然后在第二周减去剩余的咖啡摄入。

•戒去摄入某种食物时，寻找另一种营养丰富的食物代替。人体需要营养来"迷惑"并中和毒素。

这是一个尝试新的健康食品的好机会。增加含有丰富的人体必需

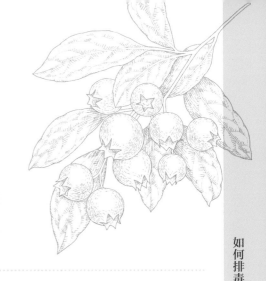

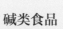

碱类食品

为了发挥最佳排毒效果，人体最适宜的pH平衡度为微碱性。绿叶蔬菜富含碱性矿物质，如钠、钙、钾。

脂肪酸的食物的摄入量，例如牛油果、色彩鲜艳的蔬菜和水果、绿色蔬菜、全麦谷物、燕麦、豆类、芽类、坚果及种子。

•摄入多种维生素及矿物质补充剂 这些抗氧化成分能有效对抗自由基对机体的损害。同时，冷榨有机脂肪酸能代替对人体有害的脂类。在排毒期间或之后人们应尽量多地摄入含有这些有益成分的食物。

•反思日常烹饪方式 蒸、炖、煲汤和烘焙等烹饪方法有助于保存较多的食材营养。生食虽然含有较强的排毒成分，但可能会造成身体不适。因此，在排毒初期应尽量避免生食食物，待身体适应排毒过程后可酌情将生食加入食谱。

•每日至少饮用2升清水 充足的水分有助于淋巴系统及肾脏排出体内毒素。每日清晨饮用一杯温热的淡柠檬水能净化身体整夜产生的杂质。同时，全天需随时补充适量的水分。

3 调整结束

当正式排毒方案结束后，需进行适应性调整。以往的不健康生活习惯会对净化排毒后的身体造成不良影响。继续保持良好的生活习惯能够带来多种好处：身体更有活力、注意力易集中、睡眠良好、皮肤有光泽、消化系统更健康，同时心情愉悦。

此时可选择与排毒准备期间相似的食品。同时可参考本书中重点推荐的养颜食物。例如，益生菌复合物能维持肠道环境健康、提升皮肤状态、增强免疫力，并能有效降低过敏反应。发酵食品（如泡菜和酸菜）也有助于提高肠道内有益菌的数量。

为橱柜排毒！

开始排毒前，清理掉橱柜中隐藏的潜在诱惑食品，并用更健康的食材替代。

需处理掉各类加工及精炼食品。包括含有人工合成甜味剂、食用色素及添加剂的食品，如含糖零食和碳酸饮料；含有饱和脂肪的食物，如薯片及饼干；以及快餐类食品，如速溶咖啡。

用健康食材替代不健康食品。在当地的健康食品商场寻找新食材。搜索各类健康食谱，记录食材中不认识的成分及感兴趣的食品。将营养丰富的"超级食品"加入餐食及饮品中，例如螺旋藻、猴面包果和海藻。同时，摄入一些能量替代品，例如，用短粒糙米代替精米，用天然蜂蜜代替白糖。

应避免的食物

排毒期间需要避免摄入对消化及内分泌系统造成负担、降低营养吸收率的食物。另一些食物对排毒后期有益，需避免在排毒第一周摄入。排毒前需剔除的食物种类可参考本书p16~17。

排毒第一周

排毒第一周需重点关注排出肠道内毒素。不健康的饮食及生活习惯会使毒素不断积累在消化道器官内。消化系统因毒素造成的负担，其工作效率会降低，从而造成消化不良并导致一系列消化道疾病的发生，例如便秘。排便有助于有效排出体内杂质，从而维持皮肤的健康光泽。

为了在第一周使毒素更易排出，需要停止摄入在肠道内代谢需时较长及难以消化的食品。同时需要避免摄入导致炎症发生的食品，这些食物会阻碍消化并加剧皮肤问题。

一些食物净化能力较强，比较适合排毒后期采用（见p18~19）。排毒第一周需避免摄入这些食物以使排毒速度过快，避免对肝脏和肾脏产生负担。

同时，排毒第一周还需避免摄入会造成血糖急速升高的食品、影响肠道菌群平衡的食品，以及含盐量过高易导致水肿的食品。

排毒第二周

本周需继续停止摄入导致炎症发生的食品、难消化食品、含糖量及含盐量过高的食物。

各种糖类

避免摄入各类糖，包括糖浆、糖蜜、蜂蜜、果糖、麦芽糖和葡萄糖。糖类会影响胶原蛋白（维持皮肤弹性）功能，从而导致衰老的加快及炎症的发生。同时，糖类还会加重痤疮的发生，加快胰岛素分泌从而扰乱体内激素水平，破坏肠道内菌群平衡。

含酵母食物

避免摄入含酵母食物，例如面包、比萨、点心、面包屑、生粉及调味汁。这些食品往往含有添加剂和盐，易影响机体内电解质的平衡，从而导致身体浮肿及腹胀。

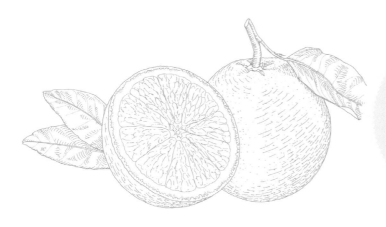

热量

利用富含营养的食品替代不健康食品,为身体提供排毒期间损失的热量,同时满足身体日常活动的能量需求。

奶类及乳制品

乳制品在肠道内停留的时间较长,不利于消化。另外,为了提高奶牛的产奶量而采用的激素会存留在牛奶中。研究表明这些激素可能引起聚合性痤疮。在两周排毒方案中避免摄入乳制品有助于改善皮肤状态。或者可在第一周选择天然酸奶及开菲尔酸奶以维护肠道菌群平衡,然后在第二周停止所有乳制品的摄入。

加工谷类

避免摄入加工谷类及小麦制品,例如蛋糕、饼干、意大利面和麦片粥。小麦与谷物中的麸质含有黏蛋白,不易消化并容易引发皮肤炎症及皮肤疹。但苋菜籽或不含糖及盐分的特制麦片仍可在排毒期间享用。

红肉、腌制及烟熏食品

排毒期间避免摄入红肉,尤其是牛肉和猪肉。红肉易引发炎症并且难以被消化。虽然羊肉较其他红肉更易被人体消化,但仍应在排毒期间停止食用。所有加工肉类、腌制及烟熏食品(例如培根和腌鱼)含有多种毒素,排毒期间禁止食用。

柠檬酸

不要食用人工调味食品,例如薯片或其他任何含有人工合成柠檬酸的食物(包括但不限于浓缩固体汤料、果酱、蜜饯、软饮料及水果罐头)。柠檬酸可能会导致某些人群的过敏反应,或加重胃酸反流,从而影响人体的消化过程。

柑橘类水果

避免食用柑橘类水果,可仅在排毒第一周摄入少量柠檬汁作为适应的过渡。柑橘类水果属于强效净化食物,因此最好在身体代谢器官适应排毒压力后再加回食谱。排毒期间不要摄入过多水果(无论什么品种)。水果中的糖分会促进肠道内不健康菌群的繁殖。

咖啡因及酒精

含有咖啡因的食物及饮品会提高体内皮质醇激素水平。这种激素会增加人体炎症反应,加剧痤疮及早衰等皮肤问题。排毒期间需停止摄入所有含咖啡因的食物及饮品,例如咖啡、茶、碳酸饮料及巧克力。此外,还需避免或减少酒精的摄入。酒精会影响人体对营养成分的吸收。同时,含酒精食品或饮品中的糖分过高,也易导致机体衰老。

需摄入的食物

两周排毒方案（见p20~23）中应包含多种新鲜的、富含抗氧化成分的食物以及健康的脂类与蛋白质。这些食物能够在身体净化排毒的同时舒缓皮肤并补充水分、维护健康的肠道菌群、促进皮肤中胶原蛋白与弹性蛋白的合成，从而有助于维护皮肤健康。

排毒第一周

排毒第一周，面对的是排出肠道内积累的毒素，需要摄入能够支持身体及肠道健康的食品。利用营养丰富的食物代替不健康食品，可使身体得到维持正常生活和运动的能量。

健康的脂类、蛋白质以及复杂碳水化合物能够为身体的日常所需提供热量。富含水分的食物则有助于身体通过尿液排出毒素，同时保持体内水平衡。抗氧化成分含量丰富的天然食品含有有益皮肤健康的维生素C，能够促进胶原蛋白的合成；维生素E能在排毒过程中滋养并光泽皮肤。同时，健康的纤维素是肠道有效工作的必需品，益生元食品则能够维护健康的肠道微生物环境。

排毒第二周

排毒第二周，体内毒素已基本排清，身体各部分主要器官承受的负担较小。此时需要关注的重点是为肠道进行彻底净化。可摄入具有杀菌功效或含有叶绿素的食品，从而将体内残余毒素彻底清除干净。经历深层排毒的消化系统已准备好吸收更有价值的营养成分。

此时仍然需要摄入有助于促进胶原蛋白合成的食物，以维护光泽有弹性的健康皮肤。

新鲜蔬菜及水果

在排毒第二周摄入绿色蔬菜及果汁，包括洋葱、大蒜、含有叶绿素的十字花科蔬菜（如卷心菜和羽衣甘蓝）、茴香、绿叶蔬菜、芦笋、色彩鲜艳的蔬菜（如番茄、甘薯、甜菜根及胡萝卜）、海藻和牛油果。少量食用水果，以降低糖分的摄取，但在第二周可以适量食用具有强效净化功效的柑橘类水果。

豆类

豆类（如扁豆和干燥豆类）均可为身体提供复杂碳水化合物、健康的蛋白质、叶酸、多种人体必需的维生素以及矿物质，从而能够在排毒期间维护消化功能，并有助于促进胶原蛋白的合成，有助于维护皮肤、头发及指甲健康。

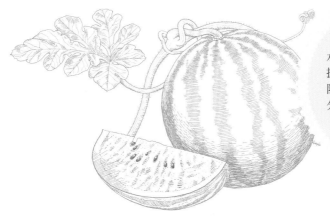

水分

水分有助于在排毒期间维护体内水平衡（见p15）。除了清水能为身体提供水分外，也可选择各类芳香茶饮、果汁及思慕雪。

全谷物（未加工谷物）

选择易消化的全谷物作为排毒食谱中复杂碳水化合物的主要来源，能为身体在排毒期间提供必要的能量支持。包括天然发酵的全麦面包、黑麦面包、糙米、藜麦、小米、燕麦、黑麦、大麦以及苋菜籽。

发酵食品

发酵食品能促进并维护肠道微生物环境健康，包括天然活性酸奶、开菲尔酸奶、红茶菌、酸菜、味噌和豆豉。这些发酵食品含有益生菌，有助于增加肠道有益菌群数量。

坚果与种子

不但能提供健康的蛋白质和脂类，还能为身体补充维生素与矿物质，包括奇亚籽（芡欧鼠尾草籽）、亚麻籽、核桃、榛子、巴西坚果和杏仁。

健康的油和脂类

椰子油可高温加热以降低油脂中的毒素，同时能够滋养皮肤。也可选择初榨橄榄油、亚麻籽油及芝麻油调制沙拉，为菜品增添健康的ω脂肪酸。

多脂鱼类及瘦肉

新鲜的多脂鱼类能提供蛋白质和健康的脂类，有助于在身体排毒期间吸收营养物质、促进胶原蛋白合成。排毒第一周可摄入2~3次新鲜多脂鱼类和少量瘦鸡肉。但在排毒第二周则需避免进食鱼类和肉类。

香草与香辛料

各类香草和香辛料都是抗氧化成分的优质来源。带有辛辣味的食材（例如生姜和姜黄）具有净化排毒功效。同时，还可选择草本类芳香植物，如鼠尾草、罗勒及百里香。

第一周排毒计划

排毒第一周，人体会通过尿液排出体内积累的毒素。下文包含了本周需要重点关注的食物。通过下方的每日饮食方案摄取食物，可为整周排毒计划提供能量与营养平衡。

如何适应排毒

身体会在排毒的第一周逐步适应新的饮食方式：摄入新的食物种类以代替不健康的食品。此时人们可能会感觉从排毒第一天就充满活力，也可能会在身体适应排毒的过程中经受一些轻微的副作用。

第一周可能会出现身体发冷不适、头痛以及乏力等症状。排毒食谱中去掉了多数不健康食品，而这些食品以往可能会刺激身体或有轻微的成瘾影响，例如咖啡因和糖类。人体已经习惯每日摄入数次这类食品，一旦在排毒期间停止摄入这类食品则可能会出现身体不适。但值得振奋的是，这种不适症状是暂时的，仅会在排毒初期持续很短时间。此外，这些食物以往会造成一些慢性症状或不适，一旦停止摄入这些食品，人体将调整并适应健康状态。此时会发现身体充满能量，大多数不适症状都会消失。

改善消化

饮食中加入更易膨胀、纤维素含量更丰富的食物，人体可能在排毒初期经历轻度便秘。这是身体正在适应排毒过程时的正常情况。需确保为身体补充足够的水分以软化粪便，促进肠蠕动。

每日饮食方案

每日清晨，饮用一杯热热的淡柠檬水以净化肝脏。空腹饮用能够刺激胆汁分泌，并能促进肝脏排毒。

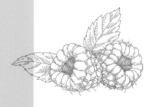

周一

早餐
绿色思慕雪 p244

小吃及零食
一小把坚果和葡萄干

午餐
牛油果吐司佐香蒜酱 p180

小吃及零食
一碗天然活性酸奶配浆果

晚餐
柠檬香烤鲑鱼配海蓬子 p215
或日式什锦海味米粉 p201

周二

早餐
1片黑麦面包
1个水煮蛋

小吃及零食
菠萝思慕雪 p239

午餐
田园蔬菜沙拉 p183

小吃及零食
一小把坚果和杏

晚餐
夏日蔬果沙拉配大麦古斯古斯 p202

周三

早餐
暖身苹果粥 p170

小吃及零食
丽肤浆果饮 p238

午餐
夏日芦笋沙拉 p189

小吃及零食
一碗天然活性酸奶配浆果

晚餐
烤南瓜藜麦沙拉（可省略奶酪）p203

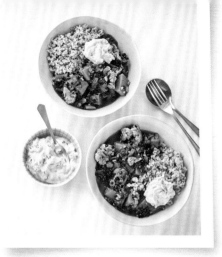

黑扁豆椰奶咖喱 p204

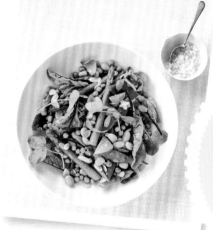

田园蔬菜沙拉 p183

小贴士

注意进食时间以维持身体血糖平衡。每三个小时进食一次，以避免糖分不足而影响激素及皮质醇的分泌。遵循少食多餐原则，每日可安排三次正餐、两次健康零食或小吃。

第一周重点食物

适合排毒第一周摄入的食物包括谷类（例如糙米、藜麦、小米和燕麦）、亚麻籽和奇亚籽、十字花科蔬菜、芽类种子、茴香、甘薯、洋葱、番茄、胡萝卜、西洋菜、芦笋、豆类、绿色叶类蔬菜、蔬菜汁、海藻、浆果、菠萝、梨、苹果、蔓越莓、香草和香辛料。

• **全谷物**是第一周排毒计划中的重要食品，为人体提供纤维素以维护消化系统健康。此外，某些蔬菜也是纤维素的良好来源，例如南瓜及豆类。

• **绿叶蔬菜**有助于第一周的身体排毒，例如菠菜和绿色叶类蔬菜。这类食材不仅能提供人体必需的维生素和矿物质，还有助于为身体供给水分，补充因排毒过程而造成的水分流失。

• **彩色水果及蔬菜**含有丰富的抗氧化成分，能滋养皮肤、头发和身体，是排毒食品中不可或缺的组成部分。

• **种子**含有丰富的健康脂肪酸（尤其是ω-3），有助于滋养并维护皮肤健康。例如亚麻籽和奇亚籽。

• **十字花科蔬菜**可维护肠道健康。十字花科蔬菜中的抗炎物质有益消化系统健康，舒缓并镇静排毒期间皮肤的各种不适症状。

周四 早餐
格兰诺拉综合麦片 p167

小吃及零食
椰子思慕雪 p235
一把杏仁

午餐
香烤鲭鱼配甘薯泥 p219变化版
或小胡瓜"面"佐罗勒香蒜酱 p187

小吃及零食
2个燕麦饼配鹰嘴豆泥

晚餐
希腊凉拌菜 p199

周五 早餐
综合浆果泥配燕麦 p168

小吃及零食
红莓思慕雪 p235

午餐
泰式鸡肉汤面 p214

小吃及零食
少量水果和葡萄干

晚餐
黑扁豆椰奶咖喱 p204

周六 早餐
苹果粥配干椰丝

小吃及零食
绿色思慕雪 p244

午餐
爽口苹果胡萝卜沙拉

小吃及零食
1把甜辣综合坚果 p194

晚餐
柠檬香烤鲑鱼配椰奶米饭 p215变化版
或 意大利调味大麦饭 p200

周日 早餐
奇亚籽薄煎饼佐蓝莓酱 p171

小吃及零食
大麻籽酱 p172
1片黑麦面包

午餐
西式坚果米饭沙拉 p220

小吃及零食
1把甜辣综合坚果 p194

晚餐
日式什锦海味米粉 p201

第二周排毒计划

本周的排毒重点是深层净化，清除体内残余毒素。下文包含了本周需要重点关注的食物，通过下方的每日饮食方案摄入食物，可为整周排毒计划提供能量与营养支持。

保持体力

排毒进入第二周，保持排毒初期的体力可能会出现困难，放弃某些不健康食品的耐心和毅力可能会发生动摇。这种情况非常正常，这是因为此时身体正在适应低糖低盐的饮食方式。继续保持一周健康饮食，身体及消化系统将开始提高对健康营养元素的吸收率。同时会感觉身体对不健康食品的渴望有所降低，并更加渴望摄入富含营养、更健康的食物。

如果开始感觉疲惫，可能会影响排毒的信心。检查并确保摄入足够热量以维持身体日常所需能量，不要放弃正餐中的任何食物。排毒计划并非限制热量饮食，需注意的是，排毒期间戒除的每一种不健康食品，都应寻找营养更丰富的替代品。

皮肤状态改变

进行排毒计划的另一个动力是能提升皮肤状态，因此排毒期间若突然出现痘痘可能会让人觉得沮丧。出现粉刺痤疮是身体通过皮肤排出残余毒素的表现，这是排毒计划产生功效的一种积极标志。此时摄入的富含营养的食物将开启净化功效，有助于皮肤光泽、气色的改善。

每日饮食方案   周一

每日清晨，饮用一杯热热的淡柠檬水以净化肝脏。空腹饮用能够刺激胆汁分泌，并能促进肝脏排毒。

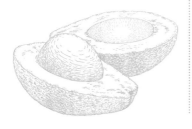

周二

早餐
果香藜麦早餐粥 p169
维生素C加油站 p245

小吃及零食
一碗天然活性酸奶配浆果

午餐
2个燕麦饼
牛油果辣椒酱 p190

小吃及零食
绿色思慕雪 p244

晚餐
味噌豆腐配藜麦饭 p218

周二

早餐
绿色思慕雪 p244

小吃及零食
1把坚果和杏

午餐
暖身蔬菜沙拉 p185

小吃及零食
菠萝思慕雪 p239

晚餐
烤什锦蔬菜配大麦古斯古斯 p206

周三

早餐
综合浆果粥

小吃及零食
绿色思慕雪 p244

午餐
白腰豆蔬菜沙拉

小吃及零食
一杯天然活性酸奶配浆果

晚餐
希腊凉拌菜 p199

丽肤浆果饮 p238

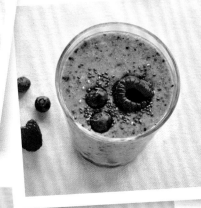

小贴士

在排毒饮食计划中加入营养丰富的超级食品粉，有助于提高菜品中抗氧化成分的含量。可以购买绿色食品复合粉（例如螺旋藻），直接取¼茶匙加在果汁、饮用水或思慕雪中。

格兰诺拉综合麦片 p167

第二周重点食物

本周适合摄入的食物包括柑橘类水果（特别是葡萄柚）、深绿色蔬菜（例如西蓝花、球芽甘蓝、卷心菜和羽衣甘蓝）、小麦草、绿色叶类蔬菜、芽类种子、海藻、牛油果、甜菜根及其他色彩鲜艳的蔬菜、姜黄、大蒜、生姜、亚麻油、橄榄油和芝麻油。

•**蛋白质**是人体必需的基础物质，排毒期间需确保摄入充足氨基酸以使身体安全代谢毒素。植物蛋白是最佳选择，干净且不会在肠道中停留时间过长。可以选择豆腐、丹贝（天贝）、味噌、豌豆及各种豆类。若不想完全食素，则可选择多脂鱼类（未经加工和烟熏）以及瘦鸡肉。

•**生食**是本周完美的饮食选择。生食能够保护食材中的排毒成分、营养元素及酶类。本周可以全部选择生食方式，若不适应可制成果汁、思慕雪或沙拉。烹饪食材时也应注意采取清蒸或微煮的方式。

•**深绿色食品**也是理想的食物选择。这些食物含有植物用于合成能量的叶绿素，叶绿素具有强效净化作用。深绿色蔬菜是用于排毒的传统食材。

•**柑橘类水果**本周可开始摄入。其含有抗炎及净化物质，此时对身体尤其有益。

周四	早餐	周五	早餐	周六	早餐	周日	早餐

周四

早餐
格兰诺拉综合麦片 p167
椰子酸奶

小吃及零食
绿色思慕雪 p244
1把杏仁

午餐
风味炒豆腐 p181

小吃及零食
2个燕麦饼配鹰嘴豆泥
丽肤浆果饮 p238

晚餐
日式什锦海味米粉 p201

周五

早餐
2片烤黑麦面包配杏仁酱
维生素C加油站 p245

小吃及零食
绿色思慕雪 p244

午餐
香浓蚕豆汤 p182

小吃及零食
1把坚果和葡萄干

晚餐
意大利调味大麦饭 p200

周六

早餐
2片黑麦吐司
1个水煮蛋

小吃及零食
绿色思慕雪 p244

午餐
牛油果羽衣甘蓝小麦草沙拉

小吃及零食
1把甜辣综合坚果 p194

晚餐
味噌豆腐配藜麦饭 p218

周日

早餐
绿色思慕雪 p244

小吃及零食
果香奇亚籽酱 p173
1片黑麦面包
综合蔬果汁 p243

午餐
甜菜根鹰嘴豆汤 p192

小吃及零食
1把甜辣综合坚果 p194

晚餐
希腊凉拌菜 p199

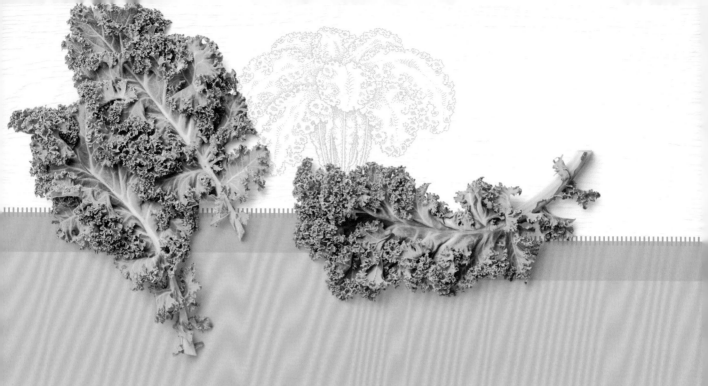

食物塑造
美丽面容

面容能够反映出一个人的生活方式，每日摄入的食物能影响气色。探寻最佳营养食品能打造美丽容颜。遵循营养均衡原则为各种肤质量身定制餐食计划，以获取美丽面容。

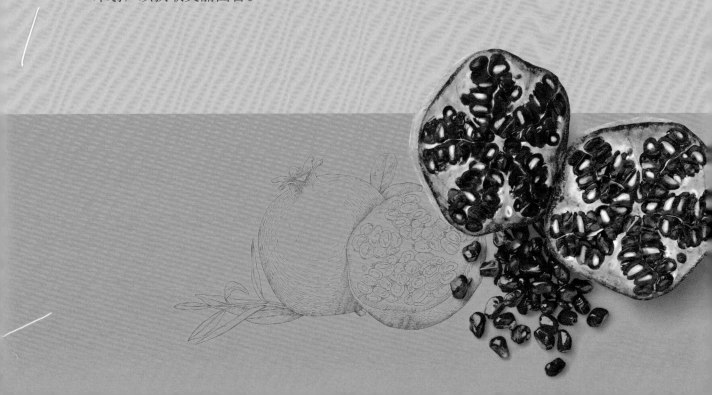

吃出美丽：面容

光泽柔软的健康皮肤离不开具有美容效果的营养成分的滋养。通过探寻顶级**护肤**营养元素的功能与组合，助您维护**光泽亮丽**的面容。

有益面部皮肤的营养元素

在探寻解决具体皮肤问题的食物前，需要了解为什么少数关键营养成分有助于维护皮肤状态平衡与健康、光泽。

抗氧化成分 很多植物中都存在这种人体必需的复合物。抗氧化成分在皮肤对抗"自由基"损害中扮演着关键核心角色。自由基来自于环境中的不稳定化学物质与饮食中摄入的毒素，会造成皮肤衰老、黯淡，从而出现细纹和皱纹。抗氧化成分能够保护胶原蛋白及弹性蛋白。这两种至关重要的蛋白质对维护皮肤弹性起着主要作用。同时，抗氧化成分还能促进血液循环，增强对面部皮肤附近毛细血管的血液供给，从而提升面部皮肤的自然光泽。有益面部皮肤的主要抗氧化成分包括类胡萝卜素、维生素C和维生素E、黄酮类化合物以及白藜芦醇。这些成分往往大量存在于新鲜的水果和蔬菜中。为了确保摄入足够的护肤营养成分，需选择具有整个"彩虹"色谱的新鲜蔬果，例如各类浆果、绿叶蔬菜、胡萝卜、甘薯及甜菜根等。2015年的一项研究表明，有机种植的蔬果能够为人体提供更多抗氧化成分，每日应摄入1~2种有机蔬果。

维生素C 这种人体必需的维生素存在于大多数新鲜蔬果中。特别值得一提的是，维生素C是合成胶原蛋白的关键物质。胶原蛋白有益细胞生长、血管弹性，有助于维护皮肤的光泽健康，同时还能帮助皮肤进行自我修复。维生素C作为一种抗氧化剂，能够减少自由基对胶原蛋白的损害。研究表明，维生素C还能协助皮肤抵御太阳光中短波光UVB带来的伤害。但人体内无法储存维生素C，因此需通过饮食进行补充。

人体必需脂肪酸 皮肤健康离不开健康的脂类，特别是人体必需的各种多不饱和脂肪酸，其中最主要的两种为$\omega-3$和$\omega-6$。这些脂类能够支持细胞膜并维护皮肤的天然油屏障，有助于皮肤保湿并维护皮肤饱满与柔软。人体无法合成$\omega-3$和$\omega-6$，因此需通过饮食进行补充。选择食材时，特别要注意食物中脂肪酸的比例是否良好。$\omega-6$有助于维护细胞功能，多存在于肉类、谷物及菜籽油中，但过量摄入$\omega-6$会导致炎症反应。$\omega-3$是一种消炎剂，对皮肤具有镇静舒缓

每日摄入的健康营养元素有助于由内而外滋养皮肤，使皮肤光泽、柔软、健康。

的功效，存在于多脂鱼类、鸡蛋、坚果、奇亚籽、亚麻籽和大麻籽中。大部分人因食用肉类和谷物而摄入了过量的ω-6，但对ω-3的补充不足。因此，饮食中需调整这些脂肪酸的平衡以优化身体健康。

15%

饮食中健康蛋白质应占比例。

优质蛋白质 皮肤最主要的成分为蛋白质。缺乏健康的蛋白质会导致皮肤黯淡及各种衰老问题，例如皮肤松弛和细纹。蛋白质（例如EFAs）存在于日常摄入的食物中。蛋白质在饮食中所占比例应为15%。优质蛋白质的来源包括大麻籽、豆腐、鸡蛋、藜麦、水藻类、菠菜、坚果及豆类，同时还来自于鱼类、瘦肉及乳制品。

透明质酸 这种凝胶状的保水因子有助于保持细胞中水分子的存在，同时还能协助人体向细胞输送营养元素并带走细胞废弃产物。研究表明，透明质酸（HA）作为一种抗氧化剂，具有保湿、刺激胶原蛋白合成及提升皮肤弹性的功效。人体通过摄入特定蔬菜合成透明质酸，特别是大豆制品和甘薯。因此，可多摄入豆腐、味噌及甘薯。

硫 这种矿物质是维护新生细胞健康最重要的微量矿物元素之一。硫通过维生素C和其他重要营养元素的帮助，建立并维护柔软、可渗透的细胞壁。同时，硫具有排毒功效，有助于净化体内杂质。硫还被认为有助于缓解痘疤及各类色素沉着，例如老年斑和晒斑。硫大量存在于绿叶蔬菜中，例如羽衣甘蓝、西蓝花、菠菜及芝麻菜。

保湿 保持充足的水分是皮肤健康的必要条件。缺乏水分的皮肤会感觉紧绷粗糙，甚至出现皮屑和细纹。每日摄入2升清水，并通过摄入高含水量的食物（例如黄瓜、西瓜和芹菜）来补充机体内的水分。

影响皮肤健康的因素

影响面容的因素包括日常饮食、遗传、生活方式、环境及压力。关注影响皮肤健康的因素有助于依据皮肤类型选择适合的食物，同时帮助抵御压力对皮肤的影响。

遗传与衰老 皮肤的类型大致包括偏油性、偏干性及中性，多由遗传基因决定。虽然无法彻底改变皮肤类型，但可以通过调整日常饮食对皮肤进行调节。例如，具有排毒净化功效的食物（蔬菜和水果）能够调节油性皮肤水油平衡；具有

干性皮肤和皮肤敏感的人可摄入富含ω-3脂肪酸的食品。

随着年龄的增长，人的皮肤会渐渐流失水分，需补充健康的水分（见p42~43）以减缓衰老。同时选择富含优质蛋白质和维生素C的食物可维护胶原蛋白水平，从而保持皮肤弹性。

饮食和生活方式 不健康的饮食及生活方式会为皮肤带来消极影响。加工过度的食品和快餐食品往往含有大量糖及饱和脂肪，这些均会对人体胶原蛋白产生损害。应当选择新鲜食物以确保摄入高水平的有益营养

元素。同时，尽量选择有机食品以避免食物中农药残留带来的毒素。采用优质橄榄油或椰子油，以减少或停止精制白砂糖的食用，也可选用富含矿物质的枫糖或黑枣糖浆（注意需适量）代替缺乏营养的白糖。使用矿物质含量丰富的优质海盐或喜马拉雅山粉红盐代替精加工食盐。

红茶与咖啡都会造成皮肤水分流失，可选择芳香花草茶、温水或柠檬水代替。同时需避免摄入阻止营养吸收的高糖碳酸饮料。另外，酒精饮品也会造成体内的水分流

饮食符合年龄需求

皮肤会随着年龄的增长而衰老，但能通过饮食尽可能保持皮肤光泽、减少细纹。在人生的几十年中，皮肤会逐渐失去弹性。一般从30岁开始，就需要摄入有助于胶原蛋白合成的食品。还可辅助补充优质复合维生素及矿物质补充剂以维护皮肤健康。在人生后期的几十年内，ω脂肪酸和透明质酸的补充对人体保持皮肤的光泽也是非常有帮助的。

20岁+

忙绿的社会生活意味着此时很难保持健康的饮食习惯。不良的饮食习惯会导致身体积累大量毒素，从而造成皮肤衰老。因此，在20岁的后期人们可能仍然会经受痘痘、粉刺以及其他皮肤问题（湿疹）的困扰。许多年轻女性因为缺铁而面色苍白、出现黑眼圈。

推荐食物：富含抗氧化成分的蔬菜和水果，特别是维生素C含量高的蔬果，例如羽衣甘蓝、奇异果（猕猴桃）和甜椒。另外还需选择绿叶蔬菜、坚果、种子、全谷物及豆类，为身体补充足量铁元素。

30岁+

衰老的初期表现，例如细纹。同时皮脂的分泌会缓慢减少。皮肤看起来干燥暗沉，还可能出现色斑。毛孔变大，皮肤还可能出现片状色素沉着（一般与孕期激素分泌改变有关）。此时皮肤需补充大量营养以维护健康、抵御初老。

推荐食物：颜色鲜艳、营养丰富的食物，例如番茄、胡萝卜和西蓝花。这些食物含有的类胡萝卜素有助于保护皮肤抵御自由基的损害。同时，可摄取优质蛋白质以维护胶原蛋白合成，例如多脂鱼类、豆类、坚果、种子和瘦肉。

35%

的热量来自人体必需的健康ω脂肪酸。

失。皮肤泛红或敏感，可尝试将酒精饮品的摄入控制在一周14单位以下，同时戒烟。吸烟会加快皮肤的老化速度。

压力 压力会侵蚀美丽的面容，带来令人烦恼的细纹、黑眼圈，还会加重皮肤不适症状，例如湿疹。压力无法避免，但可通过摄入健康的油脂以抵御压力带来的影响，例如选择多脂鱼类、营养丰富的新鲜蔬菜和水果。

环境 环境污染、冬季的恶劣天气以及过度日晒都会对皮肤造成不利影响。同时，空气中日益增加的霾和化学品会抑制皮肤的自我修复功能。寒冷干燥的天气会使皮肤变干。过度日晒会破坏皮肤的保护屏障，导致自由基损伤皮肤。因此，应选择富含抗氧化成分的食物以保护皮肤，摄入人体必需脂肪酸以维护皮肤的稳定与健康。

40岁+

法令纹更加明显，皮肤失去弹性，皮肤油脂分泌进一步减少。皮肤看起来干薄、肤色不匀。
推荐食物：富含优质滋养油脂的食品，例如椰子、亚麻籽和大麻籽。新鲜的多脂鱼类，例如鲑鱼及鲭鱼。此外，B族维生素也是维护皮肤滋润的关键元素。B族维生素多存在于谷物中，例如糙米、全谷类麦片及全麦面包。维生素B$_{12}$的摄取需选择鱼类、家禽和瘦肉，素食者可选择维生素补充剂。

50岁+

弹性蛋白和胶原蛋白均低于正常皮肤的健康水平。此时需格外注意和小心以确保在日常饮食中获取最佳营养，从而保持这两种维护皮肤健康的重要蛋白质的水平。同时，激素的改变可能造成面部潮红及红斑痤疮。
推荐食物：摄取必需脂肪酸以维持皮肤弹性，例如橄榄油、椰子油、牛油果和多脂鱼类。优质蛋白质，包括豆类、坚果、鸡蛋、鱼类和瘦肉。红色食品，例如各种浆果、番茄（含有促进胶原蛋白合成的番茄红素）。同时，还需选择有助于维持激素平衡的有机大豆制品与豆类。

60岁以上

胶原蛋白水平和身体合成抗氧化成分的能力随着年龄增加而下降，此时更重要的是从饮食中获取足量抗氧化因子。同时，体内透明质酸的合成也会受到年龄的影响。透明质酸是维护健康的胶原蛋白、保持皮肤弹性、抵御干纹和细纹的关键成分。
推荐食物：摄取优质蛋白质和油脂，例如多脂鱼类、椰子油和橄榄油。富含抗氧化成分的蔬菜与水果，包括绿叶蔬菜及块根类蔬菜。同时还需补充含有透明质酸的食物，例如大豆制品和甘薯。

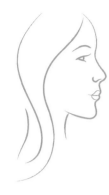

混合性皮肤

这种常见的皮肤类型最明显的标志是：额头、鼻子及下巴区域（又称"T区"）皮脂腺活动旺盛。加工食品及油炸食品，过量的乳制品、小麦制品和糖会增加油脂分泌。选择补水食品、具有强效消炎功效的必需脂肪酸、锌和天然益生菌可维护皮肤水油平衡。

超级菜品建议：格兰诺拉综合麦片 p167，全麦面包配大麻籽酱 p172，田园蔬菜沙拉 p183，墨西哥式煎蛋 p184，烤什锦蔬菜配大麦古斯古斯 p206，柠檬香烤鲑鱼配海蓬子 p215

奇亚籽

这种小种子含有丰富的ω-3脂肪酸。ω-3脂肪酸具有强效抗炎功效，有助于维护皮肤柔软、平衡皮脂分泌并均匀肤色。亚麻籽、南瓜籽、葵花籽和芝麻都是ω-3脂肪酸的优质来源。

关键营养成分：ω-3脂肪酸、纤维素、锰。

如何食用：每日2~3茶匙，撒在菜品上即可。

富含ω-3脂肪酸

28%
纤维素[RI]

富含叶绿素

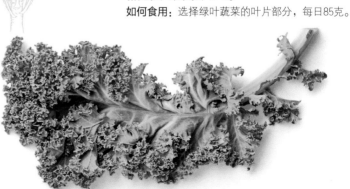

绿叶蔬菜

绿叶蔬菜（例如羽衣甘蓝和菠菜）含有丰富的护肤营养成分。叶子显现出的深绿色来自于叶绿素。叶绿素有助于维护肝脏健康、净化排毒，并使皮肤恢复平衡和活力。

关键营养成分：纤维素、维生素C、β-胡萝卜素、槲皮素、叶绿素、ω-3。

如何食用：选择绿叶蔬菜的叶片部分，每日85克。

芦荟汁

富含营养，芦荟汁具有抗细菌、抗真菌及抗病毒功效，有助于平衡皮肤状态。

关键营养成分：维生素A、维生素C和维生素E、水杨酸、多糖、钙、铬、硒、锌、镁、钾。

如何食用：每日3汤匙，可加在思慕雪或果汁中。

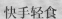

快手轻食

制作一款能为皮肤恢复活力的思慕雪。将60g燕麦片与240毫升天然活性酸奶混合均匀，加入3汤匙芦荟汁。可依据个人喜好添加水果。搅拌后立即享用。

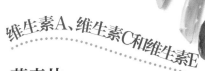

维生素A、维生素C和维生素E

燕麦片

含有人体**必需脂类**、B族维生素、钙和硅，有助于皮肤细胞更新。同时，燕麦片还含有具备吸水功效的多糖，有助于滋润皮肤、维护水油平衡。

关键营养成分：B族维生素和维生素E、多糖、锌、铁、纤维素、钙、硅、镁。

如何食用：熬制燕麦粥，每日100克。

富含纤维素

钙

硅

12%
铁元素[RI]

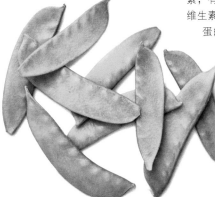

豌豆与菜豆

各类豌豆（例如豌豆荚和豌豆粒）能提供锌元素，有助于规律皮肤油脂分泌。其含有的B族维生素及纤维素能代谢毒素。同时，豌豆中的蛋白质能促进皮肤更新与修复。

关键营养成分：蛋白质、锌、纤维素、铁、B族维生素、钾。

如何食用：每周2~3次，每次85克。

更多超级食物推荐

坚果

坚果（例如核桃及腰果）含有ω-3、ω-6和ω-9，能够调节皮脂分泌，抑制炎症。

关键营养成分：ω脂肪酸、蛋白质、硫。

如何食用：作为零食，每日2汤匙。

天然酸乳和开菲尔酸乳

天然活性酸乳和开菲尔酸乳均属于发酵乳制品，其含有的益生菌有助于维护肠道健康。同时还富含蛋白质及多种矿物质。

关键营养成分：蛋白质、钙、B族维生素、钾。

如何食用：每日250克。

海藻

这种含有丰富矿物质的海洋植物具有排毒、补水的功效，有助于维护体液平衡。

关键营养成分：ω-3和ω-6、维生素B_6、碘、钙、铁、类胡萝卜素。

如何食用：每日1茶匙干燥海藻加入菜肴，或用海带为菜品增香。

柠檬

柠檬具有抗菌收敛功效。柠檬能抑制肠道内有害菌，促进人体对矿物质的吸收。同时还具有排毒作用，有益肝脏健康。

关键营养成分：维生素C、叶酸。

如何食用：将柠檬汁挤在清水中调制柠檬水，或制作果汁、思慕雪、调味汁，也可直接加在菜肴中。

螺旋藻

这种微藻中的解毒成分纯度高达70%。螺旋藻能够促进蛋白质吸收，有助于皮肤修复。还含有多种酶及其他维护皮肤状态平衡的营养元素。

关键营养成分：蛋白质、抗氧化因子、必需脂肪酸、B族维生素、钙。

如何食用：从每日摄取¼茶匙开始，逐渐增加至每日1茶匙。可加在菜肴或饮品中享用。

相关营养补充剂见本书249页。

油性皮肤

　　皮脂腺分泌过于旺盛会导致油性皮肤，一般会出现黑头、毛孔堵塞及粗大、长斑及"油光"等皮肤问题。一些油性皮肤是遗传的，过量摄入加工、油炸和高糖分食品也会造成毛孔堵塞。选择富含锌元素的食物有助于皮肤修复。同时具有抗炎功效的脂肪酸能够平衡油脂分泌，营养丰富的抗氧化食品则有助于保持皮肤洁净。

超级菜品建议： 黑麦面包配大麻籽酱p172，牛油果吐司佐香蒜酱 p180，暖身蔬菜沙拉 p185，味噌豆腐配藜麦饭 p218，西式坚果米饭沙拉 p220

食物塑造美丽面容

32

深绿色叶菜

深绿色叶菜（例如皱叶甘蓝和菠菜）含有天然的排毒成分叶绿素。同时绿色的叶子能为人体提供纤维素，有助于促进消化并排出废弃物。绿叶蔬菜还含有丰富的B族维生素、抗氧化成分及健康脂类，有助于维护皮肤油脂分泌平衡、改善肤色。

关键营养成分： 纤维素、B族维生素、维生素C、叶酸、β-胡萝卜素、叶绿素、槲皮素、ω-3。

如何食用： 每日100克。

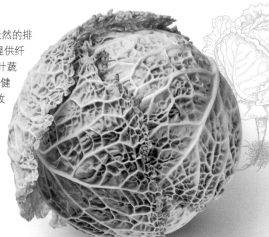

64%
叶酸[RI]

富含维生素C

柠檬

　　这种方便的调味品具有抗菌收敛功效，有助于抵御饮食中加工肉类及饱和脂肪对身体的不利影响，例如肤色暗沉。同时柠檬具有的排毒特性使其成为稳定油性皮肤的理想食物选择。

关键营养成分： 维生素C、叶酸。

如何食用： 将柠檬汁挤在清水中调制柠檬水，或制作果汁、思慕雪、沙拉调味汁，也可将其直接加在菜肴中。

快手轻食

每日摄入能为**皮肤排毒**的柠檬。用一杯热柠檬水开启新一天，还可制作柠檬汁、思慕雪、调味汁食用，或直接加入菜肴为菜肴增香。

彩色蔬菜

红色、黄色以及橙色蔬菜含有对皮肤有益的抗氧化成分β-胡萝卜素。β-胡萝卜素在人体内能转化为具有恢复皮肤细胞活力功能的维生素A。

关键营养成分： 维生素A、维生素B_2和维生素C。

如何食用： 每日摄入彩色蔬菜85克，生食或清蒸均可。

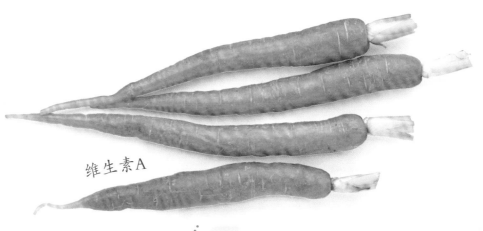

维生素A

西洋菜

这种富含硫元素的沙拉叶类蔬菜能促进蛋白质吸收、维护肝脏健康并能净化血液中的杂质。西洋菜中丰富的维生素C和抗氧化成分有助于抑制细菌感染、降低皮肤油脂分泌。

关键营养成分： 硫、维生素C、抗氧化因子、钙、铁、叶酸。

如何食用： 每日一大把，作为每日应食用的5种不同蔬果之一。可加在沙拉或菜肴中。

富含维生素C

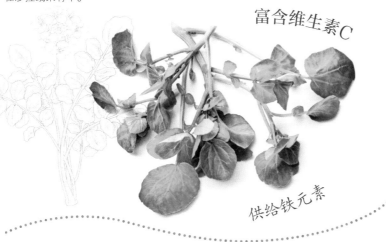

供给铁元素

11%
纤维素K^{RI}

芽类蔬菜

芽类蔬菜营养元素的浓度是普通蔬菜的10~30倍，且芽类蔬菜含有更易吸收的营养成分、酶和氨基酸。其中，紫苜蓿种子具有排毒功效，有助于净化皮肤毒素。

关键营养成分： 维生素A、复合维生素B、维生素C、维生素E和维生素K，纤维素，铁，硫，蛋白质，钙，硒，ω-3脂肪酸。

如何食用： 每日一大把西蓝花芽或紫苜蓿芽，可加在沙拉或菜肴中。

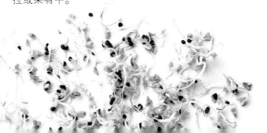

更多超级食物推荐

芦荟汁

芦荟汁能缓解消化系统问题，例如消化不良。芦荟汁中的水杨酸具有抗炎功效，硫元素则能促进皮肤修复。

关键营养成分： 维生素A、维生素C和维生素E，水杨酸，多糖，钙，铬，硒，镁，钾。

如何食用： 每日3汤匙，可加在思慕雪或果汁中。

糙米及豆类

短粒糙米和豆类（例如扁豆）是纤维素、健康脂类、B族维生素以及具有修复皮肤功效矿物质（例如锌）的优质来源。糙米含有丰富的营养，可代替日常饮食中的无胚芽大米。

关键营养成分： 纤维素、B族维生素、锌。

如何食用： 每日85克。

味噌

味噌由大豆、大米、小麦或大麦发酵制成。味噌能提高肠道内有益菌群的数量，同时含有皮肤修复必需的氨基酸，以及能够平衡皮脂、均匀肤色的抗氧化成分。

关键营养成分： 曲酸、维生素K、锌、蛋白质、磷、益生菌、ω-3。

如何食用： 每周3~4次，每次2汤匙。可作为蘸汁或直接烹煮。

大麻籽

大麻籽中各类油脂（ω-3、ω-6和ω-9）的比例非常完美，有助于维护皮肤健康、均匀肤色。

关键营养成分： ω脂肪酸、蛋白质、硫。

如何食用： 每日2汤匙。

螺旋藻

这款富含蛋白质的"超级"营养补充剂能抑制前列腺素（会引发炎症）的分泌。

关键营养成分： 蛋白质、抗氧化因子、必需脂肪酸、B族维生素、钙。

如何食用： 从每日摄入1/4茶匙开始，逐渐增加至每日1茶匙。也可加在菜肴或饮品中享用。

美丽轻食计划：皮肤水油平衡

　　皮肤是人体最大的器官，且同肾脏与肠道系统相互协作代谢体内毒素。体内毒素积累过多可能加剧皮肤问题，例如皮肤过油。下述的美丽轻食计划通过不同食物的组合，有助于平衡皮脂分泌、减轻油脂过剩，从而促进皮肤状态的稳定和健康。

平衡皮肤状态的一周

这份膳食营养均衡的一周美丽轻食计划将开启皮肤水油平衡的饮食方式。为了达到最佳效果，请保持4周。在此期间可采用菜品替换表中的菜品进行替换。每日清晨饮用一杯热柠檬水有助于促进消化。

周一

早餐
绿色思慕雪 p244

小吃及零食
1把坚果和葡萄干

午餐
牛油果吐司佐香蒜酱 p180

晚餐
香烤海鲈鱼配番茄沙沙 p213

周二

早餐
全麦吐司（或斯佩尔特吐司）
大麻籽酱 p172

小吃及零食
胡萝卜和芹菜切片
2汤匙鹰嘴豆泥

午餐
风味炒豆腐 p181

晚餐
泰式鸡肉汤面 p214

周三

早餐
果香藜麦早餐粥 p169

小吃及零食
甜辣综合坚果 p194

午餐
夏日芦笋沙拉 p189

晚餐
味噌豆腐配藜麦饭 p218

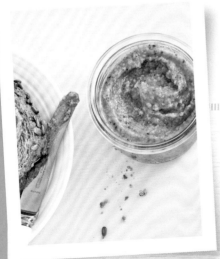

大麻籽酱 p172

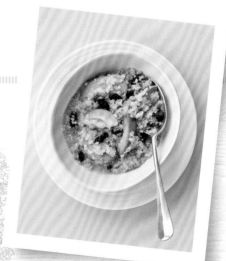

果香藜麦早餐粥 p169

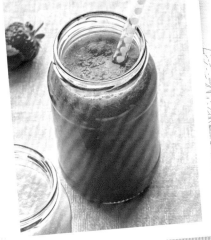

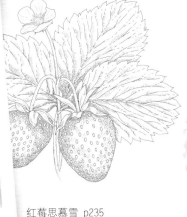

红莓思慕雪 p235

芽类蔬菜

芽类蔬菜富含多种**维生素、矿物质、酶和脂肪酸**，并且是蔬菜中蛋白质的最大来源，以上这些营养成分都有助于促进皮肤稳定与平衡。可尝试亲自用种子发芽或直接在超市购买。

周四

早餐
格兰诺拉综合麦片 p167

小吃及零食
红莓思慕雪 p235

午餐
墨西哥式煎蛋 p184
西洋菜沙拉

晚餐
烤什锦蔬菜配大麦古斯古斯 p206

周五

早餐
黑麦面包配杏仁酱

小吃及零食
燕麦饼配坚果酱
生红甜椒条

午餐
白腰豆蔬菜沙拉（包括青菜、芝麻菜、番茄和橄榄）

晚餐
柠檬香烤鲑鱼配海蓬子 p215

周六

早餐
综合浆果沙拉
天然活性酸奶配亚麻籽碎

小吃及零食
苹果片配杏仁酱

午餐
暖身蔬菜沙拉 p185

晚餐
西式坚果米饭沙拉 p220

周日

早餐
坚果燕麦粥 p168 变化版

小吃及零食
绿色思慕雪 p244

午餐
无奶香蒜酱 p186变化版
无麸质意大利面
绿色蔬菜沙拉

晚餐
烤南瓜藜麦沙拉（可省略芝士）p203

甜点
猴面包椰子酸奶配黄金果 p226

菜品替换表

根据个人喜好，可采用以下菜品替换推荐来制定4周饮食计划。

早餐
黑麦面包配水煮蛋
黑麦吐司配香蕉片及腰果酱

小吃及零食
养颜杏仁球 p195
黑麦面包配坚果酱

午餐
田园蔬菜沙拉 p183
香浓蚕豆汤 p182

晚餐
黑扁豆椰奶咖喱 p204
希腊凉拌菜 p199

干性皮肤

皮肤缺乏油脂会导致皮肤紧绷、干痒、泛红及皮屑。日常饮食中摄入不健康的脂肪、吸烟、酒精饮品和含咖啡因饮品均会加剧皮肤干燥。富含维生素A和维生素E的食品，以及含有丰富的β-胡萝卜素的色彩鲜艳的食品有助于皮肤受损细胞的修复与更新。同时，健康脂肪与人体必需脂肪酸具有抑制炎症的功效，能够缓解皮肤泛红并恢复皮脂分泌。

超级菜品建议： 奇亚籽薄煎饼佐蓝莓酱 p171，秋季养生汤 p179，风味炒豆腐p181，小胡瓜"面"佐罗勒香蒜酱 p187，柠檬香烤鲑鱼配海蓬子 p215，盐渍黄金果巧克力杯 p225

香蕉

香蕉中的**益生元**低聚果糖（FOS）有助于维护肠道内有益菌群生长，促进营养吸收和肠道健康。香蕉还含有抗氧化成分叶黄素，能够提升皮肤弹性及皮脂分泌，锁水并使皮肤柔软。

关键营养成分： 维生素B_6和维生素C、锰、钾、纤维素、生物素（维生素H）、铜、叶黄素。

如何食用： 每日1个香蕉，作为零食直接食用。

快手轻食

一款可**滋养保湿皮肤**的水果思慕雪：1个香蕉、1把蓝莓或红醋栗、300毫升椰子水，全部倒入搅拌机中搅拌均匀，即可享用。

橄榄油

抗氧化成分维生素E的优质来源。维生素E能够修复受损皮肤。橄榄油中近75%的脂肪为ω-9（油酸），其能够吸收ω-3脂肪酸，并能提高人体对多种营养元素的吸收。冷压特级初榨橄榄油具有抑制炎症功效，尤其适合干性皮肤人群使用。

关键营养成分： 维生素E和维生素K、ω-9、黄酮类化合物、槲皮素。

如何食用： 每日摄入2汤匙。使用特级初榨橄榄油制作沙拉，普通橄榄油可用于烹饪。

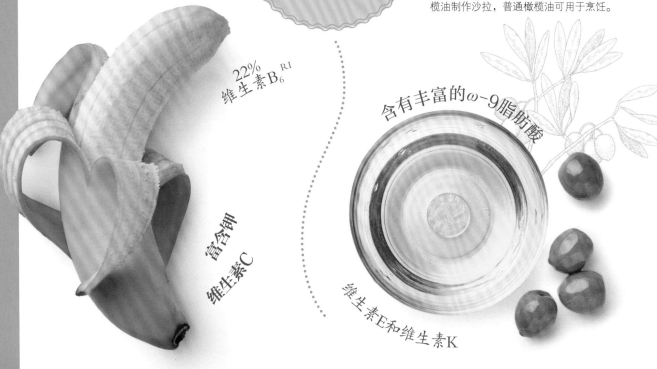

22% 维生素B_6 RI

富含钾

维生素C

含有丰富的ω-9脂肪酸

维生素E和维生素K

椰子

椰子油富含特殊的脂肪成分中链甘油三酯（MCTs），有助于滋养干燥的皮肤。同时，椰子水含有丰富的电解矿物元素，能快速为人体补充水分。

关键营养成分：MCTs、钾、锰、纤维素、维生素B_6。

如何食用：每日2汤匙椰子油，用于烹饪。或每日饮用300毫升椰子水。

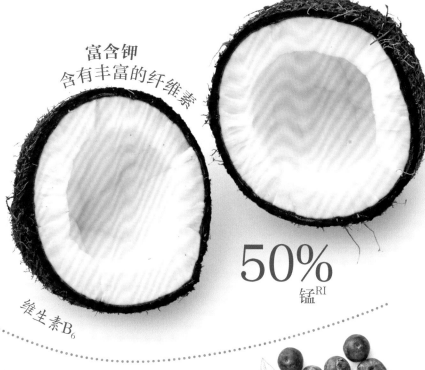

富含钾
含有丰富的纤维素

50%
锰^{RI}

维生素B_6

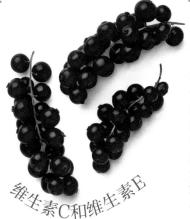

维生素C和维生素E

夏季浆果

夏季浆果（例如蓝莓和红醋栗）有助于强化血管壁、促进皮肤中毛细血管的血液循环。这类浆果对血液循环的促进能为皮肤输送营养，从而预防细纹、提亮皮肤。同时浆果中的种子富含多种脂肪酸。

关键营养成分：抗氧化因子、维生素C和维生素E、$\omega-3$、钾、镁。

如何食用：每日1把。可加在思慕雪、粥里享用，或作为零食直接食用。

更多超级食物推荐

多脂鱼类
多脂鱼类含有干性皮肤缺乏的$\omega-3$脂肪酸，具有抑制炎症功效。

关键营养成分：$\omega-3$、纤维素、锰。

如何食用：每周食用2~3次。

种子
大麻籽中47%为人体必需脂类。同时亚麻籽和奇亚籽也能为人体补充$\omega-3$脂肪酸。

关键营养成分：$\omega-3$和$\omega-6$、γ-亚麻酸（GLA）、蛋白质、硫。

如何食用：作为零食，每日食用2汤匙。

牛油果
富含多种健康脂肪酸（$\omega-3$、$\omega-6$和$\omega-9$）以及能够滋养皮肤的多种维生素。

关键营养成分：叶黄素、β-胡萝卜素、$\omega-3$、维生素A、维生素B_6、维生素E和维生素K，叶酸、铜、钾。

如何食用：每周2~4个。

燕麦
燕麦含有的多糖能滋养皮肤、锁水保湿。

关键营养成分：B族维生素、维生素E、锌、铁、纤维素、钙、镁、多糖。

如何食用：每日50~100克。

蛋类
蛋类中的优质蛋白质和脂肪有助于滋养皮肤。

关键营养成分：$\omega-3$、胆碱、硒、生物素（维生素H）、维生素A、维生素B_5、维生素B_{12}和维生素D，蛋白质。

如何食用：每周2~3个水煮蛋，连壳或去壳均可。

绿叶蔬菜
绿叶蔬菜是多种维生素、$\omega-3$、硫和叶绿素的优质来源。绿叶蔬菜有助于养血润颜、提升皮肤状态。

关键营养成分：纤维素、维生素C、β-胡萝卜素、槲皮素、$\omega-3$、叶绿素、硫。

如何食用：每日85克，清蒸或清水煮。

螺旋藻
这款具有抑制炎症功效的"超级食品"对干性皮肤非常有益。

关键营养成分：蛋白质、抗氧化因子、必需脂肪酸、B族维生素、钙。

如何食用：从每日摄入¼茶匙开始，逐渐增加至每日1茶匙。可加在菜肴或饮品中享用。

熟龄皮肤

皮肤会随着年龄增长而变薄。皮脂分泌减少，肤质变干。同时，胶原蛋白和弹性蛋白的合成速度降低，导致皮肤弹性下降。吸烟、酒精、糖、日晒以及摄入加工食品均会引起皮肤衰老。摄入具有护肤功效的食物能提升皮肤状态。例如，食用富含人体必需脂肪酸、具有抗炎作用的食品，以及含有易吸收的优质蛋白质的食品以维护皮肤弹性。同时富含抗氧化成分的食物有助于促进血液循环，帮助皮肤抵御阳光中UV光线造成的老化和损伤。

超级菜品建议： 奇亚籽薄煎饼佐蓝莓酱p171，牛油果吐司佐香蒜酱 p180变化版，酸奶鲑鱼酱 p193，甜菜根鹰嘴豆汤 p192，味噌豆腐配藜麦饭p218，丽肤浆果饮 p238

冷水鱼类

鲑鱼、鳟鱼、沙丁鱼和鲱鱼这类冷水鱼不仅富含蛋白质有助于皮肤修复，同时其含有的ω-3还能维持皮肤弹性。鳟鱼和鲑鱼粉色肉质中的类胡萝卜素与虾青素具有强效抗炎功效，有助于提升皮肤弹性。

关键营养成分： ω-3、蛋白质、维生素B_{12}和维生素D、硒、类胡萝卜素。

如何食用： 每周2~3次，每次150克。

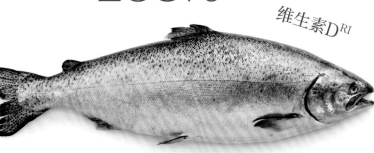

258%

维生素D^{RI}

维生素B_{12}

牛油果

牛油果是脂类含量最高的水果。其富含的单不饱和脂肪酸、植物固醇、ω-3、ω-6和ω-9能滋养并使皮肤再生。同时，牛油果中的抗氧化成分叶黄素能保湿并提亮肤色、维护皮脂健康。

关键营养成分： 叶黄素，β-胡萝卜素，多种脂肪酸，铜，叶酸，维生素B_5、维生素B_6、维生素C、维生素E和维生素K，钾。

如何食用： 每周2~4次，每次食用1个中等大小的牛油果。

富含多种健康脂类

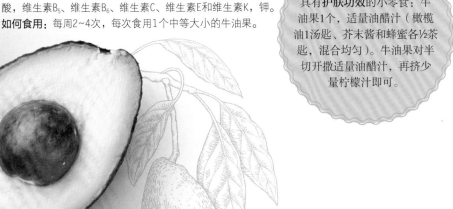

快手轻食

具有护肤功效的小零食：牛油果1个，适量油醋汁（橄榄油1汤匙、芥末酱和蜂蜜各½茶匙，混合均匀）。牛油果对半切开撒适量油醋汁，再挤少量柠檬汁即可。

奇异果

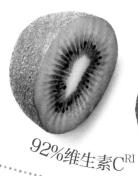
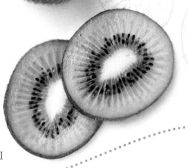
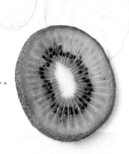

富含纤维素的奇异果分为黄色和绿色两个品种，均是维生素C的优质来源，具有抗氧化功效并能促进胶原蛋白合成。

关键营养成分：维生素C、维生素E和维生素K，铜，纤维素，钾，叶酸，锰。

如何食用：每日2~3个。

92%维生素C^{RI}

利马豆（奶油豆）

利马豆有助于皮肤合成天然保湿因子——透明质酸。皮肤中这种保湿因子的水平会随着年龄增大而降低，因而导致皮肤失去弹性和光泽。

关键营养成分：纤维素、叶酸、蛋白质、钾、维生素B_1和B_6、铁、镁。

如何食用：每周2~3次，每次85克，可煮汤或炖菜。

富含蛋白质

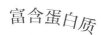

纤维素含量丰富

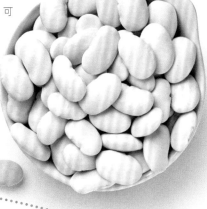

荨麻

荨麻是硅元素含量最丰富的食物之一。硅是胶原蛋白和保湿因子透明质酸合成的关键元素，充足的胶原蛋白有助于维护皮肤紧致、预防皱纹。身体缺乏硅会导致皮肤弹性下降、易生皱纹。

关键营养成分：铁，钾，硅，钙，维生素A、维生素D和维生素K。

如何食用：每日加1小把在菜肴中。

48%
钙^{RI}

更多超级食物推荐

夏季浆果

浆果鲜艳的色彩来自于其富含的抗氧化成分，具有增强皮肤毛细血管血液循环的功效。

关键营养成分：黄酮类化合物、花青素、维生素C和维生素E、ω-3、钾、镁。

如何食用：每日一把，作为零食享用。

绿茶

绿茶含有的多酚能促进血液流动、保护皮肤免受阳光中UV光线的损害。

关键营养成分：儿茶素、表没食子儿茶素没食子酸酯（EGCG）、L-茶氨酸。

如何食用：每日1~3杯。

甘薯

甘薯富含β-胡萝卜素，有助于合成透明质酸、提亮肤色。

关键营养成分：β-胡萝卜素、B族维生素、多糖、维生素C、钾。

如何食用：每日85克，作为每日应食用的5种不同蔬果之一。连皮蒸或烤以保存营养。

豆腐和丹贝（天贝）

豆腐和丹贝是蛋白质、钙和维生素E的优质来源，可维护皮肤状态、预防皱纹。

关键营养成分：蛋白质、钙、硒、ω-3、铁、镁、锌、维生素E。

如何食用：每日75克。

绿叶蔬菜

绿叶蔬菜富含具有抗炎功效的维生素E，有助于抵御自由基对皮肤的损害。

关键营养成分：纤维素、维生素C和维生素E、ω-3、β-胡萝卜素、槲皮素。

如何食用：每日85克。

坚果和种子

坚果和种子富含多种人体必需的脂肪酸和维生素E。

关键营养成分：蛋白质、ω-3、维生素B和维生素E、钙、铬、铁、镁、钾、硒、锌。

如何食用：每日1小把，作为零食享用。

抗衰老

衰老自20岁起就已开始。皮肤中的透明质酸与胶原蛋白、弹性蛋白可协同维护皮肤弹性，但透明质酸水平会随年龄增长而下降。遗传和种族是影响衰老的因素之一，不健康的饮食习惯也会使皮肤加速衰老。食用富含抗氧化成分的食品有助于促进皮肤毛细血管的血液循环。同时，保湿也是非常关键的抗衰老手段。除了饮用足量水外，摄入含有人体必需脂肪酸的食物有助于滋养皮肤、预防衰老。

超级菜品建议： 格兰诺拉综合麦片 p167，日式什锦海味米粉 p201，夏日蔬果沙拉配大麦古斯古斯 p202，烤菠萝佐椰子可可酱 p228，养颜抹茶饮 p237

超级浆果

枸杞和桑葚是亚洲人用于养颜、抗衰老的传统食品。枸杞被认为是唯一能够促进人体生长激素（又称生长素）分泌的食物，而这种激素的分泌会随着年龄增长而减少。同时，这些富含多糖的浆果有助于锁住皮肤水分、从内而外地滋养皮肤。

关键营养成分： 维生素C、类胡萝卜素、蛋白质、铁、多糖。

如何食用： 每日1把干制浆果，可作为零食、煮粥或制作甜品。

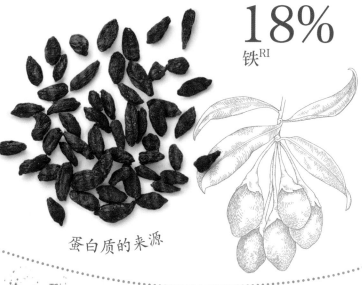

18%
铁[RI]

蛋白质的来源

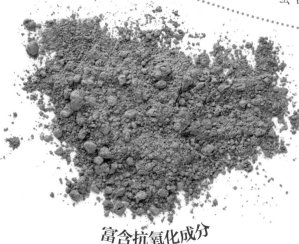

富含抗氧化成分

抹茶

抹茶中抗氧化成分的含量是绿茶的近10倍。同时，抹茶也被认为是目前已知最具抗氧化功效的食品。其具有强效抗衰老作用，并且能保护皮肤抵御阳光中UV光线的损害。

关键营养成分： L-茶氨酸、儿茶素、表没食子儿茶素没食子酸酯（EGCG）、维生素K。

如何食用： 每日½茶匙，可制作饮品或甜品。

39%
维生素K[RI]

石榴

石榴是新生、生育与永恒的象征。石榴中存在一种学名为鞣花单宁的物质，这种成分经肠道菌群分解后能合成抗衰老物质Urolithin-A，有助于细胞新生与修复。

关键营养成分：纤维素、维生素C和维生素E、多酚、叶酸。

如何食用：每日1把。

维生素C和维生素E

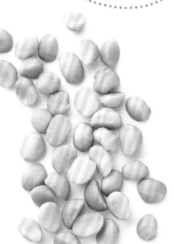

富含纤维素

快手轻食

具有**修复皮肤**功效的思慕雪：240毫升石榴汁、2把蓝莓、1汤匙奇亚籽、1茶匙椰子油和半个牛油果，全部放入食品搅拌机搅拌均匀，即可享用。

澳洲坚果

这种坚果中健康单不饱和脂肪酸的含量接近80%，主要为ω-7和ω-9。有助于抑制细胞老化、锁水保湿。

关键营养成分：硒、锌、必需脂肪酸、钙、铁、镁、锰、锌。

如何食用：每日1把，作为零食。

滋润皮肤的脂类

98%
碘 RI

海藻

同等质量下，海藻中维生素与矿物质的含量要高于陆生蔬菜。1张紫菜中ω-3脂肪酸（具有锁水保湿功效）的含量与2个牛油果相等。同时，海藻还是保湿因子透明质酸的优质来源。

关键营养成分：ω-3、维生素B_6、碘、钙、铁。

如何食用：每日1茶匙干海藻，加入菜肴享用。

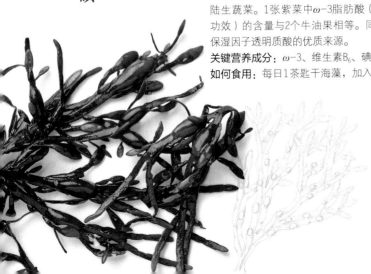

更多超级食物推荐

猴面包果

原产非洲的猴面包果粉能促进胶原蛋白的合成，有益皮肤、头发及牙齿健康。

关键营养成分：钙，维生素A、维生素B_1、维生素B_6和维生素C，钾、镁、锌、生物类黄酮、纤维素。

如何食用：每日1~2茶匙，加在餐食中。

可可豆

可可豆不同于可可粉，可可豆未添加乳制品或糖。可可豆富含多种矿物质及抗氧化成分。

关键营养成分：镁、铬、蛋白质、钙、胡萝卜素、硫、维生素B_1和维生素B_2、黄酮类化合物、多种脂肪酸。

如何食用：每日1~6茶匙，加在各种饮品、粥中，或用于烘焙。

椰子油

含有耐氧化脂类以及天然类固醇激素（孕烯醇酮）。这种激素有助于维护皮肤弹性，但其分泌会随着年龄增加而减少。

关键营养成分：中链甘油三酯。

如何食用：每日2汤匙，用于烹饪。

味噌

味噌由大豆、大麦或大米发酵制成。其含有的亚油酸能促进皮肤弹性，同时还含有具有抑制色素沉着功效的曲酸。

关键营养成分：亚油酸、曲酸、锌、维生素K、蛋白质、磷、多种脂肪酸。

如何食用：每周3~4次，每次2汤匙。

卡姆果

原产秘鲁的卡姆果粉维生素C的含量是橙子的60倍。同时具有抑制炎症功效，有助于改善受损肤质。

关键营养成分：维生素C、β-胡萝卜素。

如何食用：每日1茶匙，加入餐食享用。

小球藻

这种微藻含有丰富的营养成分，有助于维护皮肤弹性与健康。

关键营养成分：蛋白质、抗氧化因子、多种脂肪酸、B族维生素、钙。

如何食用：从每日摄入¼茶匙开始，逐渐增加至每日1茶匙。可加在菜肴或饮品中享用。

相关营养补充剂见本书249页。

10 大措施

补水保湿

水分是维持人体正常功能必不可少的成分之一。

水分在人体消化过程、血液循环和皮肤健康中都扮演着重要角色。充足的水分能协助人体吸收营养、代谢毒素。但日常生活中人体水分摄入不足现象十分常见，每五位女性中就有一位对水分的摄取低于每日推荐饮用量。水分不足会对皮肤、头发及指甲造成不利影响。这里给出10大措施以改善每日水分摄入不足的情况。

1 达到每日水分摄入标准

根据年龄、性别以及运动量的不同，每个人对水分的需求均不同。一般情况下，女性每日需摄入大约2升水，男性则需要2.5升。大部分水可从日常饮水与食物（见p43"你知道吗？"）中获取。另外，芳香花草茶、汤品和乳类也是水分的优质来源，可为身体提供有益皮肤的营养成分。

2 优先选择清水

清水是唯一不含任何糖分、热量和添加剂的饮品，因此清水是为身体补充水分的最佳选择。每日携带一个水杯或水瓶随时饮水，有助于保持身体能量、润泽皮肤，同时还能减少干纹和细纹。

6 运动需适量补充水分

运动前与运动时需随时补充水分，以保证身体代谢正常并帮助皮肤排毒。运动时由于体温升高及呼吸加深加快，身体每小时会损失近1升水分。需要注意的是，运动后不要马上大量饮水，否则易造成肌肉抽筋。

7 饥饿还是口渴？

人体触发饥饿与口渴的激素是相同的，这意味着人们有可能将长期口渴误认为是饥饿。下次若再感到饥饿，可以先尝试饮用一杯清水以替代食用零食。

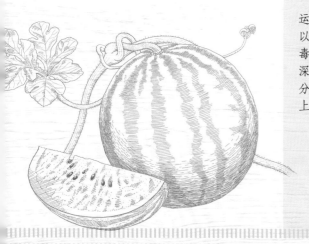

你知道吗?

人体每日摄入的水分中约20%来自于食物。水果和蔬菜是为身体补充水分的优质选择,其含水量接近80%。

3 每日清晨先补水

睡眠后身体急需补充水分,因此确保每日清晨起床后第一件事是喝1杯水。另外,早餐前饮水有助于人体排毒、保持皮肤光泽弹性、激发身体活力,并能减少摄入零食。

4 减少咖啡和茶的摄入

含有咖啡因的饮品虽然也能为身体补充一定水分,但需注意的是其具有轻度利尿作用。这意味着饮用咖啡因饮品会促使人体产生尿液,从而导致身体缺水。咖啡和茶还含有化学物质单宁,可能引起毛孔堵塞及皮肤干燥。

5 有规律的饮水

一旦感到口渴,说明身体已处于长时间缺水的情况下了。因此日常需少量多次饮水,以免等感到口渴再补充水分。若很少排尿、尿量较少或尿液呈深黄色,均说明身体缺水。如果身体内水分充足,尿液应当是澄清的淡黄色。

8 避免酒精

酒精具有利尿功效,会导致肾脏产生大量尿液,从而消耗人体大量营养并造成皮肤干燥。1杯酒精饮品就会使身体失去大量水分,这种影响甚至会在停止饮酒后持续产生作用。

9 补水助消化

在进餐30分钟之前喝1杯水,有助于维护消化系统健康、避免进食过度,从而帮助身体最大程度吸收食物中的营养成分。但需注意不要在开餐前喝水,大量的水会稀释消化液,从而会阻碍食物在消化道内的分解和吸收。

10 睡前饮水

临睡前喝1杯水以保持夜晚皮肤润泽,减少干纹和细纹的产生。人体在睡眠期间通常无法补充任何水分,因此需在睡前应摄入足量的水分。

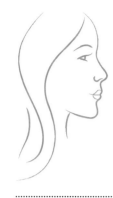

肩颈部保养

人们往往会忽视肩颈部皮肤的保养，从而使其出现皱纹、松弛、暗沉以及老年斑。肩颈部皮肤经常暴露在阳光及外界环境之下，皮肤中的胶原蛋白和弹性蛋白易受损害。补水、抗氧化以及富含优质蛋白质与脂肪酸的食物能促进胶原蛋白和弹性蛋白的合成，有助于维护肩颈部皮肤光泽弹性。

超级菜品建议：暖身苹果粥p170，秋季养生汤 p179，希腊凉拌菜 p199，蔬菜杂烩 p207，烤菠萝佐椰子可可酱 p228，健康果蔬冰淇淋p229，菠萝思慕雪 p239

黄瓜

黄瓜含有丰富水分，是顶级补水养颜食品。黄瓜富含构建胶原蛋白的硅元素及增强皮肤弹性的硫元素，从而有助于维护颈部皮肤健康光泽。同时，黄瓜还含有丰富的维生素，包括维生素A、维生素C、维生素E和能增强血管弹性的维生素K。

关键营养成分：硅，维生素A、维生素C、维生素E和维生素K，硫。

如何食用：每日¼根，制作沙拉或作为零食。

绿茶

绿茶中**有益健康**的多酚，其抗氧化功效比维生素C更高。多酚被认为能够抵御阳光中UV光线造成的皮肤损伤。

关键营养成分：抗氧化因子、L-茶氨酸、儿茶素、表没食子儿茶素没食子酸酯（EGCG）。

如何食用：每日1~3杯。

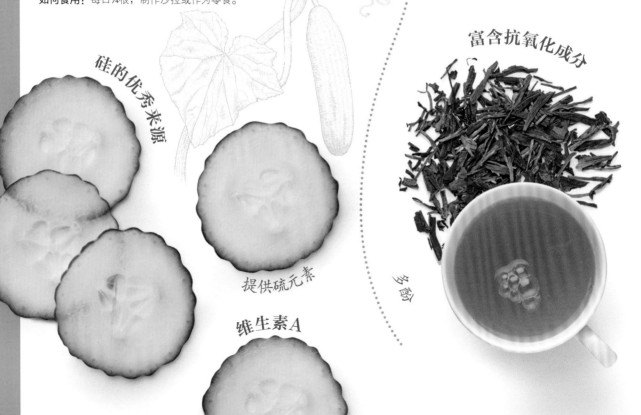

95%
水分^{RI}

硅的优秀来源

提供硫元素

维生素A

富含抗氧化成分

多酚

菠萝

菠萝中维生素C的含量非常高。维生素C能够促进胶原蛋白和弹性蛋白的合成，同时还具有抗氧化功效，有助于保护颈部皮肤抵御衰老。富含维生素C的水果还包括奇异果、木瓜以及草莓。

关键营养成分：维生素C、锰、铜、钾。

如何食用：每日食用富含维生素C的水果，也可制作思慕雪、果汁或健康甜品。

60%
维生素C[RI]

为人体提供铜

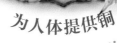

快手轻食

具有养颜护肤功效的思慕雪：1大把新鲜去芯的菠萝片、半根黄瓜、1把夏季浆果，全部放入搅拌机混合均匀，即成一款美味养颜的思慕雪。

红甜椒

红色甜椒以及其他色彩明亮的蔬果（例如番茄、芒果和胡萝卜）含有天然抗氧化成分番茄红素和β-胡萝卜素，能够帮助肩颈部皮肤抵御阳光中UV光线带来的损害，例如皮肤衰老和松弛。

关键营养成分：番茄红素、β-胡萝卜素、维生素B_6和维生素C、叶酸。

如何食用：每日菜肴中增添色彩鲜艳的蔬菜，也可制成新鲜蔬菜条作为零食享用。

维生素B_6

更多超级食物推荐

姜黄

含有强效排毒、抗炎的抗氧化成分姜黄素，有助于重现皮肤光泽、抵御颈部皮肤松弛。

关键营养成分：姜黄素、β-胡萝卜素、铁、锰、维生素B_6。

如何食用：取½茶匙姜黄粉加在思慕雪、果汁、汤品或主食中。

燕麦

燕麦能够提供人体必需的脂肪酸和硅，有助于促进胶原蛋白和弹性蛋白的合成、使皮肤重现光泽。同时燕麦还含有透明质酸，能滋养胶原蛋白及弹性蛋白、维护皮肤润泽光彩。

关键营养成分：B族维生素、维生素E、锌、铁、纤维素、钙、镁、硅、多种脂肪酸。

如何食用：每日100克。

藜麦

不含麸质的藜麦富含蛋白质。藜麦含有能重现皮肤光彩的多种氨基酸，同时还含有能够维护皮肤弹性与健康的硅元素。

关键营养成分：锌、L-赖氨酸、蛋白质、硅、槲皮素、镁。

如何食用：每日60克。

大麦

大麦是大米的优质替代品。选择加工较少的全谷物大麦，其能保留更多蛋白质与营养。大麦具有滋养皮肤的功效，同时还含有能维护颈部皮肤弹性和健康的硅元素。

关键营养成分：纤维素、硒、维生素B_1和维生素B_3、铬、磷、镁、硅。

如何食用：每周6次，每次85克。

夏季浆果

富含抗氧化成分的浆果（例如蓝莓和覆盆子）能够增强血管弹性、促进靠近皮肤表面的毛细血管血液循环，从而滋养皮肤。

关键营养成分：维生素C、类胡萝卜素、蛋白质、多糖。

如何食用：每日1把，作为零食。

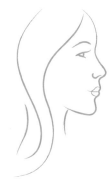

细纹

尽管某些皮肤类型更易出现细纹，但所有类型的皮肤都会因缺乏皮脂分泌而导致皮肤干燥、缺乏水分。缺水的皮肤会变得紧绷、干薄，从而形成细纹。含有多种矿物质的超级补水食品能帮助体液再平衡；电解质的补充能为缺水皮肤来带积极影响；同时含有丰富脂肪酸的食品能够从内而外滋养皮肤。

超级菜品建议： 综合浆果泥配燕麦 p168，小胡瓜 "面" 佐罗勒香蒜酱 p187，西班牙凉菜西瓜汤 p188，日式什锦海味米粉 p201，椰子思慕雪 p235

绿色豆类

绿色豆类的种类非常多（例如**法国菜豆、紫色菜豆、绿豆和各类豆芽**）均能为人体补充透明质酸。这种锁水因子有助于维护皮肤饱满滋润，从而减少细纹的出现。

关键营养成分： 透明质酸、硅、维生素C和维生素E、纤维素、叶酸、β-胡萝卜素。

如何食用： 每日100克，可作为每日应食用的5种不同蔬果之一。

富含纤维素

25%

维生素C^{RI}

硅

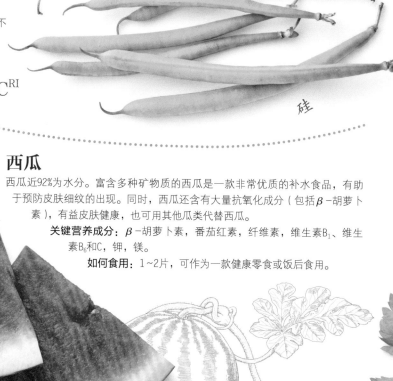

番茄红素

西瓜

西瓜近92%为水分。富含多种矿物质的西瓜是一款非常优质的补水食品，有助于预防皮肤细纹的出现。同时，西瓜还含有大量抗氧化成分（包括β-胡萝卜素），有益皮肤健康，也可用其他瓜类代替西瓜。

关键营养成分： β-胡萝卜素，番茄红素，纤维素，维生素B$_1$、维生素B$_6$和C，钾，镁。

如何食用： 1~2片，可作为一款健康零食或饭后食用。

钾

小胡瓜

富含水分的小胡瓜具有补水保湿、重焕皮肤光泽的功效。小胡瓜还含有丰富的抗氧化成分（例如β-胡萝卜素和维生素C），有助于净化紧致皮肤。

关键营养成分：类胡萝卜素、ω-3和ω-9、维生素B_6和C、镁、钾、叶酸。

如何食用：半个小胡瓜蒸至断生作为配菜，或加入沙拉直接生食。

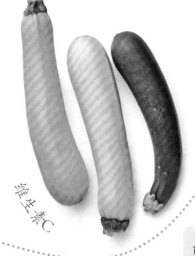

维生素C

快手轻食

尝试制作这款具有**皮肤补水**功效的小胡瓜沙拉：1个红色洋葱切成薄片、少量柠檬汁、1个小胡瓜去皮并切成薄片，全部混合均匀，撒少许新鲜欧芹即可享用。

镁

草莓

这款夏季水果不仅具有舒缓镇静功效，还能促进人体合成保湿的体液。草莓可为人体补充硅和维生素C，有助于维护皮肤饱满的弹性。

关键营养成分：黄酮类化合物、花青素、维生素C和维生素E、ω-3、硅、钾、镁。

如何食用：每日1把，可作为每日应食用的5种不同蔬果之一。

维生素C和维生素E

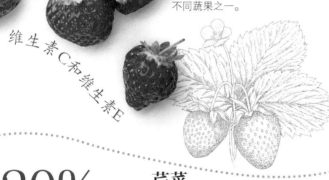

20%
维生素A^{RI}

芹菜

芹菜作为一款强效体液调节器，能为人体**补充必需电解矿物质**——钠和钾。同时，芹菜还富含硅、有助于结缔组织（例如胶原蛋白）的修复与合成。

关键营养成分：维生素A、钠、纤维素、钾、镁、槲皮素、硅。

如何食用：制成芹菜条作为零食，也可加在炖菜或沙拉中。

提供钠

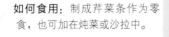

更多超级食物推荐

黄瓜

黄瓜富含能维持体液平衡的矿物质。

关键营养成分：硅，维生素A、维生素C、维生素E和维生素K，硫。

如何食用：切成黄瓜片，作为零食每日食用。

海藻

海生植物是具有排毒功效矿物质的顶级来源，有助于促进人体水代谢。

关键营养成分：多种脂肪酸、维生素B_6、碘、钙、铁、类胡萝卜素。

如何食用：每日1茶匙，加在餐食中。

茨欧鼠尾草

奇亚籽（茨欧鼠尾草籽）是目前已知的ω-3脂肪酸最优质的来源之一。这种小种子浸泡在水中具有水分磁铁的功效，可吸水并保水。

关键营养成分：蛋白质，ω-3，钙，镁，铁，锌，维生素B、维生素D和维生素E。

如何食用：每日2汤匙，加在餐食中。

柠檬

柠檬能够促进人体产生体液，从而有助于机体快速补水。

关键营养成分：维生素C、叶酸。

如何食用：加在各种饮品或菜肴中。

豆腐

豆腐含有易消化的大豆蛋白。同时还含有植物激素，能够促进胶原蛋白合成。

关键营养成分：B族维生素、钙、硒、ω-3、铁、镁、锌。

如何食用：每日75克。

椰子水

能为人体提供完美的电解矿物质平衡，同时也是一款优质的皮肤补水饮品。

关键营养成分：钠、钾、B族维生素。

如何食用：每日240毫升。

生菜

富含水分与具有净化功效的叶绿素，同时还含有能紧致皮肤的硅元素。

关键营养成分：维生素A、维生素C和维生素E，叶酸，纤维素，钾，生物素（维生素H），铁，硅。

如何食用：1把生菜加在沙拉中。

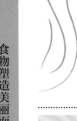

皮肤暗黄

暗黄的皮肤因衰老而缺乏光泽。不同于白里透红的健康皮肤，衰老会导致皮肤干燥、肤色不匀及色斑，使皮肤看起来缺乏生气和活力。同时，吸烟会引起毛细血管收缩，并消耗血液向皮肤输送的氧气与营养。食用富含铁元素的食物能为血红细胞充氧；含有B族维生素以及具有抗炎功效的食品有助于保持皮肤的柔软；另外，还需摄入能促进血液循环、重现皮肤光泽的食品。

超级菜品建议： 奇亚籽薄煎饼佐蓝莓酱 p171，墨西哥式煎蛋 p184，暖身蔬菜沙拉 p185，牛油果辣椒酱 p190，甜菜根鹰嘴豆汤 p192，黑扁豆椰奶咖喱 p204

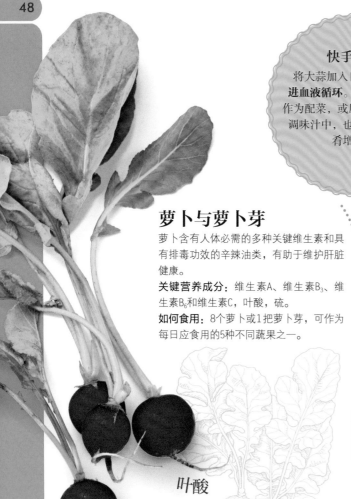

快手轻食

将大蒜加入日常饮食以促**进血液循环**。可将大蒜烤熟作为配菜，或压碎后加在沙拉调味汁中，也可将其用于菜肴增香。

21%
维生素C^{RI}

萝卜与萝卜芽

萝卜含有人体必需的多种关键维生素和具有排毒功效的辛辣油类，有助于维护肝脏健康。

关键营养成分： 维生素A、维生素B$_3$、维生素B$_6$和维生素C，叶酸，硫。

如何食用： 8个萝卜或1把萝卜芽，可作为每日应食用的5种不同蔬果之一。

叶酸

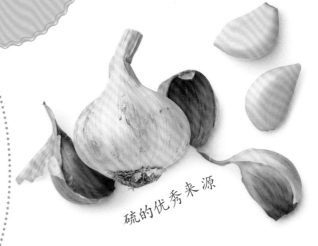

硫的优秀来源

大蒜

大蒜是一款天然的血液稀释剂，能促进人体血液循环。同时，大蒜含有的硫元素有助于净化皮肤、提亮肤色。

关键营养成分： 硫、硒、维生素B$_6$和维生素C。

如何食用： 每日1~2个蒜瓣，可加在菜肴中或直接制作料汁。

夏季浆果

浆果中的**维生素C**与维护血管健康的黄酮类化合物完美协作，有助于促进血液循环、提亮肤色。特别是黑莓，能够促进血液细胞合成并净化血液。

关键营养成分：黄酮类化合物、花青素、维生素C和维生素E、ω-3、钾、镁。

如何食用：每日1把，作为零食。

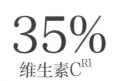

35%

维生素C^{RI}

富含 β-胡萝卜素

钾

甘薯

甘薯富含皮肤喜爱的 β-胡萝卜素和维生素C。同时，甘薯也是B族维生素的优质来源，有助于维护血液健康及护肤营养成分的输送，从而增加皮肤光泽、提亮肤色。

关键营养成分：β-胡萝卜素、多糖、维生素C、B族维生素、钾。

如何食用：每日85克，连皮蒸或烤均可。

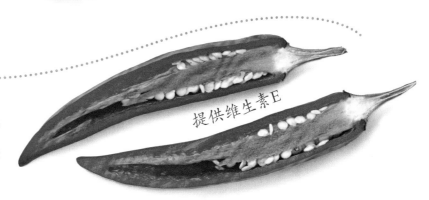

提供维生素E

卡宴辣椒

卡宴辣椒能够扩张毛细血管，有助于促进血液向人体各部位输送。同时还含有能够稀释血液的水杨酸。

关键营养成分：辣椒素、β-胡萝卜素、维生素C和E、水杨酸。

如何食用：每日½~1茶匙，用于菜肴增香。

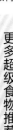

更多超级食物推荐

姜黄

姜黄含有强效脂溶性抗氧化成分姜黄素，具有抑制炎症的功效。

关键营养成分：姜黄素、β-胡萝卜素、铁、锰、维生素B$_6$。

如何食用：取½茶匙姜黄粉加在思慕雪、果汁、汤品或主食中。

生姜

生姜含有天然的稀释血液物质水杨酸。同时生姜中的易挥发刺激性油类具有抗炎功效，有助于促进人体微循环。

关键营养成分：姜辣素、挥发性油类。

如何食用：取½茶匙生姜粉或2茶匙磨碎的新鲜生姜，加在饮品或菜肴中。

奇异果

奇异果中丰富的维生素C有助于胶原蛋白合成、柔软皮肤并提亮肤色。同时

其含有的抗氧化成分黄酮类化合物能够强化血管弹性，促进血液循环。

关键营养成分：维生素C、维生素E和维生素K，铜，纤维素，钾，叶酸，锰。

如何食用：每日2~3个新鲜奇异果。

豌豆、菜豆与豆类

豆类富含能修复皮肤的优质蛋白质。同时还含有丰富的B族维生素、铁和纤维素，有助于排出毒素、维护肠道健康，从而提升皮肤状态。

关键营养成分：蛋白质、锌、纤维素、铁、B族维生素、钾。

如何食用：每日85克。

绿叶蔬菜

绿叶蔬菜含有丰富铁元素，能够协助血红细胞为人体输送营养。同时其含有的叶绿素有助于维护肝脏健康。

关键营养成分：纤维素、B族维生素、维生素C、β-胡萝卜素、槲皮素、ω-3。

如何食用：加在沙拉或菜肴中，每日食用。

牛油果

含有健康脂类和维生素E，有助于稀释血液、促进血液循环。

关键营养成分：叶黄素、β-胡萝卜素，多种脂肪酸、维生素B$_5$、维生素B$_6$、维生素C、维生素E和维生素K，铜，叶酸，钾。

如何食用：每周2~4次，每次1个中等大小的牛油果。

相关营养补充剂见本书249页。

美丽轻食计划：抗衰老

皮肤状态反映出人体承受的生活压力。因此，应当选择补充正确的营养以抵御衰老的侵袭。下述的美丽轻食计划通过不同食物的组合，为人体补充具有补水、保护以及滋养功效的营养物质，从而维护皮肤的紧致与饱满弹性，并减少细纹出现。

一周食谱

这份膳食营养均衡的一周美丽轻食计划食谱将开启有助皮肤抗衰老的饮食方式。为了达到最佳效果，请持续4周。在此期间可采用菜品替换表中的餐品进行替换。每日清晨饮用一杯热柠檬水以促进消化。

周一

早餐
丽肤浆果饮 p238

小吃及零食
1把澳洲坚果

午餐
2个煎蛋
芝麻菜与西洋菜沙拉

晚餐
香烤海鲈鱼配番茄沙沙 p213

周二

早餐
暖身苹果粥 p170

小吃及零食
抹茶水果奶昔 p240

午餐
牛油果吐司佐坚果香蒜酱 p180变化版

晚餐
意大利调味大麦饭 p200

周三

早餐
奇亚籽薄煎饼佐蓝莓酱 p171

小吃及零食
菠萝思慕雪 p239

午餐
黄瓜片配酸奶鲑鱼酱 p193

晚餐
四季豆味噌豆腐配藜麦饭 p218

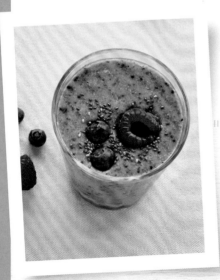

丽肤浆果饮 p238

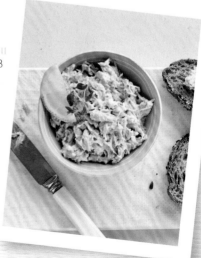

酸奶鲑鱼酱 p193

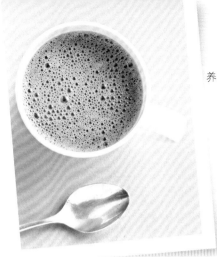

养颜抹茶饮 p237

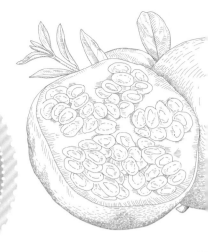

补水

人体每日必需摄入**至少1.5升水**以保证皮肤水润。本书p42~43提出了一些很好的补水建议。花草茶（例如荨麻叶茶和绿茶）也能为人体补充水分。

周四		周五		周六		周日	
	早餐 综合燕麦粥（包括各类种子） 有机杏片		**早餐** 什锦水果沙拉（包括奇异果与各类浆果） 天然活性酸奶配亚麻籽碎		**早餐** 丽肤浆果饮 p238		**早餐** 1个水煮蛋 黑麦面包
	小吃及零食 1把坚果和葡萄干 养颜抹茶饮 p237		**小吃及零食** 绿色思慕雪 p244		**小吃及零食** 1把坚果和葡萄干 1根香蕉		**小吃及零食** 芹菜条配甜椒番茄酱 p191
	午餐 2片黑麦吐司配鹰嘴豆泥 黄瓜蔬菜沙拉		**午餐** 冬季暖身蔬菜沙拉 p185变化版		**午餐** 2片黑麦吐司配鹰嘴豆泥 绿色蔬菜沙拉		**午餐** 秋季养生汤 p179
	晚餐 日式什锦海味米粉 p201		**晚餐** 烤土豆配蔬菜杂烩 p207		**晚餐** 夏日蔬果沙拉配大麦古斯古斯 p202		**晚餐** 烤什锦蔬菜配大麦古斯古斯 p206
							甜点 健康果蔬冰淇淋 p229

菜品替换表

根据个人喜好，可采用以下菜品替换推荐来制定4周饮食计划。

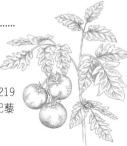

早餐	**小吃及零食**	**午餐**	**晚餐**
格兰诺拉综合麦片 p167 综合浆果泥配燕麦 p168 什锦浆果粥	超级榛子酱（p173）配吐司 养颜杏仁球 p195	小胡瓜"面"佐罗勒香蒜酱 p187 西班牙凉菜西瓜汤 p188	什锦蔬菜配甘薯泥 p219 蔬菜杂烩（p207）配藜麦饭

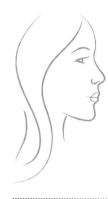

敏感皮肤

皮肤过于敏感易出现脓疱、肿块，以及发炎和泛红。同时毛细血管脆弱也易危害静脉健康。食品不耐受、天气、压力、遗传、湿疹和极干性皮肤均有可使皮肤敏感。抗氧化成分槲皮素能够舒缓肠道，多种必需脂肪酸则能有效强化肠道壁。因此这两种营养物质均有助于降低食物过敏率。同时，具有抗炎功效的食品能够舒缓并镇静皮肤。

超级菜品建议：格兰诺拉综合麦片 p167，夏日芦笋沙拉 p189，秋季养生汤 p179，烤什锦蔬菜配大麦古斯古斯 p206，绿色思慕雪 p244

芦笋

芦笋含有**抗炎复合物**皂苷以及淀粉类物质菊粉，这些物质能帮助肠道菌群消化吸收营养物质，并且具有低过敏性。

关键营养成分：叶酸，维生素B$_1$、维生素C和维生素K，纤维素，铁，钙，皂苷，菊粉。

如何食用：取4~5根生芦笋加入沙拉，或烹制为配菜。

86%
叶酸[RI]

红色洋葱

红色洋葱是抗氧化成分槲皮素的**极好来源**。槲皮素被认为能抑制导致过敏反应的组胺释放。同时，红色洋葱还能为人体补充促进结缔组织（或胶原蛋白）健康的硫元素。

关键营养成分：菊粉、槲皮素、黄酮类化合物、硫、生物素。

如何食用：制作沙拉，或作为配菜。

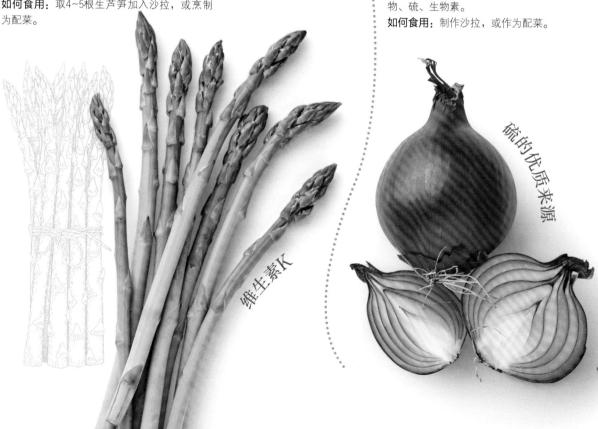

维生素K

硫的优质来源

番茄

色彩鲜艳的番茄含有多种抗氧化成分：槲皮素能够镇静舒缓皮肤，番茄红素和芦丁具有保护并强化血管壁功效。

关键营养成分：番茄红素、芦丁、β-胡萝卜素、槲皮素、维生素C。

如何食用：每日7个樱桃番茄或1个中等大小番茄。

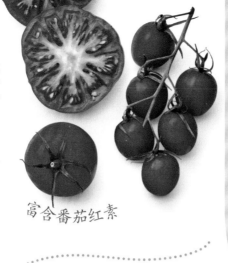

富含番茄红素

快手轻食

这款方便快捷的西班牙凉菜汤具有舒缓敏感皮肤功效。2个番茄、1个去籽青椒、1个红色洋葱和1根黄瓜烹制成浓汤，并用现磨黑胡椒调味即可。

铁的优质来源

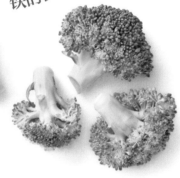

提供锌

西蓝花

含有丰富抗氧化成分山奈酚，有助于抑制免疫系统对过敏源反应过度，从而减少过敏影响并降低皮肤敏感程度。

关键营养成分：莱菔硫烷，维生素A、维生素B、维生素C、维生素E和维生素K，铬，ω-3，蛋白质，锌，钙，铁，硒。

如何食用：每日8颗小花头，可作为每日应食用的5种不同蔬果之一。

55%
镁^{RI}

荞麦

荞麦实际是一种水果种子，其植株与大黄、酢浆草有亲缘关系。荞麦是优秀的谷类替代品，适宜对小麦或其他谷类过敏人群食用。同时，荞麦还含有抗氧化成分芦丁，有助于保护并强化血管壁。

关键营养成分：芦丁、槲皮素、镁、纤维素、蛋白质。

如何食用：每日60克。

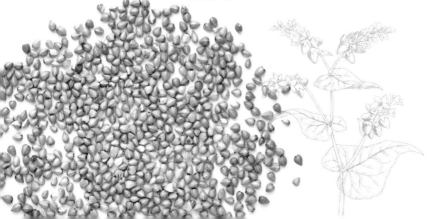

更多超级食物推荐

夏季浆果

低糖并富含多种抗氧化成分，有助于维护皮肤与血管健康。

关键营养成分：黄酮类化合物、花青素、维生素C和维生素E、ω-3、钾、镁。

如何食用：每日1把，作为零食。

甜椒

甜椒含有近30种类胡萝卜素、黄酮类化合物（例如槲皮素）和维生素C。同时还含有能支持胶原蛋白合成的硫。

关键营养成分：槲皮素、类胡萝卜素、维生素C、B族维生素。

如何食用：制成沙拉直接生食，或加在菜肴中。

橄榄油

选择含有更多抗炎物质多酚的特级初榨橄榄油，有助于舒缓和镇静敏感皮肤。

关键营养成分：槲皮素、维生素E、ω-9。

如何食用：每日2汤匙，可用于调制沙拉或低温烹制。

牛油果

牛油果中的健康单不饱和脂肪酸能够吸收自身2~6倍的类胡萝卜素。同时牛油果含有的B族维生素具有镇静和舒缓皮肤功效。

关键营养成分：芦丁，β-胡萝卜素，ω-3和ω-9，维生素B₅、维生素B₆、维生素C、维生素E和维生素K，铜，叶酸，钾。

如何食用：每周2~4次，每次1个中等大小的牛油果。

绿茶

绿茶中抗氧化成分（包括儿茶素）的含量比红茶更高，有助于维护胶原蛋白和弹性蛋白健康。

关键营养成分：L-茶氨酸、儿茶素、表没食子儿茶素没食子酸酯（EGCG）。

如何食用：每日1~3杯。

绿叶蔬菜

绿叶蔬菜富含维生素A和维生素C、槲皮素以及抗炎成分维生素K。

关键营养成分：纤维素、维生素C、β-胡萝卜素、槲皮素、ω-3。

如何食用：每日食用，可制作沙拉或各类菜肴。

可可粉

30克可可粉就含有每日人体所需铁元素量的近314%。同时，可可粉还含有能支持胶原蛋白合成的硫元素。

关键营养成分：镁、铬、铁、蛋白质、铜、钙、β-胡萝卜素、维生素B₁和维生素B₂、硫、黄酮类化合物、多种脂肪酸。

如何食用：每日1~6茶匙，可加入餐食享用。

相关营养补充剂见本书249页。

痤疮、痘肌

当靠近皮脂腺的毛囊堵塞时，会引起粉刺、黑头和粟丘疹。痤疮性皮肤与遗传引起的激素水平改变有关。油炸食品、不健康脂类、过量的盐、糖或乳制品会增加痤疮的产生。含有丰富抗氧化成分的食物能促进皮肤排毒。同时，富含优质蛋白质和纤维素的食品有助于维护良好的肠道菌群水平，从而减少痤疮的产生。另外，硫和锌元素具有舒缓镇静、加快皮肤修复及减少疤痕的功效。

超级菜品建议：格兰诺拉综合麦片 p167，果香藜麦早餐粥 p169，甜菜根鹰嘴豆汤 p192，日式什锦海味米粉 p201，烤南瓜藜麦沙拉 p203

芝麻菜

芝麻菜叶富含硫元素，有助于促进蛋白质吸收、维护肝脏健康并可净化血液。同时，其含有丰富的维生素C和多种抗氧化成分，能够抑制细菌感染、降低皮疹发生率。西洋菜也含有与芝麻菜类似的营养成分和功效。

关键营养成分： 硫、维生素C、抗氧化因子、钙、铁、叶酸。

如何食用： 每日1把，可加在沙拉或菜肴中。

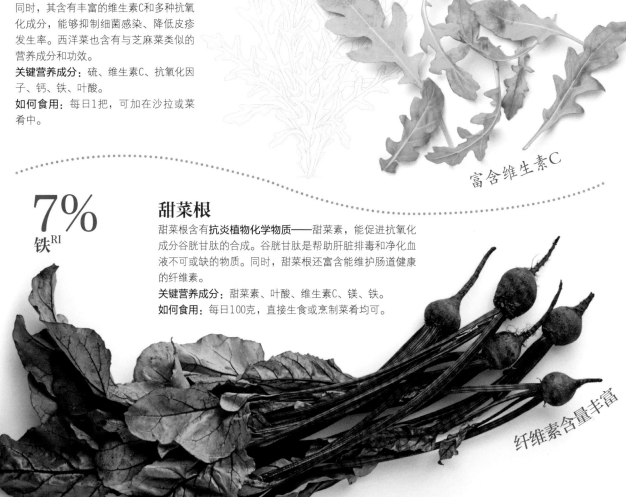

富含维生素C

7%
铁RI

甜菜根

甜菜根含有抗炎植物化学物质——甜菜素，能促进抗氧化成分谷胱甘肽的合成。谷胱甘肽是帮助肝脏排毒和净化血液不可或缺的物质。同时，甜菜根还富含能维护肠道健康的纤维素。

关键营养成分： 甜菜素、叶酸、维生素C、镁、铁。

如何食用： 每日100克，直接生食或烹制菜肴均可。

纤维素含量丰富

酸菜

发酵食品能增加肠道内有益菌群的数量，从而有助于促进皮肤排毒。除了酸菜，还可以选择泡菜（东方风味的酸菜）。

关键营养成分： 维生素B、维生素C和维生素E，益生菌，纤维素，钙。

如何食用： 每日85克，可作为零食或加在沙拉中。

天然益生元

快手轻食

方便快捷的酸菜腌制法：1个卷心菜叶子切碎，加入1汤匙喜马拉雅山粉红盐和1汤匙茴香籽。不断按揉叶片直至汁液析出，放入密封罐内。腌制3周即可食用。

铁的优质来源

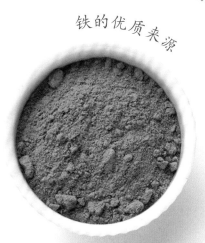

姜黄

这款**温性的香辛料**含有强效抗炎抗氧化成分——姜黄素。姜黄素能增加谷胱甘肽硫转移酶的数量，有助于血液的净化与排毒。同时，姜黄还具有抗菌功效，能够维护皮肤清爽。

关键营养成分： 姜黄素、β-胡萝卜素、铁、锰、维生素B$_6$。

如何食用： 取½茶匙姜黄粉加在思慕雪、果汁、汤品或主食中。

5%
铜 RI

提供锌

藜麦

藜麦是**印加地区人民的传统食物**，其富含的蛋白质（包括赖氨酸）有助于促进皮肤组织修复。同时，藜麦还含有多种矿物质（锌元素的优秀来源）和抗炎物质ω-3，有助于维护皮脂分泌平衡、预防疤痕。

关键营养成分： 锌、L-赖氨酸、蛋白质、槲皮素、赖氨酸、镁。

如何食用： 每日60克。

更多超级食物推荐

扁豆

扁豆可维护血糖平衡。

关键营养成分： 蛋白质、锌、纤维素、铁、B族维生素、钾。

如何食用： 每周2~3次，每次60克。

大蒜

大蒜含有净化功效的易挥发油类，以及维护肠道有益菌群的益生元菊粉。

关键营养成分： 硫、菊粉、维生素B$_6$。

如何食用： 每日1~2个蒜瓣，随餐食用。

洋葱

与大蒜类似，洋葱也含有净化功效的易挥发油类以及益生元。

关键营养成分： 菊粉、槲皮素、生物素。

如何食用： 每日1个，加在菜肴中。

芽类蔬菜

芽类蔬菜（例如萝卜芽）中营养元素的含量是普通蔬菜的10~30倍。

关键营养成分： 维生素A、维生素B、维生素C、维生素E和维生素K，铁，纤维素，硫，ω-3，蛋白质，钙。

如何食用： 制作沙拉或烹制菜肴。

南瓜籽

南瓜籽能平衡皮脂分泌、减少疤痕。

关键营养成分： 多种脂肪酸、纤维素、锌、镁、蛋白质、植物甾醇。

如何食用： 每日1把，作为零食。

小麦草

小麦草中近70%为叶绿素。

关键营养成分： 叶绿素，蛋白质，铁，锌，钾，纤维素，维生素A、维生素B、维生素C和维生素E，硒。

如何食用： 取25克小麦草粉加在果汁或思慕雪中，每周两次。

螺旋藻

螺旋藻具有排毒和修复皮肤的功效。

关键营养成分： 蛋白质、抗氧化因子、多种脂肪酸、B族维生素、钙。

如何食用： 从每日摄入¼茶匙开始，逐渐增加至每日1茶匙。可加在菜肴或饮品中享用。
相关营养补充剂见本书249页。

10 大措施

膳食平衡

专注于特定食物有助于解决具体的美容问题，但必须确保拥有健康平衡的膳食习惯。饮食包括各类主食和大量新鲜水果与蔬菜有助于维护身体机能、促进皮肤光泽活力，同时还有益于头发和指甲的健康与光泽。

1 摄入优质碳水化合物

选择优质缓释碳水化合物作为主食与零食。精制碳水化合物（例如糖和精炼小麦粉）会引起胰岛素水平迅速上升，从而引发炎症。因此应避免使用这类精制食品。优质碳水化合物能为人体提供多种营养元素及缓释能量，包括全谷物、豆类、新鲜水果和蔬菜。

2 选择优质健康蛋白质

每餐都应包含蛋白质类食物，例如各类坚果、种子、豆类、扁豆、瘦肉和鱼类。蛋白质是一类不可或缺的营养物质，是支持细胞合成的基础，有助于维持人体肌肉、骨骼、头发、皮肤和指甲健康。同时，蛋白质还能减缓碳水化合物在体内的消化速度，从而确保能量和养分的逐步释放。

6 摄取多种矿物质

矿物质是维持人体健康与美丽至关重要的营养物质。有助于支持并维护骨骼与牙齿健康、保持皮肤光泽美丽，并能协助人体将食物转化为维持身体机能必需的能量。核心矿物质包括锌、硫、锰、硒、钾、铁、钠、钙、磷和铜。人体必需矿物质的优质来源包括各类谷物、坚果、种子、乳制品、蛋类、十字花科蔬菜（例如西蓝花、菜花、卷心菜和西洋菜）、海藻以及微藻。

7 饮食规律

选择健康食品，并且进食规律可保证人体全天血糖水平稳定。餐食包含未加工缓释碳水化合物有助于维持全天体力及脑力水平良好。避免摄入易造成胰岛素快速上升的食品，从而有助于抑制炎症。同时还需舍弃含有过量糖分的不健康零食，这类食品会使肠道内有害菌群的数量上升。

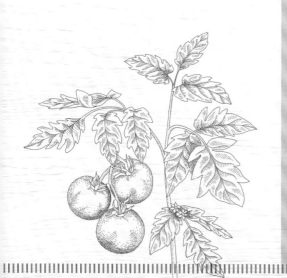

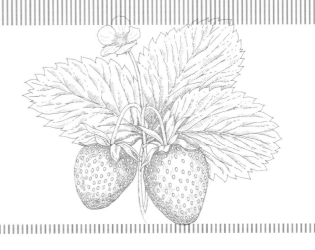

3 摄入大量纤维素

每日餐食需包括富含纤维素的食物，例如全谷物、水果和蔬菜。纤维素能加快消化道系统中杂质的排出速度，预防便秘。同时，纤维素还是天然的益生元，能促进肠道中有益菌群的生存。健康的消化系统能帮助人体更有效排毒，从而维护皮肤免于痘痘的困扰，使皮肤光泽亮丽。

4 选择健康脂类

人体需要少数健康的脂类以维持健康。健康优质脂类包括人体必需脂肪酸，例如ω-3和ω-6。这两种脂类的摄取比例非常重要，有助于维持皮肤健康。大部分西方饮食方式缺乏ω-3脂类，这可能导致各类皮肤炎症，例如痤疮、湿疹以及红斑痤疮。因此，应食用富含ω-3的食物，例如沙丁鱼、鲑鱼、鲭鱼、牛油果、亚麻籽、奇亚籽和大麻籽。

5 食用彩色食物

带有天然色彩的新鲜水果和蔬菜富含人体多种必需维生素。维生素A、维生素C和维生素E具有抗氧化功效，能帮助皮肤抵御自由基损害。生物素（属于B族维生素）有助于保护皮肤对抗痤疮、真菌感染、皮疹和干燥。而其他的B族维生素则能协助人体从食物中获取能量。维生素D具有抗炎功效。维生素K能维护血液健康、确保各类营养物质顺利输送至皮肤。

8 选择健康零食

避免食用精加工、高糖和高油脂零食。选择含有优质碳水化合物、蛋白质及营养均衡的零食。燕麦饼配坚果酱、大米蛋糕配鹰嘴豆泥或者一把混合坚果与葡萄干均是非常优秀的零食选择。另外，一杯易制作的水果思慕雪有助于维持身体血糖水平。藜麦乳与新鲜浆果、坚果和种子放入搅拌机混合均匀，即是一款能滋养皮肤的健康思慕雪。

9 膳食均衡

以下是一个简便方法以确保膳食均衡：检查餐盘中每种食物的比例。取一个中等大小的餐盘（直径27cm），其所盛食物的一半应为蔬菜或沙拉；四分之一应为全谷物食物，例如糙米、粗粮面食、藜麦、小米或荞麦；而另外四分之一则由优质健康蛋白质组成：一块油脂鱼类、蛋类、鹰嘴豆泥、豆类蔬菜（例如扁豆、鹰嘴豆和其他豆类）、一块瘦肉。

10 补充足量水分

人体内近三分之二为水分。因此水分在膳食平衡中占据至关重要的地位。水分有助于为皮肤补水保湿、减少衰老迹象（例如细纹）。健康的水分补充来自于清水、绿茶、花草茶、汤品以及富含水分的食物（见p42~43）。应避免饮用含有咖啡因的浓茶、咖啡和酒精饮品。这些饮品具有利尿作用，会导致人体缺水。

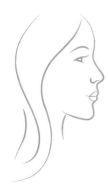

红斑痤疮

　　红斑痤疮往往表现为皮肤潮红、脱皮、瘙痒、斑块和脓疱。顽固红斑痤疮易导致酒糟鼻，影响健康与美观。辛辣食物、咖啡及酒精饮品易引起红斑痤疮的爆发。因此应多摄入：富含抗氧化成分的食品，以维护血管健康；锌元素丰富的食物，以促进皮肤修复；益生元食品，以支持肠道中有益菌群的成长；以及富含B族维生素的食品，以镇静舒缓皮肤。

超级菜品建议：果香藜麦早餐粥 p169，甜辣综合坚果 p194，日式什锦海味米粉 p201，味噌豆腐配藜麦饭 p218，枸杞腰果"芝士蛋糕"p231，菠萝思慕雪 p239

木瓜

这种**热带水果**含有多种消化酶——木瓜凝乳蛋白酶和木瓜蛋白酶，有助于协助人体吸收营养、促进皮肤修复并降低过敏风险。

关键营养成分：维生素A、维生素C、维生素E和维生素K，叶酸、镁、钾、铜。

如何食用：每日食用少量新鲜木瓜片，作为零食或餐后水果。

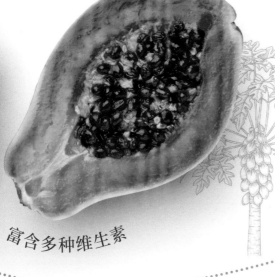

富含多种维生素

75%
维生素C[RI]

$\omega-3$

花椰菜芽

花椰菜芽是抗氧化成分山柰酚的**优质来源**。山柰酚有助于镇静并缓解免疫系统过敏反应，降低炎症风险。

关键营养成分：莱菔硫烷，维生素A、维生素C、维生素E、维生素K、维生素B$_1$、维生素B$_5$和维生素B$_6$，铬，$\omega-3$，蛋白质，锌，钙，铁，硒。

如何食用：每日1小把，可加在沙拉或菜肴中，也可作为零食享用。

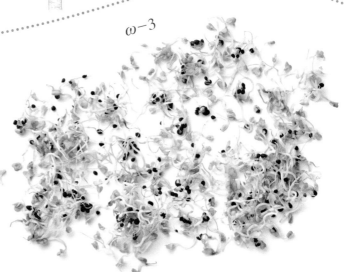

浆果

夏季浆果和"超级"浆果（例如枸杞和桑葚）是维生素C和黄酮类化合物的优质来源，有助于维护血管健康。同时，浆果中的槲皮素能抑制过敏反应。

关键营养成分：维生素C和维生素E、黄酮类化合物、钾、ω-3、花青素、镁、叶酸。

如何食用：每日1把，直接食用或加在思慕雪中。

维生素C和维生素E

16%
叶酸RI

坚果与种子

巴西坚果、腰果、榛子和各类种子，含有多种人体必需脂肪酸及具有修复皮肤功效的矿物质，例如锌和B族维生素。坚果中的"明星"巴西坚果含有能提升皮肤弹性的硒元素。大麻籽中良好的ω脂肪酸比例有助于镇静并舒缓皮肤炎症。

关键营养成分：蛋白质、ω-3、B族维生素和E、钙、铬、铁、镁、钾、硒、锌。

如何食用：每日1小把，作为零食。

快手轻食

这款方便快捷的酱料能为身体补充多种脂肪酸。将85克菠菜叶洗净并晾干。在搅拌机中放入60克腰果，磨碎。再放入菠菜、½茶匙肉豆蔻和适量调味料，搅拌成酱。可搭配燕麦饼享用。

富含锌
人体必需脂类

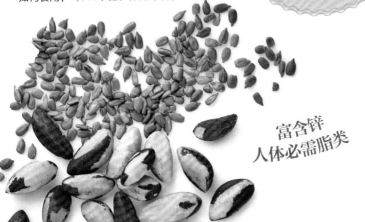

发酵食品

丹贝（天贝）、味噌、开菲尔、酸菜和泡菜均能促进肠道内有益菌群生长，从而镇静舒缓皮肤、促进皮肤健康。

关键营养成分：B族维生素、维生素C和维生素K、蛋白质、益生菌、纤维素、钙。

如何食用：每日100克。

姜黄

姜黄含有抗炎成分姜黄素，有助于消肿、促进循环并排出体内毒素。

关键营养成分：姜黄素、β-胡萝卜素、铁、锰、维生素B$_6$。

如何食用：取½茶匙姜黄粉加在思慕雪、果汁、汤品或主食中。

荞麦

荞麦中的抗氧化成分芦丁有助于促进循环，维护血管壁健康。

关键营养成分：芦丁、槲皮素、镁、纤维素、蛋白质。

如何食用：每日60克。

红色洋葱

红色洋葱富含具有镇静舒缓功效的槲皮素和硫，能够促进肠道内有益菌群生长。

关键营养成分：菊粉、槲皮素、黄酮类化合物、硫、生物素。

如何食用：加在拉沙或菜肴中。

藜麦

藜麦中的赖氨酸有助皮肤组织修复。

关键营养成分：锌、L-赖氨酸、蛋白质、硅、槲皮素、赖氨酸、镁。

如何食用：每日60克。

海藻

海藻富含多种矿物质，能提升人体免疫力、对抗过敏及炎症。

关键营养成分：多种脂肪酸、维生素B$_6$、碘、钙、铁、类胡萝卜素。

如何食用：每日1茶匙干燥海藻加入菜肴。

绿叶蔬菜

绿叶蔬菜含有丰富的B族维生素和多种脂肪酸，是维持皮肤健康、光泽和清爽的关键营养物质。

关键营养成分：纤维素、维生素C、β-胡萝卜素、槲皮素、ω-3。

如何食用：加在拉沙或菜肴中，每日食用。

螺旋藻

螺旋藻具有强效抗炎功效，有助于舒缓镇静皮肤。

关键营养成分：蛋白质、抗氧化因子、多种脂肪酸、B族维生素、钙。

如何食用：从每日摄入¼茶匙开始，逐渐增加至每日1茶匙。可加在菜肴或饮品中享用。

相关营养补充剂见本书249页。

美丽轻食计划：镇静舒缓

　　人体肠道内菌群不平衡易导致皮肤敏感与多种皮肤问题（例如痘痘和红斑痤疮）。选择能够促进肠道内"好"菌群生长的食品有助于镇静舒缓皮肤。下述美丽轻食计划通过不同食物的组合，为人体提供具有舒缓及滋养功效的食物、从而促进肠道有益菌群的生长，缓解皮肤不适症状。

一周食谱

这份膳食营养均衡的一周美丽轻食计划食谱有助于**镇静舒缓皮肤**。为了达到最佳效果，请保持4周。在此期间可采用菜品替换表中的餐品进行替换。每日清晨饮用一杯热柠檬水有助于促进消化。

周一

早餐
黑麦面包配大麻籽酱 p172
维生素C加油站 p245

小吃及零食
1把坚果和葡萄干

午餐
牛油果红洋葱蔬菜沙拉

晚餐
日式什锦海味米粉 p201

周二

早餐
综合浆果泥配燕麦 p168

小吃及零食
抹茶水果奶昔 p240

午餐
墨西哥式煎蛋 p184

晚餐
香烤鲭鱼配甘薯泥 p219变化版
西洋菜与芝麻菜沙拉

周三

早餐
暖身苹果粥 p170

小吃及零食
菠萝思慕雪 p239

午餐
蔬菜沙拉佐牛油果辣椒酱 p190

晚餐
综合米饭沙拉 p220变化版

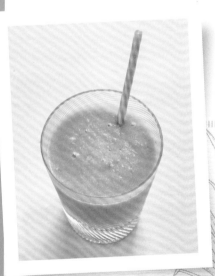

维生素C加油站 p245

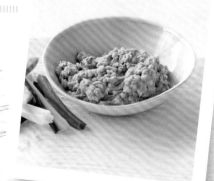

蔬菜沙拉佐牛油果辣椒酱 p190

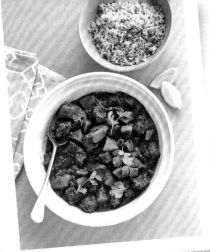

摩洛哥香炖羊肉 p209

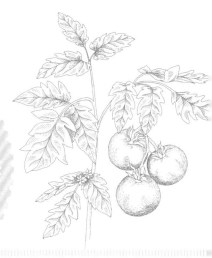

天然益生菌

发酵食物含有益生菌，有助于消灭肠道内有害菌。发酵乳（例如开菲尔酸奶和天然活性酸奶）与发酵食品（例如味噌、酸菜和泡菜）能协助人体维护肠道环境健康。

周四

早餐
果香藜麦早餐粥 p169

小吃及零食
自制燕麦乳（p241）
配木瓜

午餐
番茄沙沙 p213

晚餐
摩洛哥香炖羊肉 p209

周五

早餐
黑麦面包配杏仁酱

小吃及零食
苹果片配坚果酱

午餐
暖身蔬菜沙拉 p185

晚餐
柠檬香烤鲑鱼配椰奶米饭 p215变化版

周六

早餐
综合浆果沙拉
天然活性酸乳配亚麻籽碎

小吃及零食
1把坚果和葡萄干

午餐
甜菜根鹰嘴豆汤 p192

晚餐
希腊凉拌菜 p199

周日

早餐
黑麦面包
水煮蛋

小吃及零食
新鲜蔬菜条配甜椒番茄酱 p191

午餐
牛油果番茄综合沙拉

晚餐
烤南瓜藜麦沙拉 p203

甜点
烤菠萝佐椰子可可酱 p228

菜品替换表

根据个人喜好，可采用以下菜品替换推荐来制定4周饮食计划。

早餐
奇亚籽薄煎饼佐蓝莓酱 p171
丽肤浆果饮 p238

小吃及零食
甜辣综合坚果 p194

午餐
糙米饭配番茄沙沙 p213
田园蔬菜沙拉 p183

晚餐
烤什锦蔬菜配大麦古斯古斯 p206
意大利调味大麦饭 p200

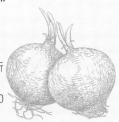

唇疱疹（感冒疮）

这种唇部感染性溃疡由单纯疱疹病毒（HSV-1）引起。这种病毒平时在神经系统中处于休眠状态，一旦条件合适即会恢复活跃。触发HSV-1的因素包括感冒病毒、压力、月经、UV光线、辛辣食物、巧克力、啤酒和糖等。因此，需选择富含维生素C和锌的食物以增强人体免疫力。同时，含有多种抗氧化成分及L-赖氨酸的食品有助于抑制病毒；含有B族维生素的食物能为皮肤净化排毒。

超级菜品建议：果香藜麦早餐粥 p169，风味炒豆腐p181，甜菜根鹰嘴豆汤 p192，养颜杏仁球 p195，柠檬香草烤鸡胸肉 p210

红色葡萄

葡萄含有**强效抗氧化剂白藜芦醇**，能抑制疱疹病毒的激活。为了预防唇疱疹，应选择富含白藜芦醇的食物。蓝莓、蔓越莓和桑葚也含有白藜芦醇。
关键营养成分：白藜芦醇、维生素C和维生素K，铜。
如何食用：每日1把，作为零食。

维生素C

13%
维生素K[RI]

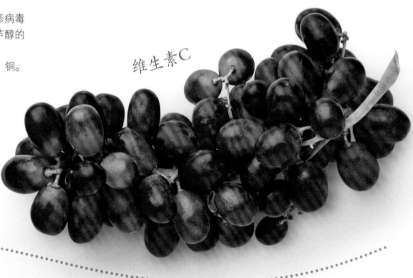

富含纤维素

鹰嘴豆

这种具有**坚果芳香**的豆类是锌元素的**优质来源**，有助于皮肤修复并抑制疱疹病毒。鹰嘴豆中不溶性纤维素的含量接近70%。因此，鹰嘴豆也是一种优秀的益生元，能维护肠道中有益菌群生长，并能抑制炎症、提高人体免疫力。
关键营养成分：槲皮素、纤维素、叶酸、铜、蛋白质、铁、锌。
如何食用：每日85克。

牛至

牛至含有两种强效化合物——香芹酚和百里香酚，均具有抗病毒、抗细菌及抗真菌功效。研究表明，这两种成分能在一小时内使近90%的单纯疱疹Ⅰ型病毒失去活性。

关键营养成分： 挥发油类、抗氧化因子。

如何食用： 作为菜品增香剂每日使用。

富含抗氧化成分

快手轻食

制作一款具有**修复皮肤、增强免疫力**功效的甜品：新鲜无花果取果肉，与2汤匙开菲尔酸奶混合，放入搅拌机中搅拌均匀。最后加入1茶匙枫糖浆，即可享用。

无花果

甜美可口的无花果是锌元素的优质来源。锌元素能使引起唇疱疹的病毒失活。同时，无花果还富含B族维生素，有助于修复皮肤。

关键营养成分： 纤维素、B族维生素、铜、钾、锌。

如何食用： 作为每日应食用的5种不同蔬果之一。

锌含量丰富

20%
钙[RI]

蛋白质

ω-3

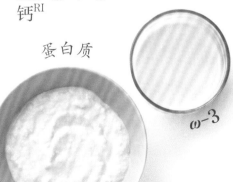

开菲尔

发酵食品，例如开菲尔乳（左数第二幅图）与开菲尔酸乳（左数第一幅图）有助于平衡肠道中的"好"菌群和"坏"菌群，从而提升人体免疫力、抑制炎症。同时，还可选择味噌、酸菜、泡菜和丹贝。

关键营养成分： 蛋白质、ω-3、钙、B族维生素、钾。

如何食用： 每日240毫升，可加在思慕雪中或搭配水果享用。

大蒜

大蒜磨碎或切末后会生成一种特殊的酶类物质——蒜氨酸酶。这种酶能促进硫化物大蒜素的合成。这种挥发性油类使大蒜具有不可思议的抗氧化作用。同时，大蒜还含有丰富的硒元素。以上成分使大蒜具有天然的抗菌、抗病毒功效，并能提升人体免疫力。大蒜是预防和对抗唇疱疹的理想选择。

关键营养成分： 硫、硒、维生素B_6。

如何食用： 每日1~2个蒜瓣，可加在菜肴中或制作料汁。

芦荟汁

芦荟汁来自于芦荟叶片中的凝胶状叶肉，具有抗菌、抗病毒功效，有助于抵御唇疱疹。芦荟汁含有18种氨基酸，能够促进皮肤修复。同时，其还含有具有抗炎作用的水杨酸。

关键营养成分： β-胡萝卜素、维生素C和维生素E、水杨酸、多糖、钙、铬、硒、锌、镁、钾。

如何食用： 每日3汤匙。

姜黄

姜黄中的抗氧化成分姜黄素具有抗炎止痛功效，有助于抑制疱疹病毒感染。

关键营养成分： 姜黄素、β-胡萝卜素、铁、锰、维生素B_6。

如何食用： 取½茶匙姜黄粉加在思慕雪、果汁、汤品或主食中。

藜麦

藜麦含有多种健康氨基酸，有助于预防唇疱疹。同时，藜麦还含有丰富的蛋白质和锌，均能促进皮肤组织修复。另外，藜麦中多种B族维生素有益皮肤健康，优质健康脂类能抑制炎症。

关键营养成分： 锌、L-赖氨酸、蛋白质、槲皮素、赖氨酸、镁。

如何食用： 每日60克。

卡姆果（Camu camu）

原产秘鲁的卡姆果粉含有丰富的维生素C，具有抗病毒及提高免疫力的功效。其维生素C的含量是橙子的60倍。卡姆果实中的这种天然植物营养素比批量生产的维生素C效果更好。

关键营养成分： 维生素C、β-胡萝卜素。

如何食用： 每日1茶匙，可加在饮品、粥或菜肴中享用。

相关营养补充剂见本书249页。

不规则色素沉着

黑色素过多引起的色素沉着在皮肤上会出现呈暗褐色的深色斑点区域。这些斑点通常出现在面部、手部以及肩颈部。日晒、孕激素、痤疮、遗传、酒精、吸烟和不健康的饮食都会造成皮肤出现斑块。选择富含抗氧化成分与维生素C的新鲜食物，能够净化皮肤、均匀肤色并修复皮肤损伤，同时有助于皮肤抵御阳光中UV光线的损害。

超级菜品建议：综合浆果泥配燕麦 p168，秋季养生汤 p179，什锦蔬菜配甘薯泥 p219，西式坚果米饭沙拉 p220，烤菠萝佐椰子可可酱 p228

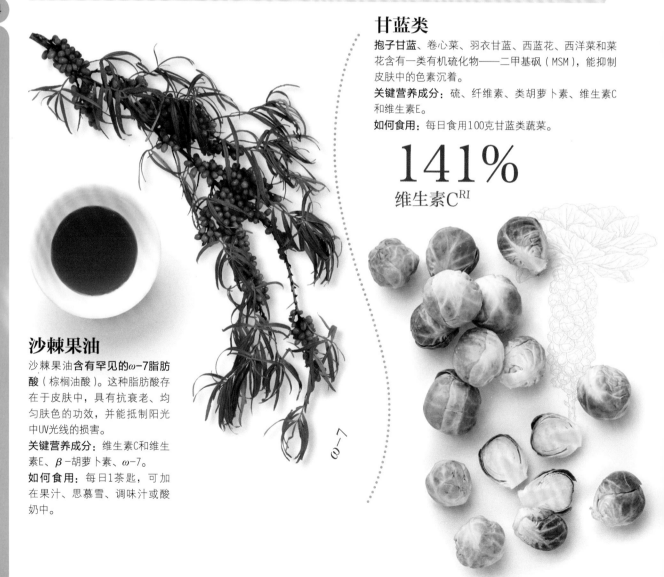

甘蓝类

抱子甘蓝、卷心菜、羽衣甘蓝、西蓝花、西洋菜和菜花含有一类有机硫化物——二甲基砜（MSM），能抑制皮肤中的色素沉着。

关键营养成分：硫、纤维素、类胡萝卜素、维生素C和维生素E。

如何食用：每日食用100克甘蓝类蔬菜。

141%
维生素C[RI]

沙棘果油

沙棘果油含有罕见的ω-7脂肪酸（棕榈油酸）。这种脂肪酸存在于皮肤中，具有抗衰老、均匀肤色的功效，并能抵制阳光中UV光线的损害。

关键营养成分：维生素C和维生素E、β-胡萝卜素、ω-7。

如何食用：每日1茶匙，可加在果汁、思慕雪、调味汁或酸奶中。

浆果

蔓越莓、黑莓、覆盆子、草莓、枸杞和桑葚均含有天然化合物鞣花酸，能够提亮肤色。

关键营养成分：维生素B_6和维生素C、镁。

如何食用：每日1把。

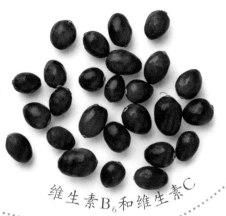

维生素B_6和维生素C

快手轻食

可购买富含维生素C的时令浆果，也可将其冷冻在冰箱中以供整年享用。冷冻浆果能快速解冻，并适合加在布丁、思慕雪或粥品中。

味噌

味噌由谷物或大豆发酵而来，是曲酸的优质来源。其含有的酪氨酸酶有助于提亮肤色，减少黑色素的产生。

关键营养成分：曲酸、维生素K、蛋白质、锌、磷、铁、$\omega-3$。

如何食用：每周3~4次，每次2汤匙，加在菜肴中。

13%
铁^{RI}

蛋白质

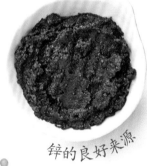

锌的良好来源

更多超级食物推荐

澳洲坚果或果油

与沙棘果油相同，澳洲坚果及其果油也含有$\omega-7$，有助于保护皮肤抵御阳光中UV光线的损害。同时含有硒元素，能与抗氧化成分谷胱甘肽协同作用维护皮肤健康。

关键营养成分：$\omega-7$、铁、钙、维生素B_6、镁。

如何食用：每日食用1小把澳洲坚果，或在烹调中使用澳洲坚果油。

胡萝卜

胡萝卜是抗氧化成分类胡萝卜素（β-胡萝卜素、叶黄素和番茄红素）的优质来源，有助于对抗并修复UV光损伤。同时，类胡萝卜素还存在于其他色彩鲜艳的蔬菜中，例如甘薯、南瓜、甜椒和番茄中。

关键营养成分：维生素A、维生素B_2、维生素B_6、维生素C和维生素K，铁、镁、锌、磷。

如何食用：每日食用富含类胡萝卜素的食品。

甜菜根

甜菜根含有的植物色素——甜菜红素具有排毒功效。它能使体内毒素溶于水并通过尿液排出体外。

关键营养成分：维生素A、维生素B_1、维生素B_6和维生素C，叶酸、镁。

如何食用：每周食用2~3次。

绿茶

绿茶含有活性抗氧化成分儿茶素，能保护皮肤免受阳光中UV光线的损害。

关键营养成分：儿茶素，维生素A、维生素B_1和维生素B_2，钾，镁。

如何食用：每日2~3杯。

卡姆果

卡姆果是维生素C的优质来源。同时还含有多种抗氧化成分、维生素和矿物质。

关键营养成分：维生素C、锰、锌、铜。

如何食用：每日½~1茶匙卡姆果粉，可加在饮品、粥或菜肴中享用。

富含多种抗氧化成分

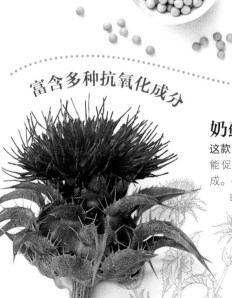

奶蓟草

这款药用香草含有抗氧化成分水飞蓟素，能促进另一种抗氧化物质谷胱甘肽的合成。谷胱甘肽有助于调节黑色素、对抗自由基损害，并是DNA修复的必需物质。

关键营养成分：维生素C和维生素E、抗氧化因子。

如何食用：每日服用奶蓟草酊剂、花草茶或胶囊。持续数月后需暂停一段时间，之后可根据个人需求再次服用。

眼部疲劳

长时间对着屏幕、开车、伏案工作、光线不足和错误的处方药都有可能损害眼睛，引起视力下降、眼部疼痛、眼干或流泪。眼周肌肉的持续疼痛最终易引起头疼。选择富含维生素A和维生素B、抗氧化成分以及多种脂肪酸的食物能有效促进眼周血液循环，从而维护眼睛健康。若眼部不适未缓解，请及时咨询眼科医生。

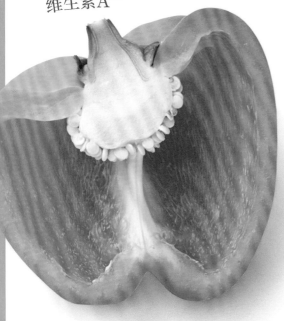

超级菜品建议：格兰诺拉综合麦片 p167，奇亚籽巧克力"布丁" p174，墨西哥式煎蛋 p184，蔬菜杂烩 p207，柠檬香烤鲑鱼配海蓬子 p215，绿色思慕雪 p244

66

橙色甜椒

一项发表于英国眼科杂志（*British Journal of Ophthalmology*）的**研究表明**，橙色甜椒中类胡萝卜素玉米黄质的含量在实验所涉及的33种蔬果中处于第一位，有助于维护视网膜健康。

关键营养成分：黄酮类化合物，类胡萝卜素，维生素A、维生素B和维生素C。

如何食用：作为每日应食用的5种不同蔬果之一。

70%
维生素A^{RI}

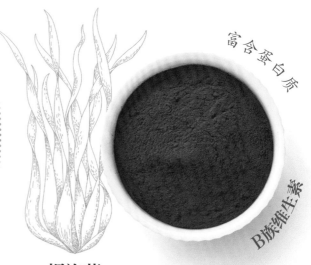

富含蛋白质

B族维生素

螺旋藻

螺旋藻是一种**自然生长的藻类**，含有极丰富的营养物质。螺旋藻富含易为人体吸收的蛋白质。同时含有多种类胡萝卜素，有助于维护眼睛健康。

关键营养成分：蛋白质、抗氧化因子、多种脂肪酸、铁、B族维生素、钙。

如何食用：从每日摄入¼茶匙开始，逐渐增加至每日1茶匙。可加在菜肴或饮品中享用。

快手轻食

用这款具有舒缓眼部疲劳功效的**营养饮品**开启新一天：将30克**奇亚籽**浸泡在200毫升椰子乳中一整夜。加入1把浆果和¼茶匙螺旋藻粉，搅拌均匀后即可享用。

30%
铁^{RI}

74%
硒[RI]

野生阿拉斯加鲑鱼

野生阿拉斯加鲑鱼是目前**世界上少数**含有强效抗氧化成分虾青素的食物之一。这种脂溶性抗氧化成分能够通过细胞膜、视网膜，并能吸收户外紫外线（UVB），从而降低眼部细胞DNA损伤。

关键营养成分：ω-3、蛋白质、维生素B$_{12}$和维生素D、镁、钾、硒。

如何食用：每周食用2~3次，每次150克。

富含镁

维生素B$_{12}$和维生素D

蛋类

蛋黄是类胡萝卜素叶黄素及玉米黄质的**优质来源**。这两种重要营养成分有益黄斑（位于视网膜中心，是视力最敏锐的部位）健康。蛋类还含有健康的优质脂类和蛋白质，有助于促进循环。

关键营养成分：ω-3，胆碱，硒，生物素，蛋白质，类胡萝卜素，维生素维生素A、维生素B$_5$、维生素B$_{12}$和维生素D。

如何食用：每周2~3个。需要注意的是，高温烹制会破坏蛋类中的叶黄素和玉米黄质。因此，最佳烹饪方式为低温水煮。

ω-3

维生素A、维生素B和维生素D

更多超级食物推荐

浆果
富含维生素C，有助于保护视网膜抵御强光损伤。日本一项研究表明，黑醋栗（黑加仑）提取物能有效帮助眼睛适应弱光黑暗环境，并能缓解持续两小时电脑工作后造成的眼部疲倦。这是因为黑醋栗含有的抗氧化成分花青素能促进眼部血液循环。

关键营养成分：黄酮类化合物、维生素A和维生素C、钾、铜、铁、镁。

如何食用：每日一把，作为零食享用。

黄瓜
黄瓜富含水分、多种抗氧化成分和矿物质，有助于眼部补水及滋养。

关键营养成分：硅，维生素A、维生素C、维生素E和维生素K，硫。

如何食用：每日¼根，制作沙拉或作为零食。

胡萝卜
胡萝卜中的β-胡萝卜素能在人体内转化为维生素A，有助于维护视网膜健康。

关键营养成分：β-胡萝卜素，叶黄素，维生素B$_6$，维生素C和维生素K，生物素，纤维素，钾。

如何食用：每日1根。

深色绿叶蔬菜
绿叶蔬菜是类胡萝卜素叶黄素及玉米黄质的优质来源。叶黄素和玉米黄质是维护视力的重要营养物质，有助于保护眼睛抵御紫外线损伤。羽衣甘蓝及菠菜中的叶黄素含量极高。

关键营养成分：纤维素、维生素C、β-胡萝卜素、槲皮素、ω-3。

如何食用：每日100g。

奇亚籽
富含ω-3脂肪酸，能够预防黄斑变性。

关键营养成分：蛋白质，ω-3，钙，镁，铁，锌，维生素B、维生素D和维生素E。

如何食用：每日2汤匙，撒在菜品上即可。

花粉
花粉含有抗氧化成分芦丁，有助于维护血管壁健康、促进人体微循环。

关键营养成分：18种维生素、所有人体必需氨基酸、多种脂肪酸、蛋白质。

如何食用：每日1茶匙。不适合服用花粉的人群有：少年儿童、对蜂蜜或蜂蜜制品过敏人群、孕妇及哺乳期女性。

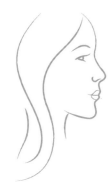

眼袋及黑眼圈

眼部周围的皮肤是人体最娇嫩的部位。当眼周皮肤因缺水而变薄时，皮肤下的血管会显现出来，并出现黑眼圈。过量补充水分易导致眼部皮肤浮肿。影响眼袋及黑眼圈的因素包括遗传、缺乏睡眠、衰老、咖啡因、酒精及糖分。选择具有补水功效的食品和促进循环的抗氧化食品，能有效缓解眼部问题。同时，摄入富含多种矿物质的食物，有助于维护体液平衡。

超级菜品建议：格兰诺拉综合麦片 p167，墨西哥式煎蛋 p184，西班牙凉菜西瓜汤 p188，希腊凉拌菜 p199，蔬菜杂烩 p207，丽肤浆果饮 p238

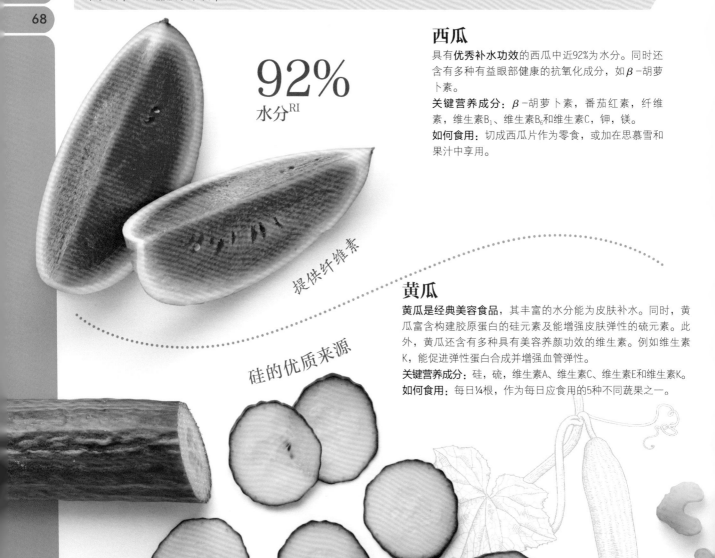

92%
水分RI

提供纤维素

硅的优质来源

西瓜

具有**优秀补水功效**的西瓜中近92%为水分。同时还含有多种有益眼部健康的抗氧化成分，如 β -胡萝卜素。

关键营养成分： β -胡萝卜素，番茄红素，纤维素，维生素B_1、维生素B_6和维生素C，钾，镁。

如何食用：切成西瓜片作为零食，或加在思慕雪和果汁中享用。

黄瓜

黄瓜是经典美容食品，其丰富的水分能为皮肤补水。同时，黄瓜富含构建胶原蛋白的硅元素及能增强皮肤弹性的硫元素。此外，黄瓜还含有多种具有美容养颜功效的维生素。例如维生素K，能促进弹性蛋白合成并增强血管弹性。

关键营养成分：硅，硫，维生素A、维生素C、维生素E和维生素K。

如何食用：每日¼根，作为每日应食用的5种不同蔬果之一。

蓝莓

蓝莓因其有益眼睛健康而被人所知。蓝莓是抗氧化成分叶黄素和花青素的首要来源，有助于维护血管健康、促进眼部血液循环。

关键营养成分：叶黄素、槲皮素、花青素、ω-3、维生素C和维生素K、锰。

如何食用：每日1把，作为零食。

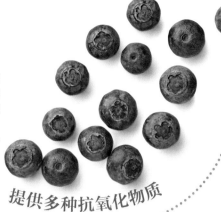

提供多种抗氧化物质

番茄

具有明亮红色的番茄含有多种强效抗氧化成分。特别是番茄红素，能够维护血管健康并促进眼部血液循环。

关键营养成分：番茄红素、芦丁、β-胡萝卜素、槲皮素、维生素C。

如何食用：每日7个樱桃番茄或1个中等大小的番茄。

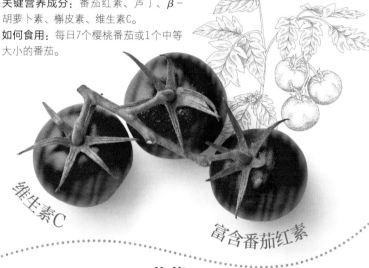

维生素C

富含番茄红素

快手轻食

方便快捷的**补水、促循环**开胃菜：将樱桃番茄、黄瓜片和罗勒叶串在牙签上即可。

7%
钾RI

芹菜

电解矿物质钠和钾的**优质来源**。芹菜作为强效体液调节器有助于缓解浮肿。同时，芹菜中的钠元素能促进人体对其他营养元素的吸收。这与食盐所含的钠有很大区别。

关键营养成分：钠、纤维素、钾、镁、槲皮素。

如何食用：制成芹菜条作为零食，也可加在炖菜或沙拉中。

钾

更多超级食物推荐

桑葚

含有抗衰老功效的抗氧化成分白藜芦醇，以及铁元素和保湿糖类。

关键营养成分：维生素A、维生素B_1、维生素B_2和维生素C，蛋白质，花青素，白藜芦醇。

如何食用：每日1小把。

甜菜根

甜菜根含有的植物色素——甜菜红色素具有排毒抗氧化功效，有益眼睛健康。

关键营养成分：叶酸、甜菜素、镁、维生素C。

如何食用：每日85克。

枸杞

枸杞中具有保水功效的类胡萝卜素玉米黄质，有助于维护眼周皮肤健康。

关键营养成分：维生素B和维生素C、β-胡萝卜素、玉米黄质、多糖、多种氨基酸、铁、铜、硒、钙、锌。

如何食用：每日1小把。

猴面包

低钠且富含多种营养元素，能维持体液平衡并预防眼部浮肿。

关键营养成分：纤维素，钙，维生素A、维生素B_1、维生素B_6和维生素C，钾，镁，锌，生物类黄酮。

如何食用：每日1~2茶匙，加在餐食中。

花粉

花粉中的抗氧化成分芦丁，有助于促进循环、加快胶原蛋白和弹性蛋白的修复。

关键营养成分：18种维生素、所有人体必需氨基酸、多种脂肪酸、蛋白质。

如何食用：每日1茶匙。不适合服用花粉的人群有：少年儿童、对蜂蜜或蜂蜜制品过敏人群、孕妇及哺乳期女性。

螺旋藻

螺旋藻富含多种营养物质：蛋白质有助于促进组织修复；硫元素能维护皮肤健康。

关键营养成分：蛋白质、抗氧化因子、多种脂肪酸、B族维生素、钙。

如何食用：从每日摄入¼茶匙开始，逐渐增加至每日1茶匙。可加在菜肴或饮品中享用。

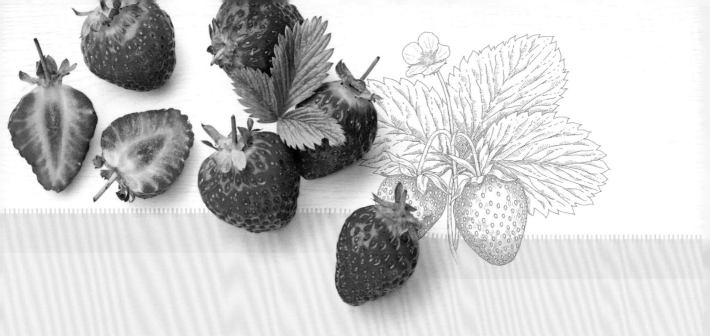

食物塑造美丽身体

饮食习惯与生活方式会影响外表及身体的健康水平。寻找调整日常饮食的最佳方式，选择能够提亮肤色、细致皮肤的食品。尝试制定膳食均衡的饮食计划，确保摄入足量有益健康的食物，从而达到最佳身体状态。

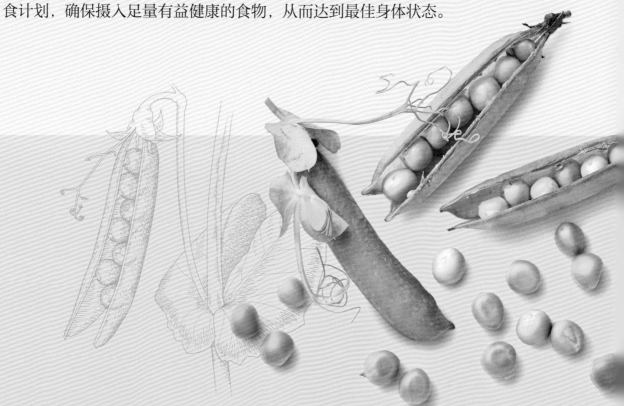

吃出美丽：身体

为了保持身体健康与肤色靓丽，应选择富含**顶级养颜营养**的食物从内而外滋养皮肤并维持皮肤**弹性**及光泽。探寻有助于增强体质、美颜养肌的关键营养成分，以保持最佳身体状态。

有益身体的营养元素

在本章探寻解决具体皮肤问题的食物前，需要了解为什么某些营养成分对于塑造优美的身体非常关键。

人体必需脂肪酸 人体需要补充足量ω-3和ω-6脂肪酸以合成并修复细胞膜。这些不可或缺的脂肪酸能为身体带来可观的美容益处。这些脂类能够维护皮肤的天然油屏障，有助于皮肤保湿。同时，其具有的抗炎功效有助于舒缓皮肤不适，例如湿疹和皮肤粗糙。脂肪酸能滋润皮肤，使其紧致有弹性，从而预防皮肤松弛和妊娠纹。另外，ω-3和ω-6还能够调节激素平衡、缓解月经前的不适症状（例如小腹胀痛）。人体无法合成这些必需脂肪酸，因此需要通过饮食进行补充。尽管ω-3及ω-6都非常重要，但人体

需要更多的ω-3脂肪酸。ω-6过量则会导致身体出现一些炎症反应。为了补充足量ω-3，每周应至少食用三次多脂鱼类。富含ω-3脂肪酸的食物还包括亚麻籽和大麻籽油、坚果、牛油果以及深绿色叶菜。含有ω-6脂肪酸的食物包括肉类、谷物、坚果、种子、亚麻籽、大麻籽和葡萄籽油。

优质蛋白质 蛋白质是胶原蛋白合成的必需营养物质。胶原蛋白由纤维蛋白组成，具有强大的类水泥功效，能将身体细胞结合在一起。胶原蛋白是最有价值的蛋白质之一，占人体全身蛋白质的30%。其含有的纤维蛋白有助于建立人体结缔组织，强健骨骼、血管及皮肤。弹性紧致的皮肤表明皮下胶原蛋白充足。胶原蛋白代谢缓慢，因此需

在日常饮食中补充富含优质蛋白质的食品。确保每餐都有富含优质蛋白质的食物，例如坚果、种子、蛋类、鱼类和豆类。

维生素A、维生素C和维生素E 毒素和不健康的生活方式会加快不稳定化合物——自由基的发展。自由基是造成衰老的关键因素之一，会对人体带来许多不利影响，包括皮肤干燥、肤色暗沉，加重多种身体问题（例如肥胖），减慢伤口和疤痕的恢复。保护身体抵御这些有害物质的最佳方法是每日摄入足量具有抗氧化效果的维生素。这些对人体有益的维生素大部分存在于新鲜的蔬菜和水果中。

对人体最为有益的抗氧化成分是维生素A、维生素C和维生素E。维生素A可从含有β-胡萝卜素的食物

为身体补充每日所需的全部营养，使身体充满活力、皮肤光泽富有弹性，从而达到身体最佳状态。

中获得。β–胡萝卜素会在人体内转化为维生素A。富含β–胡萝卜素的食物包括胡萝卜、甘薯、羽衣甘蓝及菠菜。同时，作为强效抗氧化因子，维生素C也是促进胶原蛋白合成的重要物质。因此，维生素C是维持

27%

人体每日所需的维生素E，一个中等大小的牛油果即可补充。

皮肤健康、紧致与弹性至关重要的营养成分。浆果、甘蓝类、奇异果和甘薯都是维生素C的优质来源。维生素E有助于保护皮肤抵御紫外线的

损伤。含有丰富维生素E的食物有坚果、种子、植物油、牛油果和番茄。

锌 这种人体必需的微量矿物元素存在于身体的每一个细胞中。同时也是维持近100种酶功能正常的必需元素。锌元素对人体表皮细胞格外重要。表层皮肤细胞中锌的含量是下层细胞的近6倍。锌元素还具有抗氧化功效，能延缓衰老。另外，锌还具有抗炎及修复作用，有助于皮肤修复、减少疤痕和修复皮肤晒伤，并能缓解皮肤不适，例如湿疹及青肿。富含锌元素的食物包括：坚果、种子、芦笋、藜麦、燕麦、菠菜、扁豆和全谷物食品。

保湿 人体需要充足的水分以保持身体各项功能的正常。水分充足也有助于润滑皮肤及排出毒素。但水分过量易导致身体浮肿及其他

症状，例如肥胖。每日摄入2升清水（6~8杯），能帮助人体补充足量水分，也可摄入高含水量的新鲜蔬果补充体液，如绿叶蔬菜、黄瓜、芹菜和西瓜。

影响身体健康的因素

影响身体健康的因素有很多，包括饮食习惯和生活方式、特殊时期（例如孕期）以及长期压力。掌握食物含有的不同营养成分及功效，选择正确的食品从内而外滋养皮肤并为身体提供能量，可使身体保持最佳状态。

饮食和生活方式 营养均衡的饮食有益身体健康，并有助于保持健康的体重。不健康的饮食习惯会消耗体内营养。饱和脂肪、加工食品及油脂会促进造成衰老的自由基的产生。另外，严格的无脂饮食会使皮肤缺乏水分和光泽。精炼碳水化合物（例如精炼糖和精制小麦粉）易导致血糖的快速上升，并引起胰岛素的分泌加快，从而加重肾脏负担。同时，高盐分加工食品易引发体液失衡及浮肿。酒精和咖啡因具有利尿作用，会带走身体多余水分。同时，身体会随着大量失水而损失必需的营养元素。因此，需在饮食中加入更多的健康脂类和蛋白质（如鱼类、瘦肉、坚果和豆类），以及复合碳水化合物，包括全谷物食品、色彩鲜艳的水果和蔬菜。

妊娠期及哺乳期 当女性处于妊娠期或哺乳期时，身体会需要更多的营养物质以满足女性和婴儿的需求。许多妊娠期女性和哺乳期母亲均缺乏ω-3脂肪及其他重要营养元素，易导致乳汁不足或其他妊娠期问题，例如妊娠纹和肤色不均。因此，孕期和哺乳期人们需补充足量水，并且摄入优质的蛋白质、脂类和复合碳水化

饮食符合年龄需求

随着年龄增大，身体状态会发生明显变化。某些特殊时期（例如孕期），身体出现一些缓慢且微妙的改变。成年人从30岁起肌肉力量就开始流失。摄入能促进胶蛋白合成的优质蛋白质、ω脂肪酸和新鲜蔬果能为身体补充全面的营养，从而能保持身体健康、减缓衰老。同时，补充维生素D或鱼油类营养补充剂有助于维护皮肤弹性。

20岁+

20多岁时身体肌肉状态最佳，胶原蛋白和弹性蛋白也处于峰值。皮肤紧致富有弹性、肌肉强壮。但是，不健康食品、过量酒精以及忙碌的生活方式都会对身体造成压力，并会消耗大量维护身体健康的关键营养物质。

推荐食物： 确保摄入充足且全面的营养，可选择富含优质蛋白质的食物，例如鱼类、鸡肉和豆类。食用全谷物食品可维护消化健康。另外，可摄入含有多种抗氧化成分的深绿色和色彩鲜艳的蔬菜与水果。

30岁+

细胞更新的速度开始降低。胶原蛋白合成的速度也会开始减慢。这意味着皮肤会开始逐渐变薄、失去饱满度，肌肉失去张力。同时，皮脂分泌也开始减慢。全身皮肤更加干燥并对炎症更敏感。另外，由于身体代谢变慢，体重可能会增加。

推荐食物： 选择富含抗氧化成分的新鲜水果和蔬菜滋养皮肤。同时，维生素C含量高的食品有助于促进胶原蛋白和弹性蛋白的合成，例如柑橘类水果、深绿色叶菜及甜椒。

12%

人体每日所需的蛋白质，30克开心果即可补充。

合物以维持饮食营养均衡，有助于避免不必要的体重增加，并能缓解其他身体不适，例如浮肿。

更年期 接近更年期，体重出现增加是普遍现象。这是身体适应更年期激素分泌变化的结果。食用健康的脂类和营养丰富的食物有助于控制体重。

压力和疾病 患病期间，由于不健康的身体质量指数（BMI）以及疾病对体内营养的消耗，体重会有变化。因此，恢复身体健康需重点关注富含营养的饮食。当人体处于压力之下时，机体对饮食的关注度会下降，而更易摄入不健康脂肪与过量精制碳水化合物。压力也会导致失眠，此时人体可能会受到更多来自不健康食品的诱惑。寻找出应对压力的办法也有助于抵制垃圾食品的诱惑。

40岁+

胶原蛋白的合成速度持续降低，皮肤弹性进一步下降。淋巴系统工作效率降低，影响身体排毒效率并易引起浮肿。同时，雌激素水平也开始下降，导致皮肤干燥和松弛。阳光对皮肤的损伤也在此时开始显现，出现晒斑或褐色。

推荐食物：食用富含抗氧化成分的新鲜水果和蔬菜，以帮助身体排毒并补水。摄入必需脂类也能滋润皮肤，包括多脂鱼类、坚果和种子。同时选择含有植物雌激素的食物有助激素平衡，例如丹贝、扁豆、鹰嘴豆和亚麻籽。

50岁+

色斑和老年斑开始在全身出现，尤其是胳膊与手部。此时皮肤细胞中水分含量减少近30%。因此，这个阶段最主要的问题是皮肤松弛下垂。同时人们会感到皮肤比以前更干薄、紧绷和脆弱。对女性来说，激素分泌的重大改变会破坏皮肤功能，从而导致皮肤弹性的丧失。

推荐食物：选择优质蛋白质和色彩鲜艳的蔬果，有助于维持血糖及激素平衡。值得注意的是，富含 β-胡萝卜素的黄色或红色蔬菜能够促进皮肤细胞新生。

60岁以上

附着于皮肤上的筋膜衰退，这意味着皮肤会进一步失去光泽。腋下与大腿根部皮肤下垂，并且全身肌肉质量下降。此时，人体代谢循环明显减慢，皮肤黯淡无光。

推荐食物：继续摄入优质蛋白质与含有维生素D的食物，例如豆类、蛋类和多脂鱼类。新鲜蔬果能为人体提供多种抗氧化成分，有助于维护身体健康。

橘皮组织

橘皮组织往往在皮肤上形成窝状、块状外观，主要出现在大腿和臀部。不健康脂类、过量碳水化合物、盐分、咖啡因、缺乏水分和纤维素，以及吸烟都会增加体内毒素。摄入富含水分的新鲜食物，有助于毒素通过体液排出，同时可促进循环，使皮肤细腻、富有弹性。健康蛋白质和多种抗氧化成分能支持胶原蛋白的合成，维持皮肤光泽紧致。

超级菜品建议： 暖身苹果粥 p170，超级榛子酱 p173，奇亚籽巧克力"布丁" p174，养颜杏仁球 p195，黑扁豆椰奶咖喱 p204，自制燕麦乳 p241

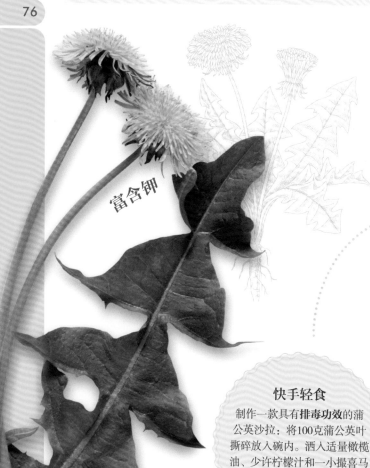

富含钾

蒲公英

作为一款**天然利尿剂**，蒲公英有助于**释放皮肤毒素**，排出肝脏废料。同时，蒲公英富含多种抗氧化成分和钾元素，能够抑制水肿、维护皮肤细腻。

关键营养成分： 钾、钙、锰、铁、镁、维生素C和维生素A。

如何食用： 将蒲公英叶加在沙拉中，或每日饮用1杯蒲公英茶。

粗盐

用喜马拉雅山粉红盐或凯尔特（Celtic）海盐**代替精制食盐**。精制盐呈强酸性，会使体内矿物质析出。同时，精制盐还具有强脱水性，易导致橘皮组织状况加重。结晶盐与海盐呈碱性，富含有益健康的矿物质并具有天然芳香气味。

关键营养成分： 钙、铁、钾、镁。

如何食用： 使用少许用于调味。

快手轻食

制作一款具有**排毒功效**的蒲公英沙拉：将100克蒲公英叶撕碎放入碗内。洒入适量橄榄油、少许柠檬汁和一小撮喜马拉雅山粉红盐。混合均匀后即可享用。

肉桂

略带**甜味的香辛料**肉桂能刺激细胞的再生能力，促进循环，提升对皮肤的营养供给，并有助于预防因体内毒素积累而形成橘皮组织。

关键营养成分：钙、锰、铁。

如何食用：每日½茶匙，撒在早餐的菜肴或粥品上。

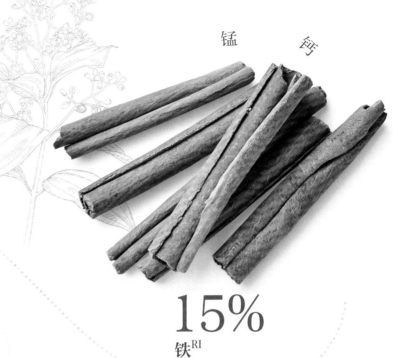

锰　　钙

含有皂苷

15%
铁[RI]

雷公根茶

原产于亚洲的草本植物雷公根（又称积雪草），与欧芹同属伞形科植物。雷公根广泛应用于传统中药和印度医药中。其含有化合物三萜皂苷，有助于促进胶原蛋白的合成及促进血液循环，从而预防橘皮组织的出现。

关键营养成分：皂苷，β-胡萝卜素，钙，维生素B_1、B_2和C。

如何食用：每日饮用1杯。取1~2茶匙干雷公根叶，倒入150毫升开水，等待10~15分钟即可。

更多超级食物推荐

浆果

深色浆果（例如蓝莓、黑莓、覆盆子和黑醋栗）富含多种抗氧化成分，有助于排出体内毒素，并能加快胶原蛋白合成以促进皮肤组织修复、保持皮肤细腻有弹性。

关键营养成分：维生素B_2、维生素B_6、维生素C和维生素E，钾，叶酸，锰，铜。

如何食用：作为每日应食用的5种不同蔬果之一。将1把覆盆子、草莓、蓝莓或黑莓加在早餐麦片或粥中，也可作为日常零食。

木瓜

木瓜是维生素C最优质的来源之一。维生素C是保持结缔组织健康的必需元素并能维护皮肤光泽紧致。研究表明，木瓜含有的消化酶——木瓜蛋白酶有助于协助蛋白质的分解，预防易出现橘皮组织的皮下结缔组织损伤。

关键营养成分：维生素C、B族维生素，镁、钾、铜。

如何食用：每周食用1个木瓜。

坚果

坚果富含合成胶原蛋白必需的蛋白质。坚果能协助人体消化并分解食物，避免皮肤因体内毒素积累而出现橘皮组织。

关键营养成分：维生素B和维生素E、钙、铁、锌、钾、镁。

如何食用：每日1把。

多脂鱼类

多脂鱼类（例如鲑鱼、鲭鱼和鳟鱼）能够促进胶原蛋白的合成。同时具有抗炎功效，有助于减少橘皮组织的出现。

关键营养成分：ω-3。

如何食用：每周食用2~3次多脂鱼类，或将2~3茶匙坚果和种子加在每日餐食中即可。

相关营养补充剂见本书249页。

水肿

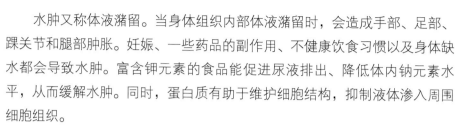

水肿又称体液潴留。当身体组织内部体液潴留时，会造成手部、足部、踝关节和腿部肿胀。妊娠、一些药品的副作用、不健康饮食习惯以及身体缺水都会导致水肿。富含钾元素的食品能促进尿液排出、降低体内钠元素水平，从而缓解水肿。同时，蛋白质有助于维护细胞结构，抑制液体渗入周围细胞组织。

超级菜品建议： 果香藜麦早餐粥 p169，奇亚籽薄煎饼佐蓝莓酱 p171，牛油果吐司佐香蒜酱 p180，甜辣综合坚果 p194，日式什锦海味米粉 p201，蔬菜杂烩 p207

坚果

坚果能为人体提供丰富的镁和钾，例如杏仁、腰果和巴西坚果。这些矿物质均有助于预防浮肿和水肿。镁元素能调节体内多种酶并控制体液水平；钾元素能促进尿液合成、降低体内钠含量。

关键营养成分： B族维生素、维生素E、钾、镁、钙、铁、锌、硒、锰、铜。

如何食用： 每日1把，作为零食。

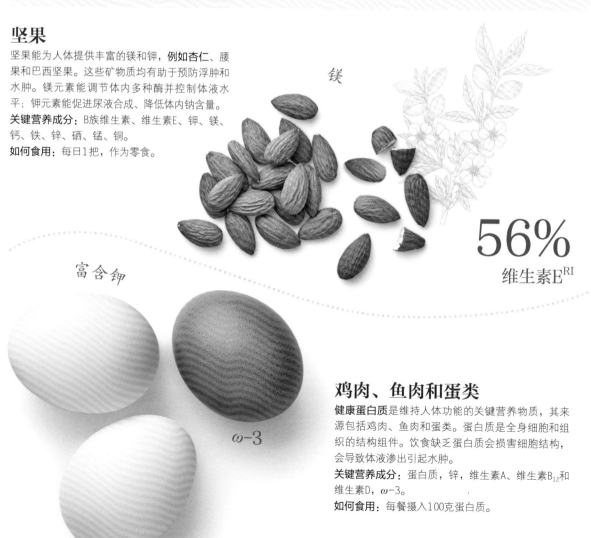

镁

富含钾

ω-3

56%

维生素E[RI]

鸡肉、鱼肉和蛋类

健康蛋白质 是维持人体功能的关键营养物质，其来源包括鸡肉、鱼肉和蛋类。蛋白质是全身细胞和组织的结构组件。饮食缺乏蛋白质会损害细胞结构，会导致体液渗出引起水肿。

关键营养成分： 蛋白质，锌，维生素A、维生素B_{12}和维生素D，ω-3。

如何食用： 每餐摄入100克蛋白质。

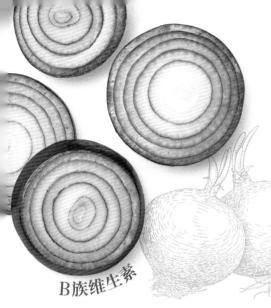

B族维生素

洋葱

红色洋葱中黄酮类化合物槲皮素的含量非常高。这种成分被认为能够增强毛细血管壁，抑制体液液体渗入周围细胞组织。

关键营养成分： 叶酸，维生素B₁、维生素B₂、维生素C和维生素E，纤维素，钾，镁，铜。

如何食用： 每日1个，可加在沙拉中或作为配菜。

快手轻食

制作一款具有**排水功效**的沙拉：1个红色洋葱切薄片、2束西洋菜、少许橄榄油、1小撮喜马拉雅山粉红盐，全部混合均匀。撒少许欧芹和柠檬汁即可享用。

钾

西洋菜

这种**营养丰富的沙拉叶菜**是钾元素的优质来源。西洋菜具有天然的利尿功效，有助于机体排出多余水分。西洋菜也是一种低热量蔬菜，是非常优质的食材选择。

关键营养成分： 维生素A、维生素C和维生素E，B族维生素，镁，磷，钾，锰。

如何食用： 每日1把，可加在沙拉中或作为零食。

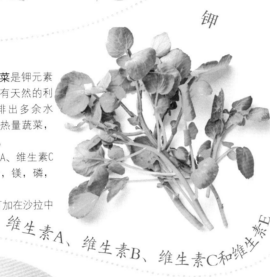

维生素A、维生素B、维生素C和维生素E

柠檬

柠檬具有的**利尿功效**源自于其丰富的维生素C含量。柠檬作为一款抗菌排毒食品，有助于机体排出多余水分和毒素，从而使身体恢复健康的体液平衡。

关键营养成分： 维生素C。

如何食用： 每日清晨饮用一杯热柠檬水。

72%
维生素C^RI

更多超级食物推荐

芹菜

这种多才多艺的蔬菜含有天然利尿物质，有助于减少体内多余水分。同时，芹菜还是一种令人难以置信的低热量食材。

关键营养成分： 维生素C、钾、镁。

如何食用： 每日食用，可加在沙拉中或与鹰嘴豆泥搭配作为零食，也可加在菜肴或思慕雪中。

牛油果

牛油果的优秀利尿功效有助于对抗水肿。能为人体提供丰富的钾，从而确保体内钾元素和钠元素平衡，以调节体液水平。

关键营养成分： 钾、ω-9、维生素E、B族维生素、叶酸。

如何食用： 每周2~4次，每次食用1个中等大小的牛油果。

蒲公英

天然植物蒲公英作为一款健康的天然利尿剂已有很长历史，有助于促进体内多余水分的排出。

关键营养成分： 钾、钙、锰、铁、镁、维生素C和维生素A。

如何食用： 将蒲公英叶加在沙拉中，或每日饮用1杯蒲公英茶：取1~2茶匙干蒲公英叶，倒入250毫升开水即可。

菠萝

菠萝中80%为水分，富含维生素C和锰。其具有的补水排毒功效，有助于排出体内毒素。同时，菠萝中具有抗炎功效的酶类——菠萝蛋白酶，能够缓解水肿。

关键营养成分： 维生素B₁、维生素B₂、维生素B₆和维生素C，锰，铜，钾。

如何食用： 饭后食用1大块菠萝，或将其加入思慕雪中。

相关营养补充剂见本书249页。

美丽轻食计划：体液再平衡

　　人体60%由水分构成。缺乏水分会导致体内毒素的积累，并形成水肿和橘皮组织。下述美丽轻食计划通过不同食物的组合，为人体提供具有补水排毒功效的食品与多种必需营养元素，有助于调节体液平衡。

一周食谱

这份膳食营养均衡的一周美丽轻食计划食谱有助于**调节体液平衡**。为了达到最佳效果，请保持4周。在此期间可采用菜品替换表中的餐品进行替换。每日清晨饮用一杯热柠檬水有助于促进消化。

周一

早餐
香梨西柚汁 p243
斯佩尔特吐司配坚果酱

小吃及零食
椰子思慕雪 p235

午餐
黑麦面包配酸奶鲑鱼酱 p193
西洋菜沙拉

晚餐
烤什锦蔬菜配大麦古斯古斯 p206

周二

早餐
绿色思慕雪 p244

小吃及零食
黑麦面包配鹰嘴豆泥

午餐
西班牙凉菜西瓜汤 p188

晚餐
香烤海鲈鱼配番茄沙沙 p213

周三

早餐
天然活性酸奶配混合浆果

小吃及零食
坚果和杏

午餐
冬季暖身蔬菜沙拉 p185变化版

晚餐
日式什锦海味米粉 p201

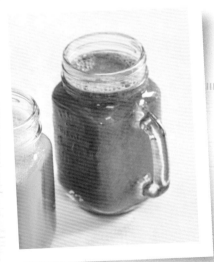

香梨西柚汁 p243

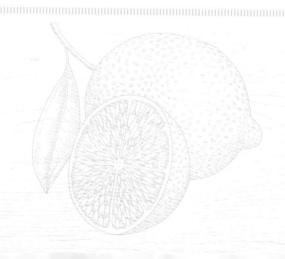

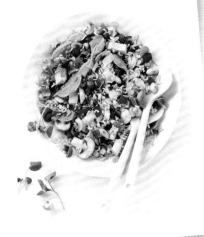

西式坚果米
饭沙拉 p220

天然利尿剂
咖啡因饮品（例如咖啡）会使人
上瘾或对人体过度刺激，而蒲公
英具有温和的利尿功效。每日饮
用一杯蒲公英茶有助于减少体
液滞留。

周四		周五				

周四

早餐
水煮蛋
黑麦面包

小吃及零食
红莓思慕雪 p235

午餐
什锦蔬果意大利面
（包括牛油果、黄瓜、
综合豆类，料汁：柠
檬、橄榄油与罗勒）

晚餐
柠檬香草烤鸡胸肉
p210

周五

早餐
黑麦面包配腰果酱

小吃及零食
2个燕麦饼配坚果酱
芹菜条

午餐
夏日芦笋沙拉 p189

晚餐
西式坚果米饭沙拉
p220

周六

早餐
水煮蛋
斯佩尔特吐司

小吃及零食
1把坚果和葡萄干

午餐
什锦蔬果沙拉（包括
苹果、梨、芹菜和榛
子）
1汤匙鹰嘴豆泥

晚餐
柠檬香烤鲑鱼配海蓬
子 p215

甜点
猴面包椰子酸奶配黄
金果 p226

周日

早餐
综合蔬果汁 p243
斯佩尔特吐司配坚果
酱

小吃及零食
2个玉米饼配鹰嘴豆泥
芹菜条

午餐
樱桃番茄橄榄罗勒叶
沙拉

晚餐
日式什锦海味米粉
p201

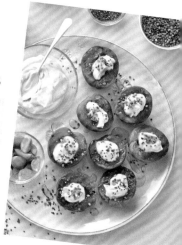

猴面包椰子酸奶配黄金果 p226

菜品替换表

根据个人喜好，可采用以下菜品替换推荐来制定4周饮食计划。

早餐
天然活性酸奶配香蕉
或木瓜

小吃及零食
1把杏仁或巴西坚果
芹菜条

午餐
蔬菜沙拉配酸奶鲑鱼
酱 p193
西班牙凉菜西瓜汤
p188

晚餐
烤什锦蔬菜 p206
小胡瓜"面"佐无奶
香蒜酱 p187变化版

皮肤松弛

随着年龄增大，肤色暗沉与体重增加会导致皮肤松弛。例如，"蝴蝶袖"，即腋下皮肤松弛，并会随着胳膊运动而摆动。肥胖、缺乏运动以及睾酮分泌随年龄下降均会加剧上臂皮肤的松弛程度。健康蛋白质和未精制碳水化合物能促进肌肉的形成。同时，富含维生素C的食物能协助具有紧致皮肤功效的胶原蛋白和弹性蛋白的合成。ω-3能提升人体睾酮水平，从而重建肌肉。

超级菜品建议：综合浆果泥配燕麦 p168，**果香藜麦早餐粥** p169，**西班牙凉菜西瓜汤** p188，**烤南瓜藜麦沙拉** p203，**柠檬香烤鲑鱼配海蓬子** p215，**丽肤浆果饮** p238

燕麦片

含有**多种人体必需的营养物质**，包括矿物质硅，能促进胶原蛋白和弹性蛋白合成，可维持皮肤紧致、光泽、有弹性。同时，硅元素也是透明质酸的关键成分。透明质酸能为胶原蛋白和弹性蛋白补水，使其维持柔韧，从而促进皮肤紧致并富有弹性。

关键营养成分：硅、铜、生物素、纤维素、维生素B$_1$、镁、铬、锌。

如何食用：每日50克，可熬制燕麦粥或加在早餐思慕雪中。

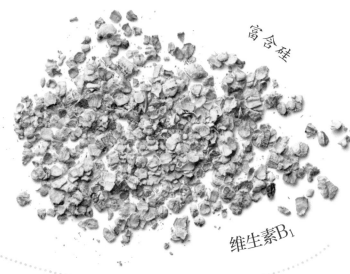

富含硅

维生素B$_1$

95%
水分RI

维生素A、维生素C、维生素E、维生素K

黄瓜

黄瓜中的丰富水分能为皮肤补水；硅元素，有助于胶原蛋白合成并维护皮肤紧致；硫元素，增强皮肤弹性。同时，黄瓜中的维生素K有助于增强血管弹性、支持体液循环对皮肤的养分供给。

关键营养成分：维生素A、维生素C、维生素E和维生素K，硅，硫。

如何食用：每日¼根，制作沙拉或作为零食。

浆果

人体胶原蛋白的合成会随着年龄增大而逐渐减少。**各类浆果均富含维生素C**，有助于促进胶原蛋白的合成。同时，浆果中的抗氧化成分花青素具有护肤功效，能维护皮肤细胞的健康并保持均匀肤色。

关键营养成分：维生素C和维生素E、ω-3、钾、镁。

如何食用：每日4汤匙或2把各类浆果。

快手轻食

用这款具有紧致皮肤功效的浆果养颜粥开启新一天。新鲜或冰冻浆果加少许清水，文火加热至温热，放在煮好的粥内即可享用。

钾

维生素C

39%
叶酸^{RI}

藜麦

藜麦中近22%为蛋白质，并含有能促进肌肉修复与重建的全部人体必需氨基酸。同时，藜麦富含多种具有紧致皮肤功效的维生素和矿物质。例如，硅元素能促进胶原蛋白合成，提升皮肤弹性。

关键营养成分：锰、磷、铜、镁、硅、叶酸、锌、蛋白质，维生素B$_1$、维生素B$_2$、维生素B$_6$和维生素E。

如何食用：每周2次，每次50克。

更多超级食物推荐

多脂鱼类

鲑鱼、鳟鱼和其他多脂鱼类能为人体提供必需的ω-3脂肪类。ω-3具有抗炎功效，能使皮肤柔软有弹性、维护皮肤状态良好。

关键营养成分：维生素B$_{12}$和维生素D、ω-3。

如何食用：每周食用2~3次多脂鱼类。

姜黄

这款香辛料含有强效抗炎的抗氧化成分姜黄素，能提升人体内谷胱甘肽S-转移酶水平。这种重要的抗氧化酶类成分有助于排出体内毒素，维护皮肤清爽、紧致及光泽。

关键营养成分：铁、锰、维生素B$_6$、姜黄素、钾。

如何食用：取½茶匙姜黄粉为菜肴提香，或加在思慕雪中。

抹茶

抹茶富含具有强效抗氧化功效的多酚类化合物——儿茶素，有助于抗衰老。同时，儿茶素还具有抗炎功效，能提升皮肤弹性与柔韧度。

关键营养成分：维生素A、多酚、表没食子儿茶素没食子酸酯（EGCG）。

如何食用：每日饮用1杯抹茶。

10 大措施

避免暴饮暴食

多数人每日摄入的食物超过人体实际所需。用心准备、烹饪并食用美味营养的菜肴与小吃有益身体健康、美容养颜，并能提升幸福感。摄入足量的正确食物、减少不健康饮食习惯能收获美丽的皮肤、健康光泽的秀发和指甲。

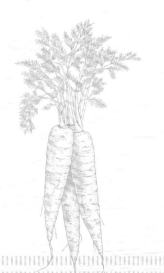

 规律饮食

每2~3小时进食一次有助于维持整日人体血糖水平稳定。选择营养丰富的正餐或健康小食，且每次正餐和小食均应包括蛋白质及碳水化合物。碳水化合物中的缓释糖能持续调节血糖、抑制饥饿感，并为人体稳定供给能量。

 避免不合理节食

低热量饮食对身体弊大于利，易引起能量过耗。能量供给过少将难以维持人体正常功能，并会因基本营养物质摄取不足而导致机体进入生存模式。这意味着人体为维持体重会出现代谢减慢、对不健康食品的渴望增强等。

 专心进食

尝试烹制健康并富含营养的正餐，并需避免进食时看手机或窝在沙发里。应坐在餐桌旁专心进食。一开始可能不太适应，但坚持一段时间后会养成良好的进食习惯。专注于食物并且专心进食有助于避免吃得过饱。

 使用较小碗具

多数人每日摄入的食物超过人体实际所需。使用较小的碗具是减少进食量的一个简单办法。研究表明，碗具较大时人体摄入的食物量也更多，易引起体重增加或吃得过饱。应只烹制身体所需的食物量，选择健康食品且避免加餐。

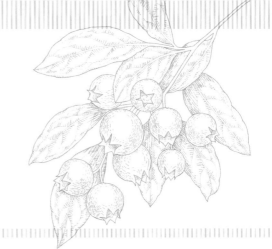

你知道吗?

平均每份食物量在不断增大——如今一份"家庭装"薯片比20年前多将近50%。应控制饮食并确保身体摄入正确的量。

3 确认是否口渴

当渴望零食时，可先尝试饮用一杯清水替代。人体触发饥饿与口渴的激素是相同的。因此，人们常将口渴误认为饥饿。摄入足量水有助于保持皮肤水润健康。

4 忙碌时不要进食

在忙碌和压力下进食会导致身体分泌压力激素。这种激素会引起消化系统反应迟钝，这是因为能量并未优先供给消化系统。应花时间坐下来慢慢进食。食物的消化开始于口腔，因此应专心品尝每一口食物并彻底咀嚼。

5 关注摄入的水分种类

咖啡因饮品、酒精和碳酸饮料会导致血糖水平迅速升高，同时会损害牙齿健康。酒精饮品还会消耗体内的维生素与矿物质。果汁会造成血糖迅速升高，因此，不要经常饮用果汁而要少量饮用，每次不超过150毫升。

8 阅读食品营养成分表

研究表明，大多数人对食物外包装上的标签都很困惑。人们经常认为标签上的营养成分信息即是这份食物的全部营养含量，而非半份或四分之一份的。这意味着人们每次摄入的食物量往往会超过身体的实际所需。因此，阅读食品营养成分表时应计算每份或一份食品的营养含量。更好的办法是自己计算各种营养成分的最大应摄入量，并按照需求量烹制餐食。

9 理解一份食物的量

一份食物是指一次进餐的摄入量。一份肉类或鱼肉大致为一个手掌心大小。一份谷物或面食大致为一个手掌能捧住的大小。一份奶酪约一个火柴盒大小。一个中等大小的水果（例如苹果、梨和橙子），或两个较小水果（例如奇异果和李子）为一次食用量。一份蔬菜大致为3汤匙。一份黄油或油脂仅为每次1茶匙。

10 避免经常在外就餐

频繁在外就餐易导致机体摄入过多热量，从而引起体重增加和肥胖。研究表明，在餐馆和速食店就餐都易导致机体摄入热量超标。在家烹制餐食则会摄入更多健康营养物质与更少不健康脂肪，并能更好地控制每份餐品的食物量。这有助于保持身体健康，并可减少影响身体美观问题的出现概率，例如因体重增加而出现的橘皮组织。

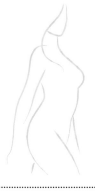

肥胖纹、妊娠纹

这种红色、波浪形的皮肤纹可能出现在腹部、臀部、胸部和大腿。肥胖纹的形成是因体重快速增加（例如妊娠），皮肤难以负荷而导致。富含锌与维生素C的食物能促进胶原蛋白合成，紧致皮肤并提升皮肤弹性。从而有助于预防肥胖纹。维生素A、维生素E和ω-3具有抗炎功效，能维护皮肤细胞健康并柔韧肌肤，有助于降低肥胖纹的出现概率。

超级菜品建议： 格兰诺拉综合麦片 p167，奇亚籽薄煎饼佐蓝莓酱p171，秋季养生汤 p179，墨西哥式煎蛋 p184，酸奶鲑鱼酱 p193，黑扁豆椰奶咖喱 p204

番茄

番茄含有丰富维生素C，能促进胶原蛋白合成。胶原蛋白是维持皮肤紧致弹性的关键物质。同时，在番茄中发现的类胡萝卜素番茄红素有助于抵御紫外线对皮肤的损害。这种阳光造成的损伤会加重肥胖纹。

关键营养成分： 维生素A、维生素B$_3$、维生素C、维生素E和维生素K，叶酸，番茄红素，钾，锰，烟酸，磷。

如何食用： 每日85克。

快手轻食

日常饮食多摄入番茄能为身体**补充维生素C**。可将番茄加在沙拉中。或在番茄上洒少量橄榄油和牛至，放入烤箱加热后享用。番茄中的番茄红素随着加热而逐渐释放。

10%
铁^{RI}

扁豆

皮肤中胶原蛋白比例为75%，有助于维持皮肤柔软与弹性。扁豆是健康蛋白质的优质来源之一。这种健康蛋白质是胶原蛋白合成的必需营养物质。

关键营养成分： 铁，蛋白质，维生素B$_1$、维生素B$_5$和维生素B$_6$，锌，钾。

如何食用： 每周至少食用一次，每次85克。

提供叶酸

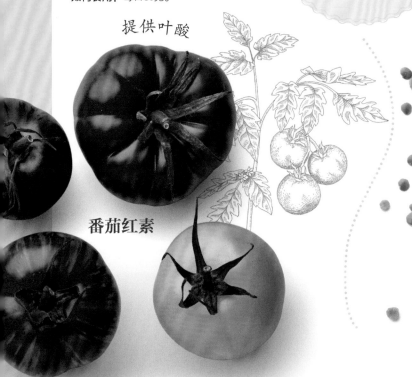

番茄红素

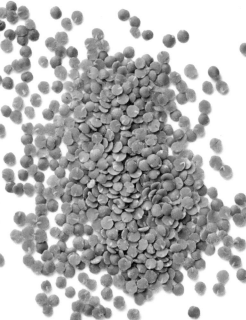

食物塑造美丽身体

86

多脂鱼类

鲑鱼、鳟鱼和其他多脂鱼类是人体必需ω-3脂肪酸的优质来源。ω-3无法在体内合成，只能通过饮食获取。ω-3具有抗炎功效，能够滋润皮肤、促进细胞再生和修复。

关键营养成分： ω-3、维生素B_{12}和维生素D、硒。

如何食用： 每周食用2~3次多脂鱼类。

74%
硒[RI]

维生素B_{12}

ω-3的优质来源

维生素D

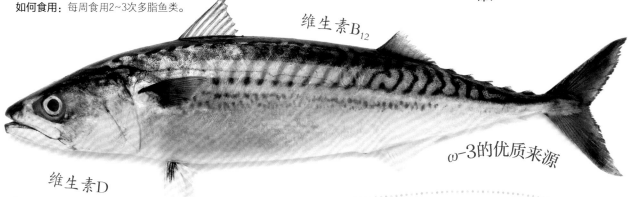

镁

ω-3

奇亚籽

奇亚籽富含具有抗炎功效的抗氧化成分维生素E，有助于维护皮肤柔软、增强皮肤弹性。奇亚籽中ω-3的含量是鲑鱼的近8倍还多，是一款令人惊叹的天然抗炎剂。

关键营养成分： 维生素E、镁、ω-3、蛋白质。

如何食用： 每日1汤匙，加在粥或思慕雪中。

更多超级食物推荐

蛋类

各种蛋类是蛋白质的优质来源。蛋白质是人体合成胶原蛋白和弹性蛋白的必需物质。这两种蛋白有助于提升皮肤状态，维护皮肤柔软弹性并预防肥胖纹。

关键营养成分： 维生素A、胡萝卜素、叶黄素、锌。

如何食用： 每周4次，每次1个水煮蛋，连壳或去壳煮均可。

牛油果

牛油果是健康脂类的优质来源。日常饮食摄入适量健康脂类有助于促进皮肤弹性，提升人体对其他食物中抗氧化成分的吸收。同时，牛油果本身富含多种营养物质，包括具有护肤功效的维生素E和多种B族维生素。

关键营养成分： 钾、ω-9、维生素E、B族维生素、叶酸。

如何食用： 每日1个牛油果。

黄瓜

黄瓜中95%为水分，能为身体和皮肤补水。黄瓜还能促进胶原蛋白与弹性蛋白的合成以预防肥胖纹。食用黄瓜可保持身体水分充足并有助于排出体内毒素，从而维护皮肤健康。

关键营养成分： 维生素C、维生素B_5和维生素B_6，生物素，镁，钾，磷。

如何食用： 每日¼根（或更多），制作沙拉或作为零食。

浆果

浆果富含多种抗氧化成分，有助于帮助人体抵御日晒造成的自由基损害，从而预防肥胖纹的出现。同时，浆果中丰富的维生素C能支持胶原蛋白合成，促进皮肤柔软、具有弹性。

关键营养成分： 维生素C、钾。

如何食用： 每日1把。可加在思慕雪、粥里享用，或作为零食直接食用。

相关营养补充剂见本书249页。

美丽轻食计划：紧致皮肤

　　人类的皮肤由结缔组织、纤维和其他可承受伸缩张力的部分组成，易受到年龄增长、减肥与营养不良的影响。下述的美丽轻食计划通过不同食物的组合，可促进胶原蛋白与弹性蛋白合成，增强皮肤弹性，使皮肤紧致，并有助于预防皮肤松弛下垂。

一周食谱

这份膳食营养均衡的一周美丽轻食计划食谱有助于**紧致皮肤**。为了达到最佳效果，请保持4周。在此期间可采用菜品替换表中的餐品进行替换。每日清晨饮用一杯热柠檬水有助于促进消化。

周一

早餐
暖身苹果粥 p170

小吃及零食
维生素C加油站 p245

午餐
牛油果樱桃番茄综合沙拉

晚餐
泰式鸡肉汤面 p214

周二

早餐
奇亚籽巧克力"布丁" p174

小吃及零食
椰子思慕雪 p235
养颜杏仁球 p195

午餐
黑麦面包配酸乳鲑鱼酱 p193

晚餐
香烤鲭鱼配甘薯泥 p219变化版
西洋菜与芝麻菜沙拉

周三

早餐
果香藜麦早餐粥 p169

小吃及零食
菠萝思慕雪 p239

午餐
黄瓜片配风味炒豆腐 p181

晚餐
摩洛哥香炖羊肉 p209

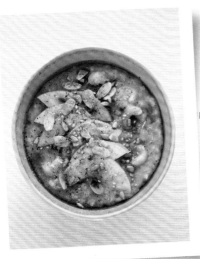

暖身苹果粥 p170

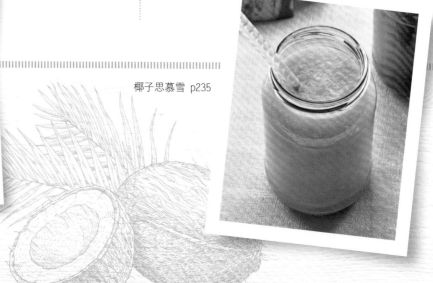

椰子思慕雪 p235

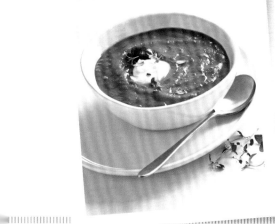

秋季养生汤 p179

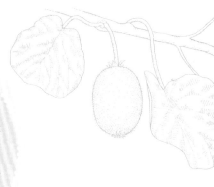

硅

硅是食物中（例如燕麦）存在的对人体非常重要的矿物质。硅能支持**弹性蛋白与胶原蛋白**合成，有助于维护皮肤光泽、弹性和紧致。其他富含硅元素的食物包括四季豆（菜豆）、芦笋、草莓以及黄瓜。

周四

早餐
丽肤浆果饮 p238

小吃及零食
苹果片配杏仁酱

午餐
秋季养生汤 p179

晚餐
意大利调味大麦饭 p200

周五

早餐
黑麦面包配杏仁酱

小吃及零食
天然活性酸乳配浆果

午餐
田园蔬菜沙拉 p183

晚餐
泰式鸡肉汤面 p214

周六

早餐
奇异果浆果沙拉
天然活性酸乳配亚麻籽碎

小吃及零食
1把坚果和葡萄干

午餐
墨西哥式煎蛋 p184

晚餐
柠檬香草烤鸡胸肉 p210

周日

早餐
黑麦面包配超级榛子酱 p173

小吃及零食
养颜杏仁球 p195

午餐
夏日芦笋沙拉 p189

晚餐
香烤海鲈鱼配番茄沙沙 p213

甜点
盐渍黄金果巧克力杯 p225

菜品替换表

根据个人喜好，可采用以下菜品替换推荐来制定4周饮食计划。

早餐
黑麦吐司与水煮蛋
黑麦吐司配坚果酱

小吃及零食
红莓思慕雪 p235

午餐
暖身蔬菜沙拉 p185
西班牙凉菜西瓜汤 p188

晚餐
味噌豆腐配藜麦饭 p218

身体皮肤干燥

皮肤柔软细腻的关键是水油平衡良好。但许多因素会引发皮肤缺水，包括利尿物质（如酒精和咖啡因）及热加工油。富含ω-3的食物能缓解干性皮肤常见的炎症与泛红现象；维生素C丰富的食品能促进胶原蛋白合成，维护皮肤弹性；富含维生素A和硫的食物有助于维护结缔组织健康，使皮肤柔软细腻。

超级菜品建议：暖身苹果粥p170，奇亚籽巧克力"布丁"p174，墨西哥式煎蛋 p184，牛油果辣椒酱 p190，什锦蔬菜配甘薯泥 p219，西式坚果米饭沙拉 p220

多脂鱼类

多脂鱼类（例如沙丁鱼、鲑鱼和鲭鱼）能提供人体必需的ω-3脂肪酸。ω-3具有抗炎功效，能舒缓干性皮肤常见的泛红现象。

关键营养成分：ω-3、维生素D、硒。

如何食用：每周食用2~3次多脂鱼类。

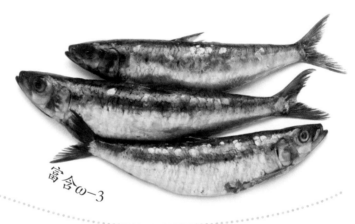

富含ω-3

B族维生素

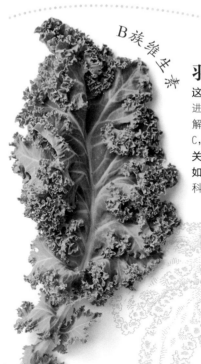

羽衣甘蓝

这种十字花科蔬菜含有丰富的维生素C，能促进胶原蛋白合成并维护皮肤锁水屏障，从而缓解皮肤干燥。其他十字花科蔬菜也富含维生素C，例如西蓝花、卷心菜和菜花。

关键营养成分：维生素B和维生素C、钾、钙。

如何食用：每周2~3次，每次食用100克十字花科蔬菜。

110%

维生素C[RI]

快手轻食

制作一款具有补水功效的美味羽衣甘蓝香菜沙拉：将适量羽衣甘蓝、香菜和藜麦混合均匀，撒少许橄榄油、柠檬汁及调味料即可享用。可根据个人喜好加入其他蔬菜。

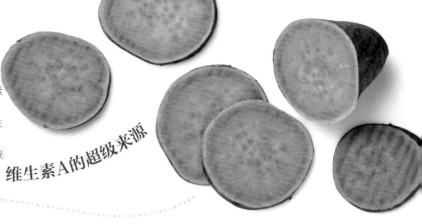

甘薯

这款**营养丰富**的蔬菜可代替土豆。甘薯富含的维生素A是修复并维护皮肤组织健康的关键营养元素。

关键营养成分：维生素A、维生素B₅、维生素B₆和维生素C，锰，铜。

如何食用：每周2~3次，每次85克。连皮蒸或煮以保存营养。

维生素A的超级来源

金盏花茶

金盏花茶是一款不含咖啡因的香草茶，能够为人体补充水分。金盏花属于金盏花属植物，具有补水与修复皮肤功效。

关键营养成分：叶黄素、玉米黄质、番茄红素。

如何食用：每日1杯。取1~2茶匙金盏花，倒入250毫升开水，等待10~15分钟即可享用。

叶黄素

番茄红素

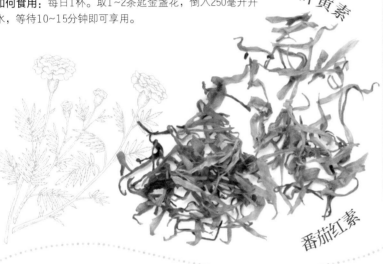

34%
维生素C^RI

香菜

香菜是维生素C的健康来源。维生素C是维持皮肤健康弹性的关键营养元素，有助于促进胶原蛋白合成并缓解皮肤干燥。其他新鲜香草也含有丰富的维生素C，例如小香葱、百里香、罗勒和欧芹。

关键营养成分：维生素A、维生素B₁、维生素C和维生素E，锌。

如何食用：将新鲜的香菜加在菜肴中。也可与其他富含维生素C的食品一同享用，例如甜椒及西蓝花。

更多超级食物推荐

牛油果

牛油果富含多种健康脂类，是保持皮肤水分的关键营养物质，并有助于维护皮肤光泽柔软。

关键营养成分：ω-9、B族维生素、镁、铁、钾、维生素E。

如何食用：每日1个牛油果以滋养皮肤。

坚果和种子

坚果和种子是锌元素的优质来源，是维持皮脂腺功能正常的必需营养元素。食用坚果及种子有助于修复皮肤损伤、保持皮肤柔软弹性。

关键营养成分：B族维生素（包括叶酸）、维生素E、钙、铁、锌、钾、镁、硒、锰、铜。

如何食用：每日约3汤匙。作为零食享用，或撒在早餐燕麦、粥和沙拉中。

椰子油

具有抗炎功效的椰子油有助于滋润干燥的身体皮肤。同时，椰子油是多种脂肪酸的优质来源。这意味着其能修复并滋润干燥皮肤。

关键营养成分：人体必需脂肪酸、维生素E和维生素K、铁。

如何食用：每日1茶匙，可加在思慕雪中或用于烹饪。

蛋类

各种蛋类不仅是蛋白质的优质来源，还是维持皮肤健康的关键食材。同时，蛋白还能为人体补充硫元素，有助于合成结缔组织、维护皮肤结构并滋润皮肤。

关键营养成分：维生素A、维生素B₂、维生素B₁₂和维生素D，硒，碘，硫。

如何食用：每周2~3次，每次1个水煮蛋，连壳或去壳均可。

相关营养补充剂见本书249页。

皮肤肿块

许多皮肤问题会导致皮肤粗糙不平，包括因天气寒冷及缺乏维生素A而引起的毛周角化病（一种常见皮肤病，多表现为胳膊和手臂皮肤出现许多小疙瘩，俗称"鸡皮肤"）。具有补水功效的食物与富含ω-3油脂的食品能够滋养皮肤并缓解这类皮肤问题，可维护皮肤柔软细腻。维生素A有助于促进皮肤组织修复；锌元素能够加快维生素A的合成；同时维生素C能促进胶原蛋白合成并缓解多种皮肤问题。

超级菜品建议：格兰诺拉综合麦片 p167，暖身蔬菜沙拉 p185，夏日芦笋沙拉 p189，黑扁豆椰奶咖喱 p204，绿色思慕雪 p244

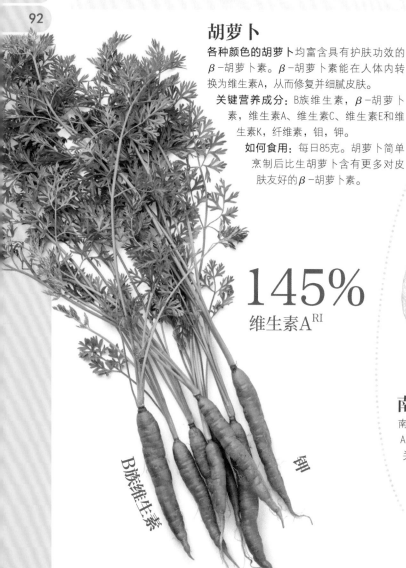

胡萝卜

各种颜色的胡萝卜均富含具有护肤功效的β-胡萝卜素。β-胡萝卜素能在人体内转换为维生素A，从而修复并细腻皮肤。

关键营养成分： B族维生素，β-胡萝卜素，维生素A、维生素C、维生素E和维生素K，纤维素，钼，钾。

如何食用： 每日85克。胡萝卜简单烹制后比生胡萝卜含有更多对皮肤友好的β-胡萝卜素。

145%
维生素A^{RI}

B族维生素

钾

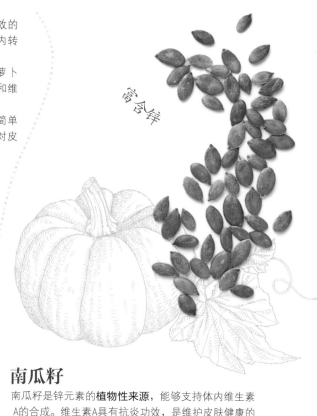

富含锌

南瓜籽

南瓜籽是锌元素的**植物性来源**，能够支持体内维生素A的合成。维生素A具有抗炎功效，是维护皮肤健康的关键营养物质，有助于促进皮肤细腻。锌元素缺乏会导致皮肤缺水，从而引起皮肤干痒。

关键营养成分： 锌、铁、镁。

如何食用： 每日1汤匙。作为零食享用，也可撒在燕麦粥或沙拉中。

橙子

橙子是维生素C的优质来源之一。维生素C是合成结构蛋白——胶原蛋白的关键营养物质，它能够维持皮肤结构稳定，促进皮肤细腻。缺乏维生素C易引起毛囊损伤，导致皮肤粗糙并出现"疙瘩"。

关键营养成分： 维生素B_1和维生素C、叶酸、钾。

如何食用： 每周3~4个。

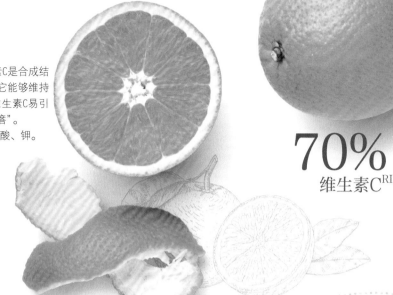

70%
维生素C[RI]

快手轻食

制作一款能够细腻皮肤的维生素C消渴果汁：4个胡萝卜去皮、2个橙子去皮去籽，全部放入搅拌机。搅拌均匀后加入1汤匙奇亚籽，尽快享用。

提供叶酸

钾

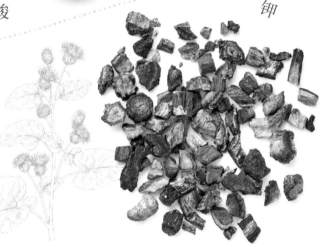

牛蒡茶

牛蒡根具有利尿及抗炎功效，有助于增强人体免疫系统并促进排毒，从而提升皮肤光泽、均匀肤色。

关键营养成分： 维生素C和维生素E、钾。

如何食用： 每日2~4毫升牛蒡根酊剂，可加在饮品中或直接服用。

更多超级食物推荐

甘薯

富含β-胡萝卜素，能在人体内转化为维护皮肤健康必需的维生素A。

关键营养成分： β-胡萝卜素、维生素C、钙、叶酸、钾。

如何食用： 每周2~3次，每次85克。连皮蒸或烤以保存营养。

羽衣甘蓝

羽衣甘蓝中丰富的维生素A能促进健康皮肤细胞生长。身体缺乏维生素A会影响皮肤细胞健康，导致皮肤水油失衡，从而引起皮肤干燥，甚至形成鳞片状皮肤。

关键营养成分： 维生素A和维生素C、钙、铁。

如何食用： 每周2~3次，可选择羽衣甘蓝或其他十字花科蔬菜（例如西蓝花）。

绿叶蔬菜

绿叶蔬菜能为人体补充镁元素，有助于缓解毛周角化病。

关键营养成分： 镁、叶酸、维生素C、钾。

如何食用： 每日85克。

蛋类

蛋类能提供多种人体必需氨基酸，有助于合成胶原蛋白和弹性蛋白，维护皮肤健康。

关键营养成分： 维生素A、胡萝卜素、叶黄素、锌。

如何食用： 每周至少食用3个水煮蛋，连壳或去壳均可。

多脂鱼类

多脂鱼类能提供多种人体必需脂肪酸。这些脂肪酸是合成皮脂的关键营养物质。若人体缺乏足够的皮脂分泌，皮肤细胞的正常脱落更新过程将被中断，从而引起皮肤角化。

关键营养成分： ω-3、维生素D。

如何食用： 每周食用2~3次多脂鱼类。

椰子油

椰子油具有抑菌抗炎功效，能有效缓解毛周角化病。

关键营养成分： ω-3、维生素D。

如何食用： 每日1茶匙，可加在思慕雪中或用于烹饪。

10 大措施

建立食物日志

发现影响健康或美容问题的最佳办法是记录一段时间内每天摄入的具体食物。最简单有效的记录方法是建立食物日志。追踪每日的食物摄入、运动、疾病和睡眠情况有助于了解摄入的具体食物对身体健康水平及皮肤、头发和指甲状况的影响。

1 制定模板

在开始记录日常饮食习惯之前，先制定一个简单的模板，可以手绘或电脑绘制，也可以使用相关APP软件或网络上现成的模板。模板的形式可根据个人喜好使用表格、清单或者笔记风格，但需确保模板中有足够的空间记录下每顿正餐、零食点心、饮品以及有关健康与生活方式等信息。

2 更具体

记录下每天摄入的所有食物，越具体越好。例如，如果这顿饭食用的是蔬菜咖喱，则需记录咖喱中包含的所有蔬菜、用的何种食用油、搭配何种米饭或谷物。记录的食物信息越详细，越能更好地精确定位过敏食物源，从而避免食用易加剧或引发皮肤问题的食品。

6 记录进食后的所有反应

记录每次进食后的身体感觉，包括积极的身体信号（例如感觉饱、满足或者充满能量），同时，还需关注感觉疲惫、胃部不适（例如腹胀）、烧心、皮肤瘙痒、恶心或失眠等这类消极的身体信号。若根据日志发现摄入某种食物后常引发身体不适，那么身体可能对这种食物过敏。这意味着身体对顺利消化这种食物有一定困难。

7 跟踪食物消化情况

记录排便信息，包括排便方面出现的任何改变。每日规律的正常排便意味着消化系统工作良好，从而有助于维护身体各项功能的健康。便秘会导致体内毒素的累积，并常表现为一些皮肤问题。如果身体长期处于腹泻或便秘状态，则需尽快就医。

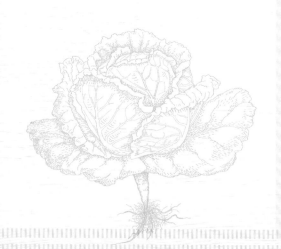

记录进食时间

记录每日的进食次数,包括所有正餐和零食点心。这有助于观察每日进食次数是否过于频繁或进食不足。合适的标准是每日三顿正餐,辅以1~2次小食,这样可向皮肤提供足够营养。每顿正餐之间间隔时间过长易导致身体能量不足,并引发身体对高糖分零食的渴望。

 记录所有饮品

与食物相同,日志中还需记录每日摄入的所有饮品。记录每一天的清水饮用量并与每日水分推荐摄入标准(见p42)对照。如果当日摄入了酒精饮品,则需记录酒精饮品的种类及摄入量。这样有助于追踪当日清水饮用量是否超过每日水分推荐摄入标准。

 至少记录一个月

食物日志至少记录4~6个星期。一个月内人体的激素分泌水平会出现各种改变,从而影响皮肤状态。食物日志的记录时间越长,越能更好地发现饮食习惯与身体状态之间的联系与影响。

 记录月经周期

除了记录每日的食物与饮品信息外,还需追踪月经周期。人体(尤其是皮肤)会受到每个月内月经周期激素变化的影响。不良饮食习惯(特别是喜好高糖高淀粉食物)会使雌激素和睾酮分泌失衡,从而引起并加剧多种皮肤问题。关注月经周期有助于避免机体在特殊时期摄入不适宜的食品。

 记录生活方式

生活方式(例如睡眠、压力以及运动)影响着身体需要的食物摄入量与种类。研究表明,缺乏睡眠会增加饥饿水平,并引发身体对高糖高盐分零食的渴望。缺乏睡眠还会对皮肤带来消极影响,降低面部皮肤的血流速度,从而造成肤色暗沉。

 要诚实

食物日志属于私人记录,因此应尽量遵循事实。记录身体摄入的每种食物,包括各种加餐、零食或不健康食品。这样有助于分析这些食品和其他饮食习惯之间的关系。例如,当身体感受到巧克力或薯片的诱惑,也许这意味着身体未从正餐中摄取到足量蛋白质或缓释碳水化合物,从而出现对于快速补充能量食品的渴望。

湿疹

　　湿疹也是一种皮肤炎症，常表现为皮肤泛红、鳞状干燥皮肤并伴随瘙痒和浸润。引发湿疹的因素之一是肠道内有益与有害菌群数量失衡，而乳制品和麸质的摄入则易使症状加重。富含脂肪酸的食物有助于滋润皮肤并为其补水；含有丰富硫元素和叶绿素的食品能缓解皮肤泛红；具有镇静舒缓功效的B族维生素，以及具有抗炎功效的抗氧化食物有助于缓解皮肤疼痛。

超级菜品建议： 果香藜麦早餐粥 p169，超级榛子酱 p173，秋季养生汤 p179，牛油果吐司佐香蒜酱 p180，田园蔬菜沙拉 p183，希腊凉拌菜 p199

色彩明亮的水果与蔬菜

黄色、橙色和红色显示蔬果含有抗氧化成分类胡萝卜素。这种脂溶性抗氧化成分是缓解皮肤炎症的关键。同时，富含纤维素的根类蔬菜（例如南瓜和甘薯）也是优秀的益生元食物，有助于增加肠道内有益菌群的数量。

关键营养成分： 类胡萝卜素、纤维素、益生元。

如何食用： 每日食用60克色彩明亮的水果或蔬菜。

天然发酵与人工发酵食品

人工发酵乳制品有助于杀灭肠道内易加重湿疹症状的有害菌，例如天然活性酸奶、开菲尔酸奶（见下图，从上向下数第二张图）以及开菲尔牛奶（见下图，从上向下数第一张图）。天然发酵食品则含有益生元，能促进肠道内有益菌群生长，例如味噌、酸菜和泡菜。

关键营养成分： 钙、维生素B$_2$、钾、蛋白质。

如何食用： 每日150克酸奶。

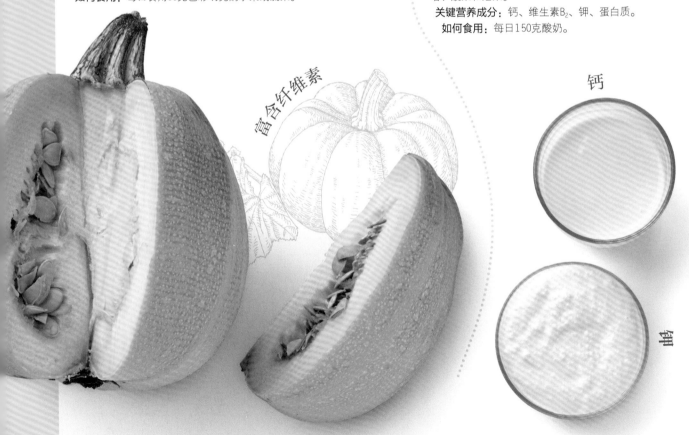

富含纤维素

钙

钾

姜黄

姜黄含有强效抗炎、抗氧化成分**姜黄素**，有助于镇静皮肤、舒缓湿疹引发的皮肤瘙痒。

关键营养成分： 姜黄素、β-胡萝卜素、铁、锰、维生素B_6。

如何食用： 取½茶匙姜黄粉加在思慕雪、果汁、汤品或菜肴中。

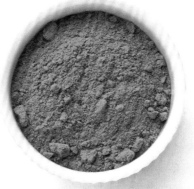

铁的优质来源

快手轻食

制作一款具有**舒缓皮肤**功效的思慕雪：2汤匙亚麻籽、3汤匙开菲尔酸乳、200毫升清水，全部放入搅拌机。加入200克夏季浆果搅拌至顺滑奶油状。

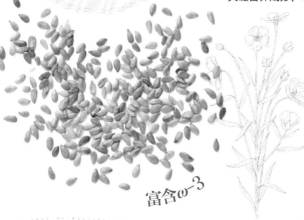

富含ω-3

亚麻籽

亚麻籽是ω-3脂肪酸的优质来源。ω-3脂肪酸具有强效抗炎功效，有助于缓解皮肤干痒。同时，奇亚籽、南瓜籽和葵花籽等其他种子也含有丰富的ω-3脂肪酸。

关键营养成分： ω-3、锰、维生素B_1。

如何食用： 每日2~3茶匙，撒在菜品上或加在饮品中。

浆果

所有浆果（例如黄金果、枸杞、桑葚等各种夏日浆果）均含糖量较低并富含多种抗氧化成分，包括花青素、槲皮素和白藜芦醇，有助于维护皮肤和血管健康。

关键营养成分： 花青素、槲皮素、白藜芦醇、维生素C和维生素E、ω-3、钾、镁。

如何食用： 每日一把，作为健康零食。

多种抗氧化成分

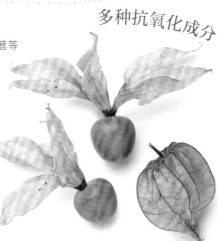

坚果

坚果富含ω-3脂肪酸，能够平衡皮脂、促进皮肤修复，并有助于预防湿疹留下疤痕。

关键营养成分： 锌、蛋白质、维生素E、脂肪酸、纤维素、镁。

如何食用： 每日1把，作为零食享用。

绿叶蔬菜

绿叶蔬菜含有多种具有护肤功效的维生素、ω-3、叶绿素和硫元素，有助于补血养颜、缓解皮肤泛红。

关键营养成分： 纤维素、维生素C、硫、叶绿素、β-胡萝卜素、槲皮素、ω-3。

如何食用： 每日食用蔬菜沙拉或绿色菜肴。

牛油果

牛油果含有多种维生素、ω-3、ω-6和ω-9，能使皮肤再生并缓解湿疹引起的皮肤泛红。

关键营养成分： 叶黄素、β-胡萝卜素、ω-3、ω-6和ω-9、铜、叶酸、维生素B_5、维生素B_6、维生素C、维生素E和维生素K、钾。

如何食用： 每周2~4次，每次食用1个中等大小的牛油果。

大蒜

大蒜含有纤维素——菊粉，这种益生元能促进肠道内有益菌群生长。同时，大蒜含有能镇静皮肤的硫元素以及天然抗菌成分，有助于加快皮肤修复速度。

关键营养成分： 硫、硒、菊粉、维生素B_6。

如何食用： 每日1~2个蒜瓣，可加在菜肴中。

荞麦

荞麦中的抗氧化成分芦丁能够强健皮肤；同时槲皮素具有抑制炎症功效。

关键营养成分： 芦丁、槲皮素、镁、纤维素、蛋白质。

如何食用： 每日60克。

花粉

花粉含有丰富的营养，是槲皮素的优质来源。槲皮素有助于镇静皮肤炎症。

关键营养成分： 复合维生素B、槲皮素、氨基酸、多种脂肪酸、蛋白质。

如何食用： 每日1茶匙。不适合服用花粉的人群有少年儿童、对蜂蜜或蜂蜜制品过敏人群、孕妇及哺乳期女性。

螺旋藻

螺旋藻含有抗氧化成分γ-亚麻酸（GLA），有助于舒缓皮肤干燥。

关键营养成分： 蛋白质、抗氧化因子、多种脂肪酸、B族维生素、钙。

如何食用： 从每日摄入¼茶匙开始，逐渐增加至每日1茶匙。可加在菜肴或饮品中享用。

相关营养补充剂见本书249页。

瘀青

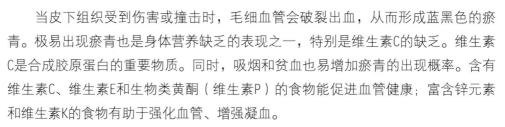

当皮下组织受到伤害或撞击时，毛细血管会破裂出血，从而形成蓝黑色的瘀青。极易出现瘀青也是身体营养缺乏的表现之一，特别是维生素C的缺乏。维生素C是合成胶原蛋白的重要物质。同时，吸烟和贫血也易增加瘀青的出现概率。含有维生素C、维生素E和生物类黄酮（维生素P）的食物能促进血管健康；富含锌元素和维生素K的食物有助于强化血管、增强凝血。

超级菜品建议：格兰诺拉综合麦片 p167，暖身苹果粥p170，墨西哥式煎蛋 p184，希腊凉拌菜 p199，日式什锦海味米粉p201，菠萝思慕雪 p239

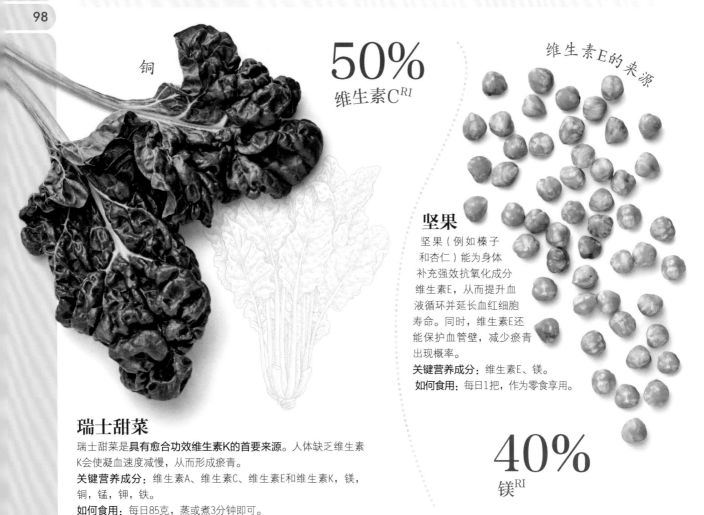

铜

50%
维生素C^{RI}

维生素E的来源

坚果

坚果（例如榛子和杏仁）能为身体补充强效抗氧化成分维生素E，从而提升血液循环并延长血红细胞寿命。同时，维生素E还能保护血管壁，减少瘀青出现概率。

关键营养成分：维生素E、镁。
如何食用：每日1把，作为零食享用。

瑞士甜菜

瑞士甜菜是**具有愈合功效维生素K的首要来源**。人体缺乏维生素K会使凝血速度减慢，从而形成瘀青。
关键营养成分：维生素A、维生素C、维生素E和维生素K，镁，铜，锰，钾，铁。
如何食用：每日85克，蒸或煮3分钟即可。

40%
镁^{RI}

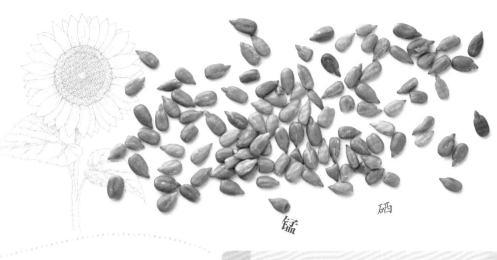

葵花籽

葵花籽是铁元素的优质来源，有助于预防皮肤易产生瘀青的缺铁性贫血。

关键营养成分：铁、锰、硒、磷、镁、维生素B_3和维生素B_6、叶酸、烟酸。

如何食用：每日1汤匙，加在沙拉、早餐燕麦或粥中。

芝麻

为人体补充锌元素，有助于强化皮肤和血管以预防瘀青。

关键营养成分：锌、钙、镁、铁、磷、维生素B_1、硒。

如何食用：每日1汤匙，加在沙拉或粥中。

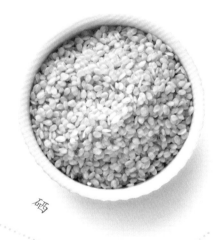

硒

快手轻食

紫花苜蓿芽具有令人印象深刻的愈合皮肤功效。可将其加在菠菜沙拉中，或与牛油果搭配烹制一款营养丰富、能促进皮肤愈合的健康蔬果泥。

紫苜蓿种子

紫花苜蓿芽含有多种有益人体的矿物质和维生素K，有助于促进皮肤愈合及恢复。

关键营养成分：维生素K、B族维生素、镁。

如何食用：每周三次，加在餐食中。食用前需冲洗干净。

维生素K

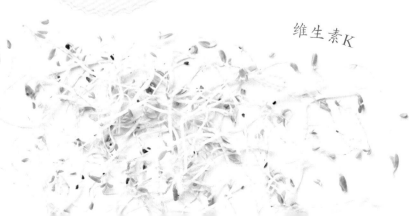

更多超级食物推荐

菠菜

这种绿叶蔬菜富含叶酸，是促进皮肤健康与新生的必需物质。叶酸摄入充足能加快皮肤修复瘀青的速度。

关键营养成分：叶酸、维生素A、维生素B_2、维生素B_6、维生素C、维生素E和维生素K，镁、铁、钙、钾。

如何食用：每日食用。可将一大把菠菜加在沙拉中，或将½把菠菜加入菜肴。

菠萝

这种热带水果维生素C的含量极高。维生素C能促进伤口愈合、修复受损皮肤组织。但其无法在人体内储存，因此需经常补充。

关键营养成分：维生素C、锰。

如何食用：每日食用2~3块菠萝片作为零食，也可加在思慕雪或沙拉中。

蛋类

能为人体补充维生素B_{12}，从而支持血小板合成以维护凝血健康。因此，蛋类中这种具有治愈皮肤功效的维生素有助于加快瘀青消退。

关键营养成分：蛋白质、维生素B_2、维生素B_{12}和维生素D，磷。

如何食用：每日1个水煮蛋，连壳或去壳均可。

牛油果

多才多艺的牛油果含有多种维生素（包括维生素C和维生素E），能促进皮肤愈合并强化血管。

关键营养成分：叶黄素，β-胡萝卜素，ω-3，维生素A、维生素B_6、维生素C、维生素E和维生素K，铜、叶酸、钾。

如何食用：每日1个水煮蛋，连壳或去壳均可（译者注：此处原文与上文重复，信息有误。推荐改为"每周2~4次，每次食用1个中等大小的牛油果"）。

晒伤

UVA和UVB光线的过度照射会损伤所有皮肤层，并增加罹患皮肤癌的风险。因此，预防日晒是避免皮肤晒伤的关键。富含抗氧化成分的食物有助于滋养受损皮肤细胞，从而避免晒伤；高水分食品能为皮肤补水；含有ω-3的食物能够镇静舒缓晒伤引起的皮肤炎症；同时，健康蛋白质是皮肤组织修复的必需营养物质。

食物塑造美丽身体

100

超级菜品建议： 综合浆果泥配燕麦 p168，暖身蔬菜沙拉 p185，希腊凉拌菜 p199，烤什锦蔬菜配大麦古斯古斯 p206，什锦蔬菜配甘薯泥 p219

葡萄

葡萄皮含有抗氧化成分白藜芦醇。白藜芦醇是植物化合物多酚家族的成员之一，有助于舒缓皮肤炎症并保护皮肤抵御紫外线损伤。

关键营养成分： 维生素A、维生素C和维生素B$_6$，叶酸，镁，硒，白藜芦醇。

如何食用： 每日1把，作为零食。

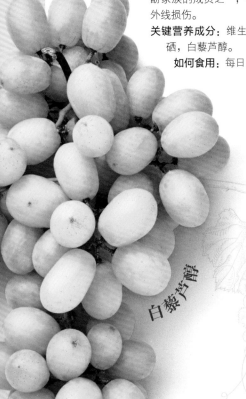

白藜芦醇

25%
维生素C[RI]

快手轻食

燕麦能**舒缓皮肤**，其食用方法也非常多。可根据个人喜好在燕麦粥中加入各类水果、坚果或种子，也可将燕麦片制作成思慕雪或美味的手工燕麦乳。

燕麦片

含有**天然植物化学成分生育三烯酸**（属于维生素E家族成员之一），有助于舒缓皮肤。生育三烯酸能抑制自由基对身体的损害，同时被认为有助于保护皮肤抵御紫外线损伤。

关键营养成分： 维生素B$_1$和维生素E、镁、锌、蛋白质。

如何食用： 作为早餐，每周2~3次。

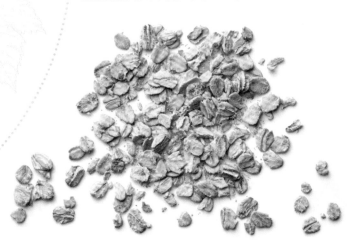

75%
维生素C^{RI}

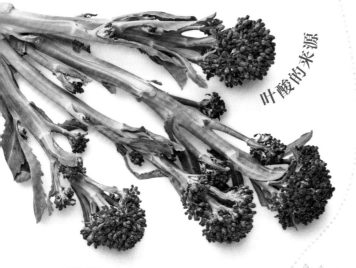

叶酸的来源

石榴

这种色彩鲜艳的水果含有强效抗氧化成分多酚（包括儿茶素和花青素），能强化皮肤上层细胞，并为其提供保护。

关键营养成分：维生素B_6和维生素C、镁、锌、多酚。

如何食用：取1把石榴籽撒在沙拉上，或早餐时享用。

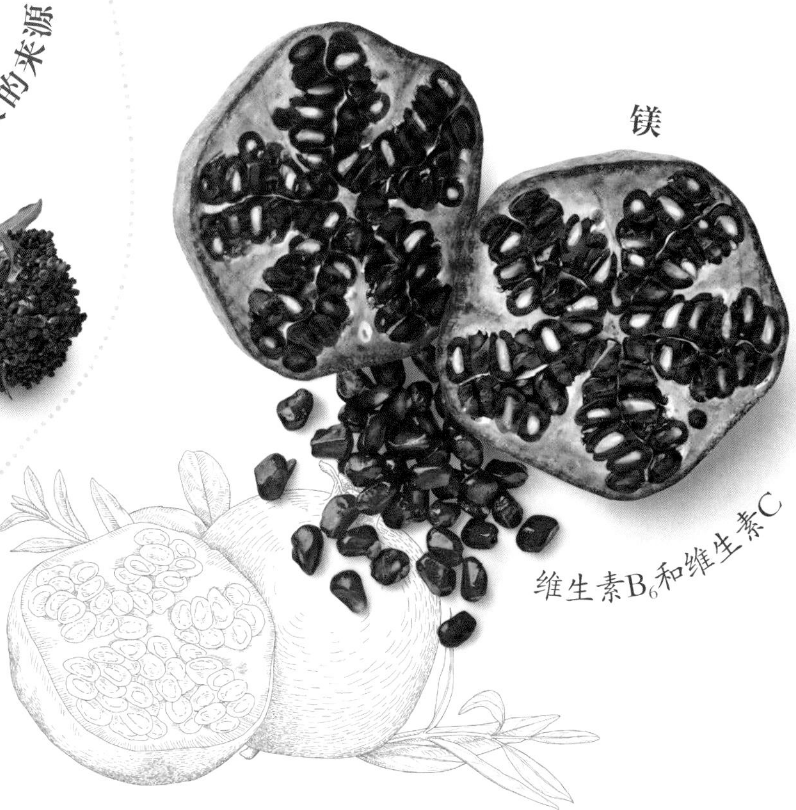

镁

维生素B_6和维生素C

西蓝花

西蓝花富含抗氧化成分萝卜硫素，能抑制紫外线损伤导致的不健康皮肤细胞生长，从而维护皮肤健康。其他十字花科蔬菜还包括羽衣甘蓝、菜花和抱子甘蓝。

关键营养成分：维生素A、维生素B_1、维生素B_5、维生素B_6、维生素C和维生素E，铬，叶酸，锰，磷，胆碱，钾，萝卜硫素。

如何食用：每周至少食用2~3次十字花科蔬菜，蒸或直接生食均可。

更多超级食物推荐

番茄

具有明亮红色的番茄含有番茄红素，这种类胡萝卜素能够保护皮肤避免晒伤。

关键营养成分：维生素A、维生素B_3、维生素B_6、维生素C和维生素K，生物素，番茄红素，钾，锰，叶酸。

如何食用：每日7个樱桃番茄或1个中等大小番茄。

南瓜籽

南瓜籽含有蛋白质和锌。南瓜籽具有天然的抗氧化及抗炎功效，有助于保护皮肤抵御紫外线。

关键营养成分：锌、铁、磷、蛋白质、镁、锰、铜。

如何食用：每日1汤匙，撒在燕麦粥或沙拉中。

胡萝卜

胡萝卜是抗氧化成分类胡萝卜素的优秀来源，有助于降低紫外线对皮肤造成的损伤。植物含有的类胡萝卜素具有防晒功效，并能激活黑色素。

关键营养成分：类胡萝卜素、B族维生素、维生素C和维生素E、钾。

如何食用：每日食用85克。

牛油果

牛油果含有丰富的健康单不饱和脂肪酸，有助于为皮肤保湿补水。

关键营养成分：钾、ω-9、维生素E、B族维生素、叶酸。

如何食用：每日1个。

抱子甘蓝

抱子甘蓝是维生素A和维生素C的优质来源，能促进胶原蛋白的合成。同时，抱子甘蓝还含有叶酸。这些营养成分均有助于保护皮肤抵御紫外线。

关键营养成分：维生素A、维生素B_1、维生素B_6和维生素C，叶酸，ω-3。

如何食用：在抱子甘蓝上市的季节可经常食用。

螺旋藻

螺旋藻含有能保护皮肤的类胡萝卜素虾青素。

关键营养成分：蛋白质、抗氧化因子、多种脂肪酸、B族维生素、钙、类胡萝卜素。

如何食用：从每日摄入¼茶匙开始，逐渐增加至每日1茶匙，可加在菜肴或饮品中享用。

美丽轻食计划：细腻皮肤

　　皮肤由上亿个细胞组成。因此需要多种营养成分以维持皮肤健康、细腻与紧致。下述的美丽轻食计划通过不同食物的组合，为皮肤补充多种营养元素，从而维护皮肤弹性紧致、加快细胞修复速度，并且保护皮肤抵御紫外线的损伤。

一周食谱

这份膳食营养均衡的一周美丽轻食计划食谱有助于舒缓皮肤。为了达到最佳效果，请保持4周。在此期间可采用菜品替换表中的餐品进行替换。每日清晨饮用一杯热柠檬水有助于促进消化。

周一

早餐
绿色思慕雪 p244

小吃及零食
葵花籽、葡萄各1把

午餐
牛油果吐司佐香蒜酱 p180
维生素C加油站 p245

晚餐
柠檬香烤鲑鱼配海蓬子 p215

周二

早餐
奇亚籽巧克力"布丁" p174

小吃及零食
甜豌豆酱 p191
胡萝卜条

午餐
白腰豆沙拉（包括青菜、芝麻菜、樱桃番茄、橄榄）

晚餐
希腊风味烤蔬菜 p211

周三

早餐
果香藜麦早餐粥 p169

小吃及零食
菠萝思慕雪 p239

午餐
小胡瓜"面"佐罗勒香蒜酱 p187
樱桃番茄

晚餐
夏日蔬果沙拉配大麦古斯古斯 p202

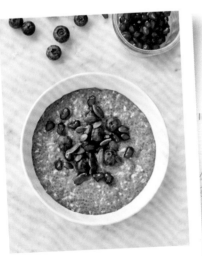

奇亚籽巧克力"布丁" p174

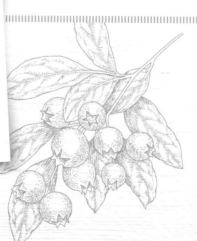

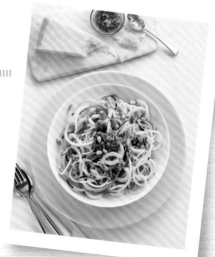

小胡瓜"面"佐罗勒香蒜酱 p187

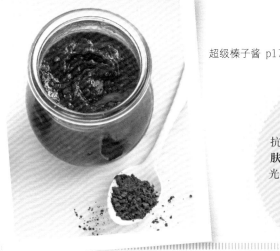

超级榛子酱 p173

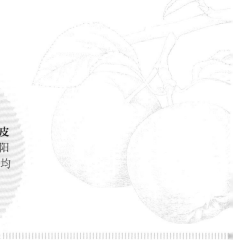

多酚

抗氧化成分的多酚有助于**强化皮肤上层细胞**，能保护皮肤抵御阳光中UV光线损害。石榴和绿茶均含有多酚，例如儿茶素和花青素。

周四	周五	周六	周日
早餐 丽肤浆果饮 p238	**早餐** 黑麦面包配杏仁酱 橙子块	**早餐** 综合浆果沙拉 天然活性酸乳配亚麻籽碎	**早餐** 水煮蛋 黑麦面包 橙子块
小吃及零食 燕麦饼配鹰嘴豆泥 （撒少许紫花苜蓿芽）	**小吃及零食** 超级榛子酱 p173 1片黑麦吐司 1把葡萄	**小吃及零食** 1把甜辣综合坚果 p194 舒缓热可可 p237	**小吃及零食** 2块菠萝片 椰子酸乳
午餐 苹果萝卜什锦沙拉	**午餐** 墨西哥式煎蛋 p184	**午餐** 牛油果菠菜沙拉	**午餐** 什锦蔬菜配甘薯泥 p219
晚餐 蔬菜杂烩（p207）配藜麦饭	**晚餐** 香烤鲭鱼配甘薯泥 （p219变化版）配西蓝花	**晚餐** 摩洛哥香炖羊肉 （p209）配西蓝花	**晚餐** 黑扁豆椰奶咖喱 p204
			甜点 枸杞腰果"芝士蛋糕" p231

菜品替换表

根据个人喜好，可采用以下菜品替换推荐来制定4周饮食计划。

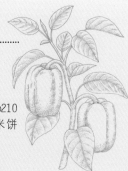

早餐	小吃及零食	午餐	晚餐
黑枣八宝粥 黑麦吐司配大麻籽酱 p172	水煮蛋配黑麦吐司	2个煎蛋配彩虹蔬菜沙拉 黑麦面包配牛油果辣椒酱 p190	柠檬香草烤鸡胸肉 p210 什锦烤蔬菜配玉米饼 p216

疤痕

皮肤经历受伤、烫伤、痤疮或外科手术后，会在胶原蛋白重新修复受损皮肤组织的部位形成疤痕。疤痕会随时间逐渐淡化，但选择正确的食物能加快伤疤修复速度。健康蛋白质为人体提供多种必需氨基酸以修复皮肤组织；含锌食品能够抑制炎症；维生素E有助于淡化顽固的痤疮印。富含抗氧化成分与能为人体补水保湿的饮食，有助于保持皮肤状态良好，加速受损皮肤愈合。

超级菜品建议： 果香藜麦早餐粥 p169，秋季养生汤 p179，香浓蚕豆汤p182，墨西哥式煎蛋 p184，甜辣综合坚果 p194，日式什锦海味米粉 p201

豌豆

甜豌豆的维生素A含量很高，能促进结缔组织（例如胶原蛋白）和健康皮肤细胞合成，从而有助于皮肤愈合。

关键营养成分： 维生素A和维生素B_1、叶酸、纤维素、铁。

如何食用： 每日85克，可作为配菜或加在沙拉中。

叶酸

维生素B_1

快手轻食

享用一道具有**滋养皮肤**功效的沙拉：将甜豌豆和花椰菜（蒸至断生）放入碗中，根据个人喜好加入夏季香草，混合均匀。简单调味并洒少许特级初榨橄榄油即可。

钾

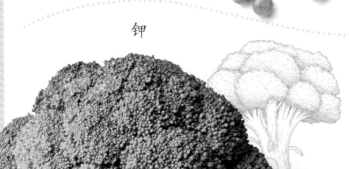

西蓝花

西蓝花和其他十字花科蔬菜均含有维生素C。维生素C能促进胶原蛋白合成，是皮肤愈合过程中不可或缺的营养元素。新生皮肤细胞能在胶原蛋白构建的组织框架上生长，使受损皮肤愈合。

关键营养成分： 维生素A、维生素B_1、维生素B_5、维生素B_6、维生素C和维生素E，铬，叶酸，锰，磷，胆碱，钾。

如何食用： 每周至少食用2~3次十字花科蔬菜。西蓝花蒸3~4分钟微熟即可。

75% 维生素C[RI]

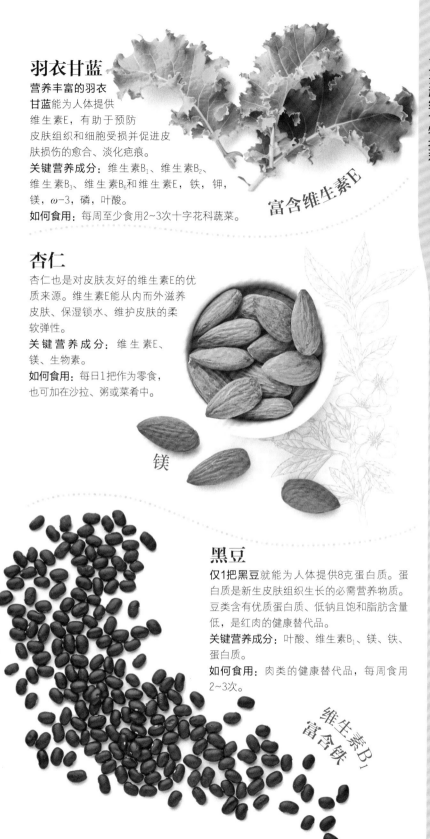

羽衣甘蓝

营养丰富的羽衣甘蓝能为人体提供维生素E，有助于预防皮肤组织和细胞受损并促进皮肤损伤的愈合、淡化疤痕。

富含维生素E

关键营养成分：维生素B_1、维生素B_2、维生素B_3、维生素B_6和维生素E；铁，钾，镁，ω-3，磷，叶酸。

如何食用：每周至少食用2~3次十字花科蔬菜。

杏仁

杏仁也是对皮肤友好的维生素E的优质来源。维生素E能从内而外滋养皮肤、保湿锁水、维护皮肤的柔软弹性。

关键营养成分：维生素E、镁、生物素。

如何食用：每日1把作为零食，也可加在沙拉、粥或菜肴中。

镁

黑豆

仅1把黑豆就能为人体提供8克蛋白质。蛋白质是新生皮肤组织生长的必需营养物质。豆类含有优质蛋白质、低钠且饱和脂肪含量低，是红肉的健康替代品。

关键营养成分：叶酸、维生素B_1、镁、铁、蛋白质。

如何食用：肉类的健康替代品，每周食用2~3次。

维生素B_1 富含镁

更多超级食物推荐

多脂鱼类

这种鱼类（例如鲑鱼、鲭鱼、沙丁鱼和鳟鱼）的油脂含有丰富的ω-3脂肪酸，能与ω-6脂肪酸协同作用降低身体炎症反应。同时，多脂鱼类中的ω-3和ω-6脂肪酸比例优秀，有助于发挥其最佳护肤功效。

关键营养成分：ω-3和ω-6、维生素D。

如何食用：每周食用2~3次，每次150克。

种子

与多脂鱼类相似，各类种子（例如奇亚籽和亚麻籽）也富含ω-3脂肪酸。仅1茶匙新鲜亚麻籽碎就能提供近1.8克的ω-3脂肪酸。

关键营养成分：ω-3、维生素B_1、镁、磷、硒。

如何食用：每日1汤匙亚麻籽。可作为零食，或撒在粥和沙拉中。

甘薯

食用富含维生素A的食物（例如甘薯）能激活特殊的皮肤角质细胞，并帮助这些细胞移动至皮肤表面以加速伤口愈合，从而使疤痕尽快消失。

关键营养成分：维生素A和维生素C、钙、叶酸、钾。

如何食用：每周食用2~3次，每次85克。连皮蒸、烤或煮以保存营养。

菠菜

菠菜能为人体提供可促进胶原蛋白健康合成的维生素C，从而促进皮肤组织新生、加快疤痕愈合速度。

关键营养成分：维生素A和维生素C、B族维生素、钾、铁。

如何食用：将菠菜加在沙拉中直接生食，或制作思慕雪，也可将其加入菜肴。

橙子

柑橘类水果（例如橙子和葡萄柚）能为人体提供可促进胶原蛋白合成的维生素C，从而促进皮肤愈合。

关键营养成分：维生素B_1和维生素C、叶酸、钾。

如何食用：作为餐后水果。也可制作果汁、思慕雪，或用橙汁为菜肴提香。

相关营养补充剂见本书249页。

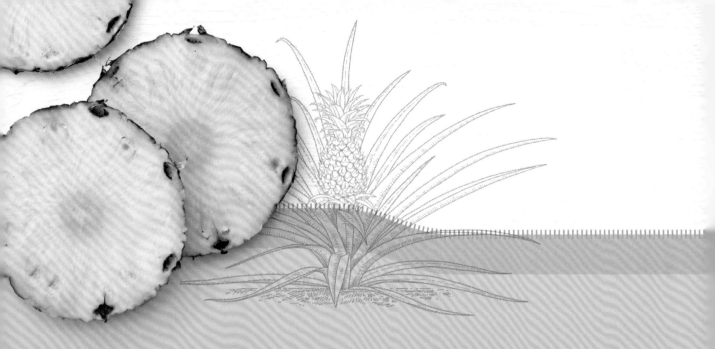

食物塑造亮丽发质

一头亮丽的秀发代表健康的饮食和生活方式。探寻能强健并滋养头发的最佳营养物质，遵循营养均衡的膳食计划可促进头发健康、增强发质，并使秀发光泽丰盈。

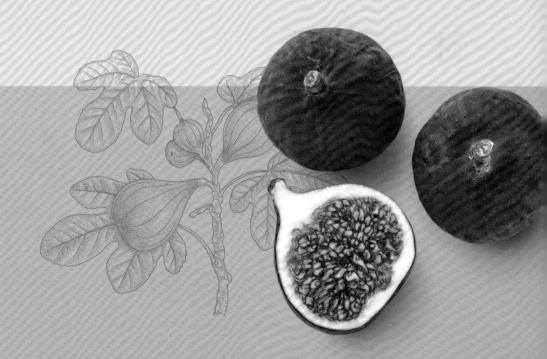

吃出美丽：头发

一头令人惊叹的**光泽秀发**需摄入多种具有养颜功效的健康营养物质以维持头发的**良好状态**、健康与**强韧**。寻找滋养头发所需的关键营养物质，确保头发闪耀动人。

有益头发的营养元素

在本章探寻解决具体头发问题的食物前，需要了解为什么某些关键营养成分对维护健康、亮丽的秀发非常关键。

铁　与皮肤相同，头发的健康与美丽也需要摄入富含多种有益营养成分的食物。日常饮食摄入的营养元素不足会影响头发与头皮的状态。发根的滋养来源于头皮内广泛分布的毛细血管网。这些毛细血管能为头皮细胞输送氧及营养元素。如果饮食缺乏人体血红细胞必需的铁元素，头皮将可能无法得到充足的营养和氧，从而导致头发黯淡无光、细脆易断。绿叶蔬菜、坚果、种子、鱼类、燕麦、全谷物食品和豆类均是人体必需铁元素的优质来源。

抗氧化成分　这些具有防护作用的植物化合物有助于强化接近皮肤表面的毛细血管，从而促进头皮的血液循环健康，强健发芯并使头发光泽秀丽、健康强韧。抗氧化物质大量存在于颜色明亮的水果和蔬菜中，例如各类坚果、甜菜根、甜椒、南瓜和番茄。

维生素B和维生素C　B族维生素在维护头发弹性与强韧中扮演着重要角色。维生素C是合成胶原蛋白的必需营养成分。胶原蛋白作为一种结构性蛋白有助于支持头发健康。毛囊、血管及头皮均需要胶原蛋白以维持健康。身体缺乏维生素C会影响头发状态，使头发干燥易断并失去光泽。全谷物食品和豆类是B族维生素的良好来源。维生素C大量存在于新鲜水果与蔬菜中，例如柑橘类水果、奇异果、浆果、西蓝花、羽衣甘蓝和甘薯。

人体必需脂肪酸　这些重要的脂类有助于平衡人体皮脂分泌，维护头皮健康并保持头发状态良好、光泽亮丽。人体自身无法合成ω-3与ω-6，因此需摄入富含这类人体必需脂类的食物，例如奇亚籽、亚麻籽、大麻籽、南瓜籽、葵花籽、牛油果、坚果、各类微藻（例如海藻）和多脂鱼类。同时，食物中良好的ω-3与ω-6比例也非常重要。这两种脂肪酸均有助于维持细胞结构的健

头发是否健康能反映人体摄入食物的种类。富含多种养颜必需营养成分的饮食有助于使头发状态良好、光泽亮丽。

康稳定。若食物含有过多ω-6（例如肉类和谷粒）则会引起机体的炎症反应，易引发皮脂分泌过量从而导致头发油腻。

29%
人体每日所需的锌元素，30克南瓜籽即可补充。

优质蛋白质 蛋白质是构建头发的基础，并且是维护头发健康强韧的必需物质。蛋白质摄入不足会减慢头发生长速度并使毛发脆弱易断。健康蛋白质的优质来源包括各类坚果、种子、豆类、鱼类和适量瘦肉。

硫 重要的养颜矿物质，有助于促进头发健康强韧。硫元素是构建角蛋白的必需元素。角蛋白是头发中最主要的蛋白质种类，能支持头发健康强韧并促进其他重要蛋白质的吸收。可选择甘蓝类蔬菜以补充硫元素，例如菜花、卷心菜、西蓝花和抱子甘蓝。同时，还需经常食用洋葱与大蒜。

锌 这种关键矿物质有助于调节毛囊底部的皮脂腺分泌，从而促进头发生长、维护头发健康并抑制头皮屑，以确保头发状态良好。富含锌元素的食物包括各类粗加工谷物、坚果（例如腰果）、南瓜籽、芝麻籽、扁豆及适量羔羊肉。

硅 维护头发健康不可或缺的矿物质。硅元素是合成胶原蛋白的必需营养元素。年轻时体内硅元素充足，但其水平会随着年龄增大而降低，因此需要通过食物补充。硅能促进人体对其他重要矿物质和维生素的吸收，从而确保毛囊获得足够营养成分以支持头发生长。同时，硅元素还能预防脱发并恢复头发活力。富含硅的食物包括全谷物食品、苹果、樱桃、杏仁、橙子、鱼类、燕麦和各类种子。

保湿 保持水分充足是滋养头皮、抑制头皮屑的必要手段。每日摄入2升清水、食用高含水量食物并选择富含多种矿物质的蔬菜汁。

影响头发健康的因素

生活方式、激素变化、压力、疾病以及劣质美发产品都会影响头发与头皮的健康。寻找引起头发问题的根源有助于调节饮食以恢复秀发的健康与活力。

饮食和生活方式 缺乏营养摄入的不健康生活方式对人体造成的影响会显现在头发上。过量的糖分会阻碍人体对优质蛋白质的吸收。优质蛋白质是促进头发生长的必需营养物质。应减少糖分摄入，或采

用富含多种矿物质的糖类（例如适量枫糖浆）代替精制白砂糖。同时，还需避免氢化脂类（存在于快餐和加工食品中）的摄入。氢化脂类会导致头皮油腻，从而造成脱发。应选择人体必需脂肪酸和橄榄油代替这类有害脂肪。此外，过量红肉、乳制品和盐分也会影响头发对健康营养元素的吸收。应选择喜马拉雅山粉红盐代替精加工食盐，并降低肉类与乳制品的摄入量。酒精还会降低体内锌元素水平。锌是维持头

发生长的必需营养元素。缺乏锌会导致头发干燥易断。同时，碳酸饮料中的阿斯巴甜也会影响营养成分的吸收，从而导致脱发。兴奋剂（例如过量咖啡因）、吸烟和酒精均会影响头发健康，导致头发干枯脆弱、暗沉无光。

压力、疾病与激素 焦虑和压力均易引起脱发及白发。压力会消耗体内关键营养物质用于合成并分泌压力相关激素——肾上腺素和皮质醇。因此，应食用含有镇静功效

饮食符合年龄需求

随着年龄增大，头发健康状态会不可避免地出现下降状况。身体特殊时期（例如妊娠期和患病期）也会改变发质及头发光泽。一般情况下，从40岁起头发会开始脱落并逐渐变白。摄入充足营养并确保膳食均衡能支持头发在每一阶段状态良好。同时，维生素和矿物质营养补充剂也有助于维持头发健康。

20岁时，体内胶原蛋白合成水平很高，有助于维持头发健康强韧、光泽丰盈。但这个年龄段的人们可能会因青春期而受到发质油腻或头发过细的困扰。同时，生活忙碌与节食也会导致人体对维持头发健康所需的营养元素摄入不足。
推荐食物： 选择富含多种抗氧化成分、色彩明亮的水果和蔬菜可补充人体必需营养物质。含有优质蛋白质的食物能促进胶原蛋白的合成，例如蛋类、鱼类、豆类、坚果、种子及瘦肉。

30岁+

这一阶段，体内激素水平可能会发生微妙变化，从而对头发状态造成影响。生长激素的分泌水平自30岁起开始下降，易引起发质脆弱。孕期雌激素水平升高，能促进头发生长，使头发看起来丰盈光泽。但当婴儿出生后，雌激素水平回落可能导致在妊娠期未损失的头发脱落，从而造成大量脱发。
推荐食物： 继续摄入富含多种抗氧化成分的新鲜水果与蔬菜以及含有优质蛋白质的食物可以促进头发再生，例如鱼类、瘦肉、豆类、坚果和种子。

110%

人体每日所需的维生素C，100克羽衣甘蓝即可补充。

营养物质的食品，包括B族维生素、维生素C、锌、镁和铬。

　　疾病也可能造成脱发。此时毛囊进入休眠期，头发的生长暂时停止了，化疗的相关药物也会引起脱发。富含优质蛋白质和抗氧化成分的食物能促进头发再生。此外，激素分泌不平衡也是脱发与发量稀少的最大因素之一。大豆制品有助于稳定激素水平。

美发护理产品　劣质美发产品和每日频繁清洗易剥夺头皮的天然油脂，使头皮分泌更多油脂以弥补损失。美发产品中的合成有机硅会影响发质，导致头发脆弱易断。同时，频繁使用吹风机或加热卷发棒易导致头发干燥、发梢分裂。果汁和思慕雪是为人体补充大量护发营养物质的优秀选择。未加热食物含有多种能滋养头发的活性酶及有益营养元素。

40岁+

头发更稀疏　40岁起，发量开始减少、发质更加脆弱。人体平均每天脱落近100根头发且再生速度缓慢，从而影响发量。胶原蛋白合成速度降低，进一步导致发质脆弱。同时，40岁起，头发可能由正常颜色开始变灰。灰色头发往往更加粗糙干燥，看起来黯淡毛躁。

推荐食物：富含铜元素的食物（如杏仁、菠萝和黑莓）有助于头发保持正常颜色。食用含有丰富优质蛋白质及维生素C的食物，例如奇异果、西蓝花和羽衣甘蓝。

50岁+

皮脂腺萎缩　此时头发变得更加干燥易断。头发色素流失，发色进一步变灰。某些甲状腺疾病也会引起发质和头发生长速度的改变，导致发量稀少及头发再生缓慢。胶原蛋白合成速度继续下降，使发芯脆弱、头发更加易断。

推荐食物：含有健康ω-3脂肪酸和蛋白质的食物（例如亚麻籽及多脂鱼类）能滋养并强韧头发。同时，还需选择富含维生素的彩色水果与蔬菜，包括含有B族维生素的杏仁与蛋类。

60岁以上

头发更加稀疏　60岁起，每根头发变得更细、直径更小。头发的再生速度降低，毛囊开始进入休眠，这意味着头发更加稀疏。头发逐渐失去弹性，从而更难打理及造型。此时，头发可能大部分呈灰色并逐步变白。

推荐食物：含有B族维生素生物素（维生素B_7）的食物有助于强韧秀发并促进头发生长，包括蛋类、鲑鱼和坚果。还需食用大量新鲜蔬果以及富含铁元素的食物，例如扁豆。

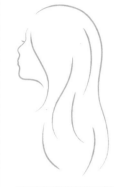

发量稀少与脱发

秃发或头发脱落均被称为脱发。脱发是一种令人痛心的头发问题。斑秃是指头皮某一区域头发集中脱落，出现斑块状无发区。斑秃往往是暂时性的。引起脱发的因素很多，例如体内激素水平改变、服用药物、压力以及营养不良。食用含有多种抗氧化黄酮类化合物的食物能强健毛囊；富含铁元素的食品能促进血红细胞合成；含有丰富蛋白质及硫元素的食物有助于头发生长，维护秀发健康。

超级菜品建议： 格兰诺拉综合麦片 p167，牛油果吐司佐香蒜酱 p180，墨西哥式煎蛋 p184，夏日芦笋沙拉 p189，日式什锦海味米粉 p201，菠萝思慕雪 p239

芒果

这种色彩鲜艳的水果能为人体提供矿物质——硅。硅元素是结缔组织的重要构成元素，有助于强健秀发、促进头发生长。

关键营养成分： 硅，维生素A、维生素B_6和维生素C，叶酸。

如何食用： 每日2片中等大小的芒果片。可作为零食或餐后水果享用。

硅

维生素A、维生素B_6、维生素C

富含蛋白质

蛋类

富含蛋白质， 蛋类能促进人体胶原蛋白合成。胶原蛋白能够维持头发强韧。但随着年龄增大，胶原蛋白也会逐渐流失，从而导致头发脆弱易断。

关键营养成分： 维生素A和维生素D、胡萝卜素、叶黄素、锌、蛋白质。

如何食用： 每周4次，每次1个水煮蛋，连壳或去壳煮均可。

32%
维生素D[RI]

无花果

无花果是铁元素的优质来源。
铁元素是维持头发健康生长及
光泽的必需营养元素。其他富
含铁元素的食物还包括水果干
和浆果干。

关键营养成分：铁、钾、
镁、维生素A和维生素E。

如何食用：每日2个无花果。

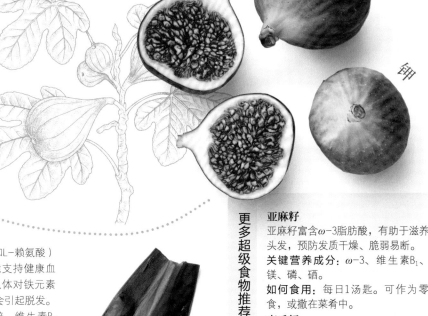

钾

海带

海带含有的某些营养元素（例如铁和L-赖氨酸）
能够直接促进头发生长。铁元素能支持健康血
红细胞的合成。L-赖氨酸能促进人体对铁元素
的吸收。这两种营养物质的缺乏均会引起脱发。

关键营养成分：铁、L-赖氨酸、锌、维生素B_2
和维生素B_5、叶酸、镁。

如何食用：每日食用10克海带以满足身体营养
所需，或选择海带类营养补充剂。

30%
镁^{RI}

提供铁

大豆

大豆制品（例如大豆和丹贝）被认为能够抑制激素双氢睾
酮的分泌。体内这种激素分泌不平衡会引起脱发。

关键营养成分：铁、ω-3、维生素B_2、镁。

如何食用：每周至少食用75克。

ω-3

更多超级食物推荐

亚麻籽

亚麻籽富含ω-3脂肪酸，有助于滋养
头发，预防发质干燥、脆弱易断。

关键营养成分：ω-3、维生素B_1、
镁、磷、硒。

如何食用：每日1汤匙。可作为零
食，或撒在菜肴中。

南瓜籽

这种高蛋白植物种子能为人体提供
锌元素。锌元素能支持细胞再生并
增强免疫力，从而促进头发生长。

关键营养成分：锌、铁、磷、镁、
锰、铜、蛋白质。

如何食用：每日1汤匙。可与亚麻籽
混合后一同享用。

浆果

浆果富含能促进胶原蛋白合成的天
然维生素，有助人体对铁元素的吸
收。维生素C还能加快头皮血液循
环。同时，其具有的抗氧化功效能
保护毛囊抵御自由基的损害。

关键营养成分：维生素C、钾。

如何食用：每日1把。

牛油果

细腻醇厚的牛油果能为人体提供维
生素E，有助于促进氧吸收、加快头
皮血液循环以促进头发健康生长。

关键营养成分：维生素E、钾、
ω-9、B族维生素、叶酸。

如何食用：每周2~4次，每次食用
1个中等大小的牛油果。

绿叶蔬菜

绿叶蔬菜（例如瑞士甜菜、西洋菜、
菠菜和卷心菜）能促进角蛋白合成，
从而维护毛囊健康、强韧秀发。

关键营养成分：维生素A、维生素C
和维生素K、B族维生素、钾、叶酸。

如何食用：每日100克，可制作沙拉
或各类菜肴。

相关营养补充剂见本书249页。

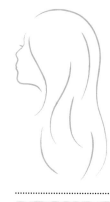

受损发质

头发极易受到损伤而变得干枯毛躁。发质强韧归功于健康的发芯、头皮和毛囊。过度使用美发产品、日晒、疾病及营养缺乏都会导致发质受损。因此，应选择正确的食物使秀发重现光泽亮丽：B族维生素生物素能促进头皮健康；优质蛋白质支持角蛋白合成，从而强化发芯；β-胡萝卜素能在人体内转换为促进细胞再生的维生素A。

超级菜品建议：暖身苹果粥p170，甜菜根鹰嘴豆汤 p192，日式什锦海味米粉 p201，柠檬香烤鲑鱼配海蓬子 p215，菠萝思慕雪 p239

菠萝

这种热带水果富含能支持胶原蛋白合成的维生素C，有助于增强人体对蔬菜中铁元素的吸收。确保血红细胞内铁元素充足，从而能为毛囊输送足量氧。

关键营养成分：维生素B$_1$、维生素B$_5$、维生素B$_6$和维生素C，叶酸。

如何食用：每日食用一块5厘米厚的菠萝片。

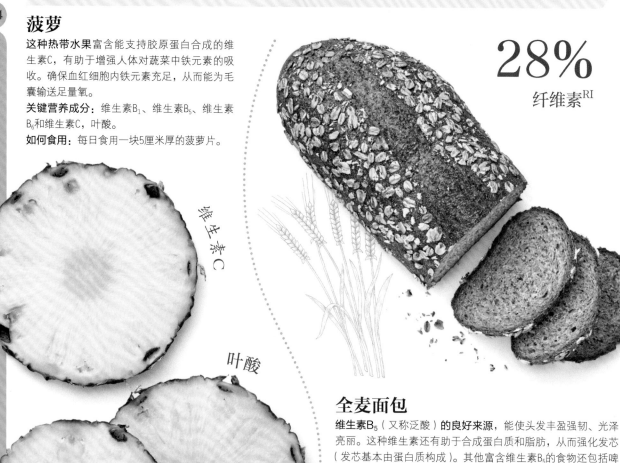

维生素C

叶酸

28%
纤维素[RI]

全麦面包

维生素B$_5$（又称泛酸）的良好来源，能使头发丰盈强韧、光泽亮丽。这种维生素还有助于合成蛋白质和脂肪，从而强化发芯（发芯基本由蛋白质构成）。其他富含维生素B$_5$的食物还包括啤酒酵母、豆类、葵花籽、谷物和小麦胚芽。

关键营养成分：维生素E、钾、ω-9、维生素B$_5$、叶酸、纤维素。

如何食用：每日1片，作为早餐与水果思慕雪一同享用，或浸在汤品中。

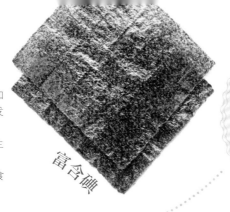

海藻

海藻（例如掌状红皮藻、墨角藻、海带和紫菜）含有丰富的碘元素。碘缺乏会引发甲状腺功能减退症，并导致头发干枯易断。

关键营养成分： 碘、铁、维生素B_2和维生素B_5、锌、叶酸、镁。

如何食用： 每日1汤匙干燥海藻加在餐食中，或将海苔片浸泡在菜肴里。

富含碘

快手轻食

制作一款具有美发功效的寿司：在寿司米中洒少许日本酱油。混合均匀后取适量铺在紫菜片上，摆放一些烟熏鲑鱼。将紫菜片卷成圆柱状并切成适口大小即可。

杏仁

这款甜美的坚果含有抗氧化成分维生素E，有助于稳定并强化毛囊细胞的细胞膜以促进头发健康。

关键营养成分： 维生素E、镁、生物素。

如何食用： 每日1把，作为零食。

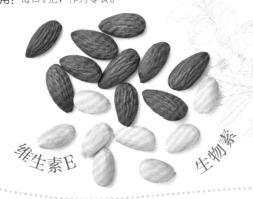

维生素E

生物素

野生鲑鱼

野生鲑鱼能为人体补充维生素B_{12}，从而支持血红细胞的合成。毛细血管在每个毛囊底部与发芯相连。血红细胞能为发芯输送氧以保持发芯活性。如果缺乏氧元素，头发将无法健康生长。

关键营养成分： 维生素B_{12}和维生素D、硒、ω-3。

如何食用： 每周食用2~3份多脂鱼类。

74%
硒RI

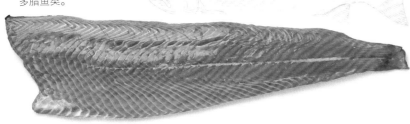

更多超级食物推荐

鹰嘴豆

鹰嘴豆能为人体提供维生素B_6。这种维生素有助于促进血红细胞为人体输送氧。缺乏维生素B_6将会损害头发细胞，从而导致脱发、头发生长缓慢或脆弱易断。

关键营养成分： 维生素B_6、叶酸、铁、锌。

如何食用： 每周四次，每次100克。

西蓝花

这种十字花科蔬菜含有丰富的B族维生素叶酸。叶酸是细胞修复与再生的必需营养成分。缺乏叶酸会导致头发干枯易断。

关键营养成分： 维生素A、维生素B_1、维生素B_5、维生素B_6、维生素C和维生素E、铬、叶酸、胆碱、锰、磷、钾。

如何食用： 每周至少食用2~3次十字花科蔬菜。

蛋类

富含蛋白质的蛋类有助于合成并强化细胞。日常饮食缺乏蛋白质或摄入劣质蛋白质将导致头发脆弱易断。

关键营养成分： 维生素A、胡萝卜素、蛋白质、叶黄素、锌。

如何食用： 每周至少食用三次。可于早餐食用1个水煮蛋，或作为零食。

毛豆

这种嫩大豆是铁元素的优质来源。铁元素是为身体各组织输送氧的必需营养元素，有助于强健发芯。将富含维生素C的食物与含铁丰富的蔬菜一同食用，可促进人体对植物中铁元素的吸收。

关键营养成分： 铁、叶酸、镁。

如何食用： 每周至少食用2次，每次75克。可作为一款健康零食，或加在沙拉中。

10 大措施

选择应季食品

大部分人已经遗忘了根据季节选择时令食品的饮食习惯。如今人们可以在任何时间任何季节买到各种食材，因此容易淡忘选择应季食品的重要性。另外，进口食品往往经过多次加工以延长保存期，从而不如本地食材营养成分含量丰富。选择新鲜的当地时令食物以获取其营养并使美容功效最大化。

 认真选择食材

在商店或市场购买食品时，需选择气味芳香甜美、肉质紧致饱满的水果与紧实脆嫩的蔬菜。这意味着此类蔬果在阳光下自然成熟，口感出色并富含多种有益皮肤的抗氧化成分。

 自己种植食材

选择一块土地自己种植食材。土地中自然生长的食材具有无与伦比的新鲜口感，从而激发人们更多地选择时令食物并从中获取更多营养。若在短时间内无法吃掉自己种植的某种时令食物，可于丰收季将这种食物冷冻或储存起来以保存营养。

 在家种植

如果觉得找寻土地种植食材无法实现或浪费时间，可在自家院子中清理出一小块土地用于种植蔬菜。若家中没有足够的户外种植空间，可选择蔬菜种植容器以节省空间和时间。草莓和西蓝花可以种在吊篮中，红花菜豆或土豆可种在罐内。在家种植能为日常餐桌提供营养丰富的应季食材。

 探寻更多食材

探寻更多应季食材并充满生活乐趣的方法是在当地自然环境中寻找。这种寻找方法能使人们更好地发现何种食材在何时成熟。可尝试在初秋采摘黑莓，在夏季收获接骨木花。但需确保自己采摘的食材是安全可食用的，选择远离公路与铁路的食材，而且不要误摘私人蔬果。

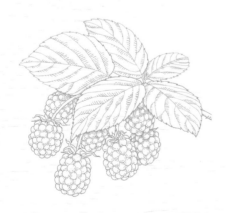

你知道吗?

近期研究表明, 能清楚了解每个季节有哪些时令蔬果的成年人不足成年人总数的十分之一。知道何种蔬果在何时成熟能获取食材最大的营养价值。

3 春季时令蔬果

春季可以享用各种甜美新鲜的蔬菜、香草、叶类及根类菜。例如芦笋、菜花、泽西皇家 (Jersey Royal) 小土豆、紫色西蓝花芽、西蓝花、萝卜、皱叶甘蓝、酢浆草、菠菜、嫩圆白菜叶、羽衣甘蓝、蚕豆、西洋菜、胡萝卜、小香葱、大黄、荨麻、蒲公英及其他各种绿叶蔬菜。

4 选择有机食品

如果条件允许, 请尽量选择有机食品。非有机食品有可能因喷洒农药而存在无法清洗干净的毒素残留。研究建议人们选择有机食品, 其比非有机食品含有更高水平的营养元素和抗氧化成分。食用有机食品能促进头发生长, 维护皮肤与头发光泽健康。

5 夏季时令蔬果

夏季可享用丰富的蔬菜与水果, 例如蚕豆、西蓝花、胡萝卜、小胡瓜、黄瓜、茴香、豌豆、大蒜、四季豆、生菜、嫩土豆、萝卜、芝麻菜、红花菜豆、沙拉洋葱、茄子、甜菜根、酢浆草、番茄、西洋菜、蓝莓、醋栗、青梅、罗甘莓、李子、覆盆子、草莓。

8 秋季时令蔬果

秋季丰收的蔬果包括甜菜根、胡萝卜、块根芹、茴香、野山菌、羽衣甘蓝、韭葱、西葫芦、土豆、南瓜、芝麻菜、酢浆草、甜玉米、番茄、西洋菜、生菜、苹果、黑莓、西洋李子、接骨木果、梨、李子。

9 选择本地食材

前往农夫市场选择食材, 或在当地菜贩处购买最近采摘的新鲜成熟蔬果。这些食品富含多种营养元素及抗氧化成分, 其口感美妙并能为人体补充丰富的营养, 可维护身体健康、重现皮肤光泽。

10 冬季时令蔬果

冬季可选择能缓慢烹煮的蔬菜, 例如: 甜菜根、抱子甘蓝、卷心菜、菜花、块根芹、菊苣、茴香、洋姜、羽衣甘蓝、甜菜、韭葱、欧洲防风草、土豆、红色卷心菜、芜菁甘蓝、萝卜、苹果、梨。

头发与头皮干燥

头皮银屑病和脂溢性皮炎均是常见头皮问题，会引起头部皮肤干燥、头皮屑与皮肤泛红。头皮干燥会使头发缺少足够的油脂滋养。营养不足（包括缺乏健康脂类）将导致头发干枯易断。摄入健康蛋白质可强韧头发；色彩鲜艳的蔬果富含多种抗氧化成分及维生素A和维生素C，能促进皮脂分泌以滋养秀发。

超级菜品建议： 格兰诺拉综合麦片 p167，牛油果吐司佐香蒜酱 p180，墨西哥式煎蛋 p184，柠檬香草烤鸡胸肉 p210，黑扁豆椰奶咖喱 p204，绿色思慕雪 p244

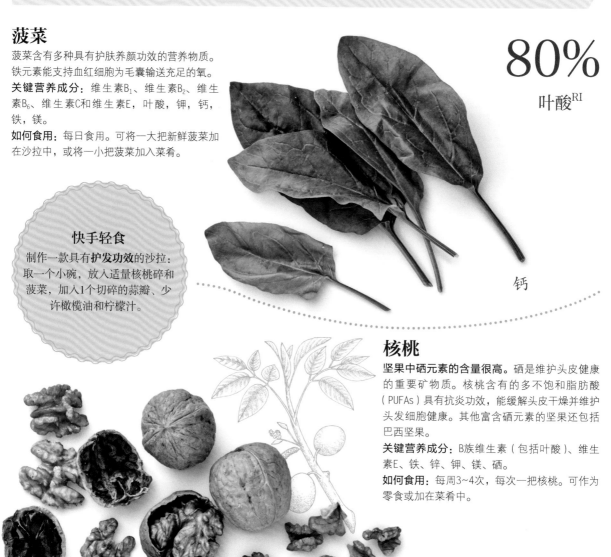

菠菜

菠菜含有多种具有护肤养颜功效的营养物质。铁元素能支持血红细胞为毛囊输送充足的氧。

关键营养成分： 维生素B₁、维生素B₂、维生素B₆、维生素C和维生素E，叶酸，钾，钙，铁，镁。

如何食用： 每日食用。可将一大把新鲜菠菜加在沙拉中，或将一小把菠菜加入菜肴。

80%
叶酸[RI]

钙

快手轻食

制作一款具有**护发功效**的沙拉：取一个小碗，放入适量核桃碎和菠菜，加入1个切碎的蒜瓣、少许橄榄油和柠檬汁。

核桃

坚果中硒元素的含量很高。硒是维护头皮健康的重要矿物质。核桃含有的多不饱和脂肪酸（PUFAs）具有抗炎功效，能缓解头皮干燥并维护头发细胞健康。其他富含硒元素的坚果还包括巴西坚果。

关键营养成分： B族维生素（包括叶酸）、维生素E、铁、锌、钾、镁、硒。

如何食用： 每周3~4次，每次一把核桃。可作为零食或加在菜肴中。

欧芹

欧芹可提供维生素A，它是人体合成皮脂的必需营养物质。皮脂是皮脂腺分泌的油性物质，能为头皮提供天然的滋养。

关键营养成分：类胡萝卜素，B族维生素，维生素A、维生素C和维生素E，钾。

如何食用：取一把切碎的欧芹加在沙拉或菜肴中。

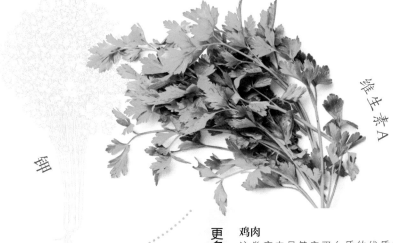

维生素A

钾

更多超级食物推荐

多脂鱼类

多脂鱼类（例如沙丁鱼、鳟鱼和鲑鱼）能为人体提供ω-3、蛋白质、维生素B_{12}和铁。这些均是维护头皮与头发健康的必需营养成分。

关键营养成分：ω-3、维生素B_{12}和维生素D、铁。

如何食用：每周食用2~3次，每次150克。

富含ω-3

16%
铁 RI

亚麻籽

亚麻籽是ω-3脂肪酸的优质来源。ω-3是维护头发与头皮健康不可或缺的营养成分。

关键营养成分：ω-3、维生素B_1、镁、磷、硒。

如何食用：每日1汤匙亚麻籽，可撒在粥或沙拉中。

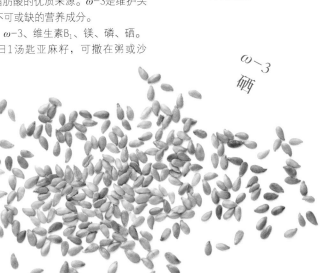

ω-3

硒

鸡肉

这类瘦肉是健康蛋白质的优质来源。确保日常饮食能为人体提供足够的蛋白质以维护头发健康强韧、充满活力。

关键营养成分：蛋白质、硒、维生素B_6和维生素B_{12}、磷。

如何食用：每周食用2~3次，每次150克。

甘薯

甘薯富含能在人体内转化为维生素A的β-胡萝卜素。人体缺乏维生素A会导致头发干枯易断。同时，通过日常饮食补充β-胡萝卜素能滋养头皮。色彩明亮的水果与蔬菜是β-胡萝卜素的优质来源。

关键营养成分：维生素C、钾、叶酸、钙、β-胡萝卜素。

如何食用：每周至少2~3次，每次85克。连皮蒸或煮以保存营养。

蛋类

蛋类不仅富含蛋白质，还含有丰富的B族维生素生物素。这两种营养成分均是维护头皮与头发健康的必需营养物质。

关键营养成分：生物素，维生素A、维生素B_2、维生素B_{12}和维生素D，蛋白质，胆碱，硒，磷，锌。

如何食用：每周食用3~4次，每次1个水煮蛋。连壳或去壳煮均可。

牛油果

牛油果不仅含有多种有益头发健康的维生素，还富含健康脂类以滋养发芯、维护秀发健康。

关键营养成分：维生素E、钾、ω-9、B族维生素、叶酸。

如何食用：每周3~4次，每次食用1个中等大小的牛油果。

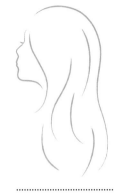

油性发质

皮脂过量分泌会直接造成头发油腻。适量的皮脂有助于维护头发柔顺并能防水。青春期体内激素水平改变和不健康的饮食习惯均会导致头发过油。食用含有丰富健康脂类与具有抗炎功效的食物，以及富含维生素B_2、维生素B_6和锌的食品均有助于调节皮脂分泌。

超级菜品建议：综合浆果泥配燕麦 p168，果香藜麦早餐粥 p169，风味炒豆腐p181，甜椒番茄酱 p191，意大利调味大麦饭 p200，柠檬香烤鲑鱼配海蓬子 p215

洋甘菊茶

具有镇静作用的洋甘菊茶被广泛认为能够舒缓神经、改善睡眠并缓解压力，从而有助于缓解压力引起的皮脂分泌过度。不含咖啡因、富含多种抗氧化成分的洋甘菊茶还具有抗炎功效并可调节皮脂分泌。

关键营养成分：维生素A、钙、镁、锌。

如何食用：每日饮用一杯洋甘菊茶。

维生素A

快手轻食

制作一款具有**护发功效**的沙拉：将营养丰富的黑眼豆加在综合沙拉或蔬菜沙拉中。洒少许橄榄油和柠檬汁，最后加入一撮喜马拉雅山粉红盐。

黑眼豆

黑眼豆富含蛋白质、锌和B族维生素。黑眼豆含有多种有助于调节皮脂分泌及维护发芯健康的营养成分。

关键营养成分：锌、叶酸、B族维生素、维生素C、铁、蛋白质。

如何食用：每周2~3次，每次3满汤匙黑眼豆。可加在沙拉或菜肴中。

维生素C和铁

大麦

大麦的血糖生成指数（GI）较低。高GI的食品在体内分解速度较快，易导致血糖在短时间内升高并使胰岛素过度分泌。过量胰岛素会增加人体皮脂分泌。相反，低GI食品在人体内消化速度较慢，能使血糖和胰岛素水平维持在稳定状态。

关键营养成分：维生素B_1、镁、硒。

如何食用：每周85克，可加在沙拉或汤品中。

维生素B_1

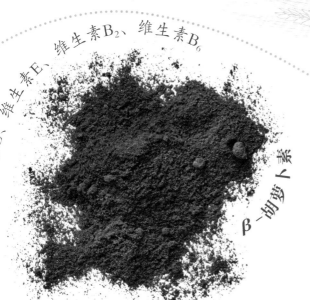

109%
镁^{RI}

维生素C、维生素E、维生素B_2、维生素B_6

β-胡萝卜素

辣椒粉

这种辛辣的调料富含抗氧化成分β-胡萝卜素，其能在人体内转化为维生素A。另外，辣椒粉还含有丰富的维生素E和维生素C。这些营养物质均有助于滋养并调节发质。辣椒粉也是B族维生素的最优质来源之一，尤其富含能调节皮脂分泌的维生素B_2和维生素B_6。

关键营养成分：维生素B_2、维生素B_6、维生素C和维生素E，β-胡萝卜素。

如何食用：取1汤匙辣椒粉为菜肴提香，或加在思慕雪中。

更多超级食物推荐

燕麦片

燕麦是矿物质锌最优秀的植物性来源。锌元素有助于调节皮脂分泌。

关键营养成分：铜、生物素、维生素B_1、镁、铬、锌。

如何食用：每日60克。

杏仁

杏仁富含能调节皮脂分泌的维生素B_2。1把杏仁即能满足40%人体日常所需的维生素B_2。杏仁还含有维生素B_6，有助于促进人体对锌元素和必需脂肪酸的吸收。

关键营养成分：维生素B_2和维生素B_6、ω-6。

如何食用：每日1小把，可作为零食或加在菜肴中。

多脂鱼类

鲑鱼、鲭鱼和其他多脂鱼类能为人体补充ω-3脂肪酸、蛋白质以及其他有助发质健康的营养成分。健康的脂类能调节皮脂腺以确保皮脂分泌不会过量。铁元素能促进血红细胞生成，确保营养物质能顺利输送至头发。

关键营养成分：ω-3、维生素B_{12}和维生素D、铁、蛋白质。

如何食用：每周食用2~3次，每次150克。

葵花籽

这款营养丰富的种子是维生素B_2和维生素B_6的优质来源。同时，葵花籽还富含锌元素，并为人体提供能维护发质健康的全部营养物质。南瓜籽与芝麻也含有丰富的B族维生素，有助于促进头发健康、调节头皮油脂分泌。

关键营养成分：维生素B_2、维生素B_6和维生素E，锌，ω-6，镁。

如何食用：每日1汤匙，加在沙拉、早餐燕麦或粥中。食用前将其磨碎有助于释放人体必需脂类。

相关营养补充剂见本书249页。

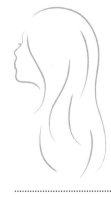

头发暗沉无光

缺乏生气的头发常表现为毛躁、暗沉和缺少光泽。头发外层中的天然油脂能反射光线，从而使秀发闪耀。若外部油脂层遭受破坏或缺乏滋养，头发将暗沉无光。甲状腺疾病和饮食缺乏营养均会影响头发健康。具有补水功效的食物、富含抗氧化成分的新鲜蔬果以及含有丰富ω-3和ω-6的食品有助于滋养发芯，提升发质并为头发增加闪耀光彩。

超级菜品建议：格兰诺拉综合麦片 p167，墨西哥式煎蛋 p184，夏日芦笋沙拉 p189，烤南瓜藜麦沙拉 p203，香烤海鲈鱼配番茄沙沙 p213，西式坚果米饭沙拉 p220

多脂鱼类

鱼类含有的ω-3脂肪酸、蛋白质、维生素B_{12}以及铁元素有助于改善头发暗沉。ω-3在发芯营养物质中占3%。同时，ω-3还存在于头皮细胞膜和头发天然油脂层中，能滋养头皮与头发。

关键营养成分：ω-3、维生素B_{12}和维生素D、铁。

如何食用：每周食用2~3次，每次150克。

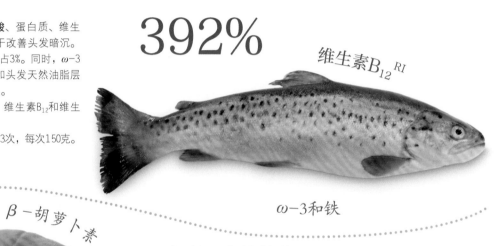

392% 维生素B_{12} RI

ω-3和铁

β-胡萝卜素

色彩明亮的蔬菜

β-胡萝卜素能在人体内转化为细胞生长不可或缺的维生素A。维生素A缺乏会导致头发干燥无光，但维生素A过量也会引起脱发。因此，适量的维生素A对人体非常重要。建议从日常饮食中获取适量维生素A，例如色彩明亮的蔬菜（南瓜、甘薯和胡萝卜），而非摄入营养补充剂。

关键营养成分：β-胡萝卜素、维生素B_6和维生素C、铁、镁。

如何食用：每日食用色彩明亮的蔬菜。

叶类蔬菜

深绿色叶菜（例如青菜、菠菜、西蓝花、羽衣甘蓝和瑞士甜菜）能为人体提供多种有益毛囊健康的营养元素，从而提升发质、使头发充满活力。

关键营养成分：β-胡萝卜素、维生素B和维生素C、钾、钙、叶酸、铁。

如何食用：每周至少食用2~3次，每次85克。简单烹制3~4分钟至断生，或直接制作思慕雪。

钾

牛油果

牛油果含有**重要的B族维生素——生物素**，是头发健康生长的必需营养成分。生物素缺乏比较罕见。食用富含生物素的食物有助于强韧头发、预防发质损伤，使头发看起来更加光泽丰盈。

关键营养成分：ω-9、B族维生素、镁、铁、钾、维生素E。

如何食用：每周3~4次，每次食用1个中等大小的牛油果。

B族维生素

铁

沙拉类蔬菜

人体约20%的日常水分摄入来自于固体食物以及具有补水功效的沙拉类蔬菜，例如芹菜和黄瓜。沙拉类蔬菜是为人体补充水分的关键来源之一。

关键营养成分：维生素C、B族维生素、钾、钙。

如何食用：每日至少食用100克新鲜沙拉类蔬菜。

7%
钾 RI

更多超级食物推荐

芦笋

芦笋含有维护头发强韧、健康与光泽的必需矿物质硅。

关键营养成分：维生素A、维生素B_2、维生素B_3、维生素B_5、维生素B_6、维生素C和维生素K，叶酸，铜，硒，硅，锰，磷，钾，胆碱，锌，铁，蛋白质。

如何食用：取4~5根芦笋加入沙拉（生食或简单烹煮均可），或作为配菜。

核桃

这款美味的坚果含有铜元素，能维护头发的天然色彩与活力。核桃还富含硒元素，有助于提升头发活力、保持秀发光泽。

关键营养成分：铜、硒、α-亚麻酸、锌。

如何食用：每日一小把核桃，作为零食。

蛋类

蛋类不仅富含蛋白质，还含有多种有益头发的关键矿物质：锌、硒、硫和铁。头发基本由蛋白质组成。因此，富含蛋白质的食物能为头发提供营养基础，有助于维护头发细胞健康、促进发芯强韧。

关键营养成分：蛋白质，维生素B_2、维生素B_{12}和维生素D，磷，锌，硒，硫，铁。

如何食用：每日1个水煮蛋（连壳或去壳煮均可）。可于早餐食用或作为小吃。

亚麻籽

亚麻籽能为人体提供维护头发健康的必需脂肪酸——α-亚麻酸。同时，锌元素能够滋养发芯、抑制脱发。

关键营养成分：镁，磷，硒，维生素B_6，铁，钾，铜，锌，多种脂肪酸。

如何食用：将1茶匙亚麻籽撒在粥上，作为早餐。也可加在思慕雪中。

头皮屑

头皮屑是一种常见的头皮问题。头皮细胞死亡并脱落时，会形成碎片状的白色皮屑。压力、疾病、激素失调、过量摄入糖分和精加工碳水化合物均有可能引发头皮脱屑。选择生食或发酵食品有助于净化血液；多食富含维生素B、硒和人体必需脂类的食物能抑制头皮屑；多摄入锌元素含量丰富的食物也能维护毛囊功能健康。

超级菜品建议：墨西哥式煎蛋 p184，甜椒番茄酱 p191，希腊凉拌菜 p199，蔬菜杂烩 p207，日式什锦海味米粉 p201，香烤海鲈鱼配番茄沙沙 p213，西式坚果米饭沙拉 p220

大豆

大豆是生物素的顶级来源之一。生物素是支持细胞生长、代谢脂肪及氨基酸必不可少的营养成分，有助于维护头皮健康以抑制头皮屑。同时，生物素还能增强免疫系统反应与神经系统功能。

关键营养成分： 生物素、铁、ω-3、维生素B_2和维生素K、镁、钾。

如何食用： 每周2次，每次食用60克熟黄豆。可加在沙拉或菜肴中。

铁的良好来源

甜椒

甜椒能为人体**提供维生素B_6**（吡哆醇），其被认为具有抑制头皮脱屑功效。人体代谢碳水化合物和脂肪酸的效率低下是导致头皮屑的潜在因素之一。B族维生素则有助于维护人体的代谢过程。

关键营养成分： 维生素A、维生素B_6和维生素C，铜。

如何食用： 每日食用一把生甜椒条，或加在沙拉中。

维生素B_6

铜

85%
维生素A[RI]

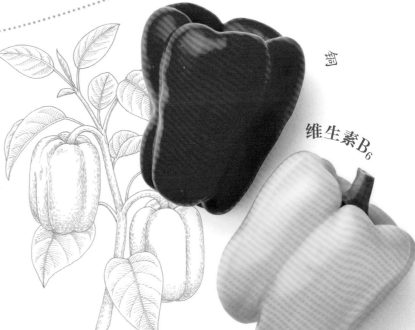

锌

钙

巴西坚果

巴西坚果含有重要的抗氧化成分硒，有助于维护头皮健康。

关键营养成分： 硒、铜、镁、锰、钾、钙、铁、磷、锌。

如何食用： 每日一把巴西坚果，作为零食。

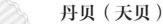

快手轻食

烹制一道能**维护头皮健康**的炒菜：炒锅中加一汤匙油预热。放入60克丹贝、1个蒜瓣和1茶匙生姜末，翻炒2~3分钟。加入1个红甜椒和少许日本酱油，继续翻炒2分钟即可。

丹贝（天贝）

这款大豆制品含有维生素B_2，能够促进细胞生长、维护皮肤与头发健康。

关键营养成分： 磷、维生素B_2、镁。

如何食用： 每日150克，或每周至少食用1份。

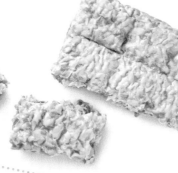

维生素B_2

25%
锰[RI]

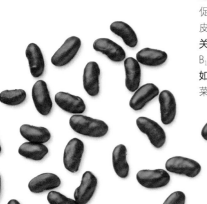

肾豆

这种肉质饱满的豆类是锌元素的优质来源，能促进组织新生与修复，还有助于维护发根周围皮脂腺功能正常。

关键营养成分： 锰、磷、蛋白质、锌、维生素B_1、铁、钾、镁。

如何食用： 将一把熟肾豆加在沙拉中，或作为菜肴底料。

亚麻籽

亚麻籽含有ω-3脂肪酸，有助于缓解头皮瘙痒、抑制头屑。亚麻籽还具有抗炎功效，能调节皮脂分泌。

关键营养成分： ω-3、维生素B_1、镁、磷、硒。

如何食用： 每日1汤匙，撒在粥或思慕雪中。食用前可将其磨碎以更好地吸收人体必需脂类。

多脂鱼类

鲑鱼、鲭鱼、沙丁鱼以及其他多脂鱼类富含ω-3。人体缺乏ω-3脂肪酸会引起头皮屑。

关键营养成分： ω-3、铁。

如何食用： 每周食用2~3次，每次150克。

蛋类

蛋类是维生素A的优质来源。维生素A是维护皮肤与头发健康的必需营养物质，在调节人体循环及免疫系统中扮演着重要角色。同时，维生素A还有助于维护皮肤细胞功能，促进头皮健康。因此，蛋类能够滋养头皮、抑制头屑。

关键营养成分： 维生素A、维生素B_2、维生素B_{12}和维生素D，胆碱，硒，磷。

如何食用： 每日1个水煮蛋（连壳或去壳煮均可），可作为小吃。

海藻

海藻（例如海带和紫菜）能为人体提供多种重要矿物质。碘有助于维护头发健康生长、缓解头皮不适。海带中的天然钙元素含量最为丰富，能维护头皮与头发健康。

关键营养成分： 维生素A、维生素B_1、维生素B_2、维生素C、维生素D和维生素E，碘，锌，镁，铁，钾，铜，钙。

如何食用： 每日1茶匙干海藻，加在沙拉或菜肴中，或作为零食享用。

奇异果

奇异果富含能增强免疫系统的维生素C。维生素C能预防因免疫力低下而导致的各种问题，例如头皮屑。同时，维生素C具有抗氧化功效，有助于预防并缓解头皮组织损伤。

关键营养成分： 维生素C和维生素E、钾、叶酸、锰。

如何食用： 每日至少1个奇异果。可作为餐后水果，也可加在沙拉、思慕雪或果汁中。

相关营养补充剂见本书249页。

美丽轻食计划：改善发质

组成每根头发的细胞需要多种关键营养成分来维护发芯健康。下述的美丽轻食计划通过不同食物的组合，为人体提供了多种营养以改善发质、促进头发健康。

一周食谱　　　　　　　**周一**

这份膳食营养均衡的一周美丽轻食计划食谱有助于改善发质。为了达到最佳效果，请保持4周。在此期间可采用菜品替换表中的餐品进行替换。每日清晨饮用一杯热柠檬水有助于促进消化。

早餐　　　　　　**周二**
格兰诺拉综合麦片
p167

小吃及零食
菠萝思慕雪 p239

午餐
牛油果蔬菜沙拉

晚餐
香烤鲭鱼配甘薯泥
p219变化版

早餐　　　　　　**周三**
绿色思慕雪 p244

小吃及零食
1把甜辣综合坚果
p194

午餐
日式什锦海味米粉
p201

晚餐
意大利调味大麦饭
p200

早餐
奇亚籽巧克力"布丁"
p174

小吃及零食
椰子思慕雪 p235
1把葵花籽

午餐
苹果萝卜什锦沙拉

晚餐
香烤海鲈鱼配番茄沙
沙 p213

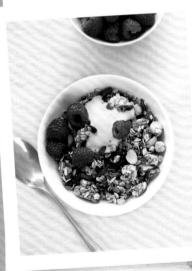

格兰诺拉综合麦片 p167

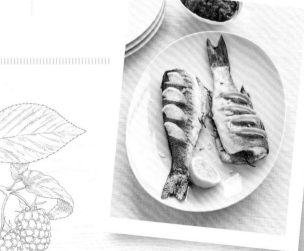

香烤海鲈鱼配番茄酱 p213

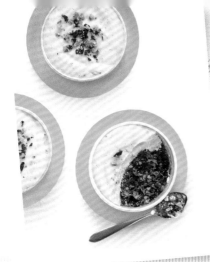

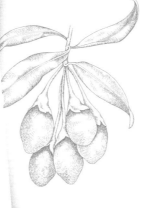

枸杞腰果"芝士蛋糕" p231

周四

早餐
水煮蛋配黑麦面包
1个奇异果

小吃及零食
2个燕麦饼配牛油果辣椒酱 p190
1个无花果

午餐
黑麦面包配牛油果泥
蔬菜沙拉

晚餐
泰式鸡肉汤面 p214

周五

早餐
黑麦面包配腰果酱
1个奇异果

小吃及零食
红甜椒条配鹰嘴豆泥

午餐
无麸质意大利面佐无奶香蒜酱 p186变化版
丹贝蔬菜沙拉

晚餐
希腊风味烤蔬菜 p211

周六

早餐
果香藜麦早餐粥 p169

小吃及零食
苹果片配坚果酱

午餐
墨西哥式煎蛋 p184

晚餐
柠檬香烤鲑鱼配海蓬子 p215

甜点
枸杞腰果"芝士蛋糕" p231

周日

早餐
奇亚籽薄煎饼佐蓝莓酱 p171

小吃及零食
2个无花果
1把杏仁

午餐
牛油果综合沙拉

晚餐
摩洛哥香炖羊肉 p209

菜品替换表

根据个人喜好，可采用以下菜品替换推荐来制定4周饮食计划。

早餐
坚果燕麦粥 p168变化版
混合坚果粥配杏片

小吃及零食
综合水果沙拉配天然活性酸乳和1把杏仁

午餐
甜菜根鹰嘴豆汤 p192
羊奶酪烤土豆配番茄沙沙 p212

晚餐
柠檬香烤鲑鱼配椰奶米饭 p215变化版
鸡肉米粉配芒果

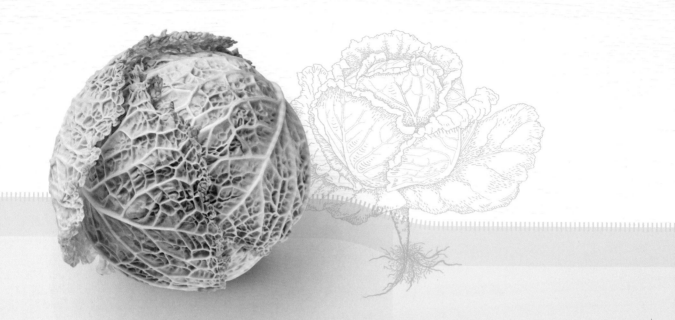

食物塑造美丽手足

手、脚和指甲通常是最先显现衰老痕迹的区域，因此需要额外照顾，以保持其最佳状态。探寻各种食材在手足日常护理中的贡献，遵循特定膳食营养计划，以维护指甲强韧光泽。

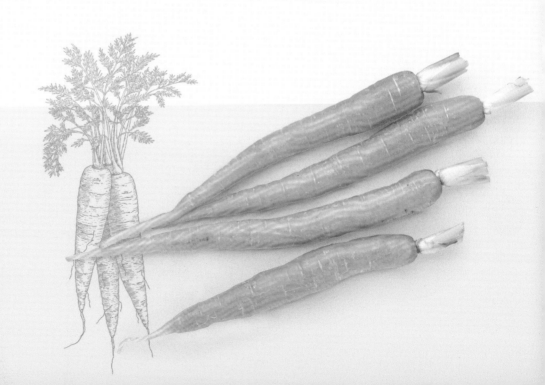

吃出美丽：手与脚

日常饮食需富含多种具有**护肤与滋养功效**的营养成分以维护指甲**强韧光泽**、手足皮肤**柔软细腻**。搜寻顶级护肤营养物质以滋养并维护手部、足部与指甲健康。

有益手足的营养元素

在本章寻找解决具体问题的食材前，探寻有助于维护手足健康的关键营养成分。

锌 适量且稳定地为人体补充这种必需矿物质以支持细胞生长。锌元素对人体细胞生长及分裂频繁的部位（例如手指甲与脚趾甲）起着非常重要的作用。锌能促进细胞化学反应，维护新生指甲组织健康生长。人体缺乏锌元素通常第一时间反应于指甲部位，例如指甲干薄易断，并有可能出现白色斑点。偶尔，人体缺乏锌也会引起某些脚臭问题。食用粗加工全谷物食品、坚果（例如腰果、南瓜籽和芝麻）、蛋类以及适量羔羊肉有助于补充并维持体内锌元素水平。

人体必需脂肪酸 人们通常最先关注身体裸露在外的皮肤是否干燥，例如手部与足部。尽管部分人群皮肤天生偏干，但饮食缺乏必需脂肪酸或摄入过多不健康饱和脂肪均会使皮肤脱水，从而加剧皮肤干燥程度。人体必需的ω-3和ω-6脂肪酸能滋养皮脂腺、维护细胞膜健康并减缓外层皮肤水分流失。人体无法自主合成ω-3与ω-6脂肪酸，因此需通过饮食补充。人体对于ω-3的需求量要高于ω-6。这是因为摄入过量ω-6脂肪酸会引发炎症反应。ω-3脂肪酸的顶级来源之一是多脂鱼类。坚持每周食用2~3次多脂鱼类（例如鲑鱼或鲭鱼）即可使手部与足部皮肤状况明显改善。ω-3脂肪酸的其他优质来源还包括亚麻籽、大麻籽、坚果、牛油果和深绿色叶菜。含有ω-6脂肪酸的食物为坚果、种子、葡萄籽油、肉类及谷物。

β-胡萝卜素、维生素E和生物素 手部皮肤长期暴露在外部环境下，易遭受有害紫外线的损伤，因此需要摄入富含抗氧化成分β-胡萝卜素（能在体内转化为维生素A）的食物。同时，维生素E有助于加快皮肤修复并保护皮肤抵御太阳光中紫外线的损害。维生素E还能促进血红细胞健康，为指甲输送氧及多种营养以维护指甲强韧光泽。选择富含维生素E的食物，例如绿叶蔬菜、坚

手、脚与指甲在日常生活中经常遭受损伤及磨损，每日摄入具有滋养护肤功效的营养元素有助于使其状态良好、健康美丽。

果、种子和牛油果。食用色彩鲜艳的蔬菜（例如南瓜、甘薯、羽衣甘蓝和胡萝卜）以确保摄入足量 β-胡萝卜素。

20%
人体每日所需水分，来自于固体食物。

生物素（水溶性B族维生素）是分解脂肪酸的必需物质，对维护皮肤、头发与指甲健康有重要作用。

蛋白质 指甲由角蛋白（起结构作用）构成。因此，每日需摄入富含优质蛋白质的食物以补充足量蛋白质，从而支持指甲生长并维护其强韧健康。同时，皮肤也需要蛋白质来合成胶原蛋白。胶原蛋白有助于维护皮肤弹性与紧致，尤其对脆弱的手部皮肤特别有益。健康蛋白质的优质来源包括豆类、鱼类、瘦肉和蛋类。

硫、硅和大蒜素 这些矿物质在维护指甲健康中扮演着重要角色。具有提升循环功效的硫元素存在于大蒜和红色洋葱中，能够促进指甲生长。硅元素是胶原蛋白的成分之一，也是强健皮肤组织的必需营养元素。同时，有助于向身体各部位输送其他至关重要的营养物质。富含硅元素的食物包括紫花苜蓿芽、燕麦、芦笋、大麦、西蓝花、海藻和草莓。大蒜中具有抗细菌与抗真菌功效的大蒜素能有效缓解真菌感染类疾病，例如脚气。

保湿 身体各组织与细胞均需要充足水分。指甲缺水将会变得脆弱易断、出现分层与干裂。每日摄入2升清水并将高含水量食物加入日常饮食。人体每日所需近20%的水分来自于固体食物，尤其是水果与蔬菜。这些蔬果还能为人体补充多种必需营养元素。选择高含水量食物（例如芹菜、黄瓜和西瓜）并享用蔬菜沙拉与新鲜水果。

影响手足皮肤健康的因素

手脚极易遭受损伤与磨损，因此需要额外的呵护。关注影响手足皮肤健康的因素并探寻通过饮食降低这些影响，从而保护手足皮肤处于最佳状态。

饮食和生活方式 加工食品、糖分、咖啡因、酒精、劣质食用油和过量红肉均会导致身体缺乏营养，从而对皮肤及指甲造成消极影响。指甲由角蛋白组成，因此可将富含优质蛋白质的食品加在每顿餐食中。同时，食用各类水果与蔬菜可确保摄入多种矿物质（例如镁、锌、铜和硅），有助于维护指甲强韧。

不良的饮食习惯与生活方式会导致手脚冰冷苍白。酒精与吸烟也会对人体循环造成不利影响。尝试戒烟戒酒，或减少烟酒的消费至低于限制摄入量（每周14个单位）。若人体循环不良，则需食用能促进循环的食物。富含维生素E的食品能保护血管细胞、促进血液流动；含有ω-3的食物具有抗炎功效，能促进循环；含有丰富维生素C的食物（例如柑橘类水果）有助于促进细胞新生并保护血管抵御损伤。

日晒 尽管手部皮肤裸露在外，但人们在防晒时经常会忽视手部。因此，手部皮肤比身体其他部位的皮肤衰老速度更快。饮食需包括具有保护手部皮肤功效的食物，例如含有ω-3脂肪酸、β-胡萝卜素、维生素C和维生素E的食品。

绿茶含有多酚类抗氧化物质儿

饮食符合年龄需求

随着年龄增大，手部与足部皮肤比身体其他部位皮肤衰老得更快。自30岁起，皮肤开始变薄并逐渐失去弹性，手脚皮肤可能变得更加干燥易损。摄入充足营养并确保膳食均衡能支持手足皮肤在每一阶段的健康，并维护指甲强韧。同时，维生素和矿物质营养补充剂也有益于手足与指甲健康。

健康的胶原蛋白合成 20岁时，手部、足部与指甲通常健康且状态良好。但是在20岁阶段后期，日常损伤、磨损及日晒已经开始对这些部位造成影响。

推荐食物： 应选择富含抗氧化成分的水果和蔬菜。尤其是具有护肤功效含维生素C和维生素E的食物，例如番茄、柑橘类水果、绿叶蔬菜和胡萝卜。同时，多脂鱼类、蛋类、坚果与种子能为人体提供重要的必需ω-3脂肪酸。大蒜与洋葱含有多种重要矿物质，有助于维护指甲健康。

这一阶段，皮肤细胞新生速度下降近10%。这意味着皮肤的自我修复能力减弱。手指皮肤较薄，因此通常是最先显现衰老痕迹的区域。此时，皮肤中的胶原蛋白与弹性蛋白开始流失，皮肤饱满度降低，手部静脉与指关节看起来更加突出。

推荐食物： 选择含有优质蛋白质的食物，例如蛋类、鱼类、豆类、瘦肉、坚果和种子。同时，食用富含β-胡萝卜素的黄色与橙色食物以抵御日晒，例如甜椒、胡萝卜及南瓜。

86%

人体每日所需的ω-3，150克鲑鱼即可补充。

茶素，能够增强皮肤抵御紫外线的能力，有助于减少并修复紫外线造成的DNA损伤，从而预防皮肤过早衰老。

接触化学物质 手部经常暴露在易损伤皮肤的化学物质之下，从而造成手部皮肤干燥、泛红及皲裂。尝试识别这些刺激物质的来源并避免接触可保护手部皮肤。ω-3具有抗炎功效，能保护皮肤抵御这些刺激物质。

感染 手脚皮肤比较潮湿，因此手指甲与脚趾甲的真菌感染非常常见。同时，不良饮食习惯也会促进造成感染的细菌生长。若已有遭受感染的倾向，需避免食用加工食品、酒精、小麦、麸质和糖，并选择新鲜蔬菜（生食或蒸煮均可）、发酵食品（例如味噌）以及海藻类蔬菜（例如海带）。

40岁+

40岁起，体内激素的改变会影响皮肤状态。雌激素分泌减少会导致皮肤失去弹性、紧致，这意味着手部皮肤会出现松弛，足部皮肤变得坚硬干燥。日晒对手部皮肤造成的损伤不断累积，以致皮肤出现老年斑或黄褐斑。

推荐食物： 增加富含抗氧化成分蔬果的摄入，例如红甜椒、番茄、南瓜、浆果、奇异果和橙子。食用含有护肤锌元素的食品，例如豆类、全谷物食品、坚果及种子。

50岁+

老年斑会增多且更加明显。手背处的皮肤比面部与颈部皮肤更薄，因此更易受到衰老影响。同时，皮脂分泌的减少也会影响足部皮肤，使足部皮肤变得更加干燥坚硬，甚至脚跟周围皮肤出现皲裂。胶原蛋白合成持续减少则会使指甲更加脆弱。

推荐食物： 选择具有排毒功效的食物以维护肝脏健康，并预防老年斑，例如柑橘类水果、色彩明亮的蔬菜及全谷物。

60岁以上

人体内储存的硅元素有助于维护皮肤与指甲结构。但体内的硅元素会随着年龄增长而减少。人体代谢速度的改变意味着手部及脚部指甲变厚。同时，某些手足病症非常普遍，例如鸡眼、老茧和真菌感染。由于皮脂分泌进一步减少，指甲也可能失去滋养，从而更易断裂分层。

推荐食物： 选择健康油脂，例如椰子油、亚麻籽油、橄榄油以及大麻籽油。食用含有锌元素、维生素C和生物素的食物，包括蛋黄、羽衣甘蓝、甘薯、坚果和种子。

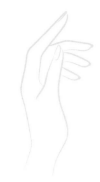

指甲脆弱

脆弱的指甲比较薄，容易断裂分层，从而造成疼痛。衰老与一些化学物质会导致指甲脆弱。同时，营养缺乏也会影响指甲健康。富含多种维生素和营养元素（例如硫和硅）的新鲜食物能强健指甲。优质蛋白质能促进胶原蛋白合成，从而维护指甲强韧健康。另外，富含铁和锌元素的食物能支持指甲良好生长。

超级菜品建议： 秋季养生汤 p179，牛油果吐司佐香蒜酱 p180，墨西哥式煎蛋 p184，西班牙凉菜西瓜汤 p188，柠檬香烤鲑鱼配海蓬子 p215，自制燕麦乳 p241

蛋类

蛋类是**为数不多的**可从饮食中获取维生素D的来源之一。同时，其含有的蛋白质是促进指甲强健至关重要的营养物质。不同于肉类，蛋类中的蛋白质易为人体消化和吸收。蛋类还含有B族维生素生物素，有助于增加指甲厚度。

关键营养成分： 维生素D、铁、生物素。

如何食用： 每日1个水煮蛋，连壳或去壳煮均可。

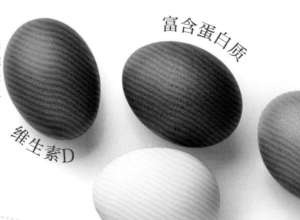

富含蛋白质

维生素D

鲑鱼

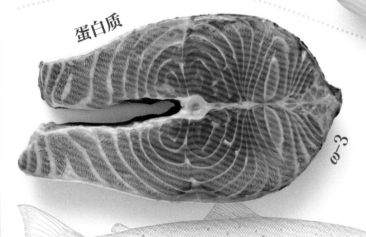

蛋白质

鲑鱼是生物素和蛋白质的**优质来源**。含有ω-3脂肪酸，有助于滋养并促进指甲健康。ω-3还具有抗炎功效，能够抵御损害指甲生长、造成指甲脆弱的炎症。

关键营养成分： ω-3、生物素、维生素B_{12}和维生素D、蛋白质。

如何食用： 每周食用2~3次多脂鱼类（例如鲑鱼），每次150克。

ω-3

392%

维生素B_{12} RI

胡萝卜

胡萝卜能为人体提供β-胡萝卜素。β-胡萝卜素能在体内转换为维生素A，是人体吸收蛋白质、维护指甲健康强韧的必需营养物质。胡萝卜还含有丰富的钙和磷，有助于强化指甲。

关键营养成分：β-胡萝卜素，B族维生素，维生素C、维生素E和维生素K，纤维素，钼，钾，钙，磷。

如何食用：每日85克。

钙

紫花苜蓿芽

紫花苜蓿芽是硅元素的优质来源，有助于维护指甲强韧健康。

关键营养成分：硅、维生素K、B族维生素。

如何食用：每周三次或每日食用。取一把紫花苜蓿芽加在沙拉中，或简单清炒。

富含硅

快手轻食

制作一款营养丰富并能**强化指甲**的果汁或思慕雪：将新鲜胡萝卜直接榨汁或制成思慕雪。可加入少许新鲜生姜末提香。

38%
维生素B_1^{RI}

燕麦片

燕麦片含有多种微量元素，例如铜、锌、锰、硅和B族维生素。这些营养元素均有助于促进指甲健康。

关键营养成分：铜、生物素、B族维生素、硅、锰、钙、锌。

如何食用：每日60克，可熬制早餐燕麦粥或加在思慕雪中。

生物素

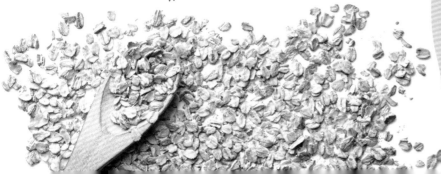

更多超级食物推荐

葵花籽

这种口感香脆的种子含有多种人体必需维生素和锌，能为指甲健康生长提供营养。

关键营养成分：维生素B_1、维生素B_6和维生素E，锌，锰，硒，磷，镁，叶酸，维生素B_3。

如何食用：每日1汤匙，可作为零食，也可撒在沙拉或早餐中。将葵花籽浸泡在3汤匙清水中一整夜有助于释放更多有益油脂，从而更易为人体吸收利用。

番茄

番茄含有丰富的生物素和番茄红素，能促进指甲生长，使其加厚并具有光泽。番茄还富含维生素A和维生素C，这两种维生素均有益指甲强韧健康，也具有促进指甲生长的功效。

关键营养成分：生物素、番茄红素、维生素A和维生素C。

如何食用：每日7个樱桃番茄或1个中等大小番茄。可制作菜肴，或作为零食直接生食。

10 大措施

保存食材营养

人们常从父母那里学习烹饪**方法**，并长期使用相同的烹饪方式。但这些烹饪技巧可能无法最有效且最大化保存食材的营养与有益成分。食材的准备及烹饪方式对食物的营养有极大影响。高温长时间加热，或用大量水烹饪均会使食材营养流失。

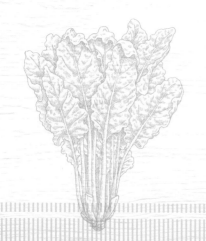

 1 蒸菜

蒸是保存食材营养与风味的最佳方法之一。使用蒸笼，或仅加少量水并用蔬菜自身汁液烹饪：取一个厚平底锅，中高火预热。放入处理过的蔬菜，加2汤匙清水。水沸腾后转小火并盖上锅盖，继续加热至蔬菜断生即可。此时蔬菜仍然质地紧致、色彩鲜艳。

 2 有限制地炖煮

长时间煮或慢炖均会导致蔬菜营养流失到水中。蔬菜在沸腾的水中加热2分钟后，大量营养元素就会开始流失。同时，高温也会破坏食材中的维生素C。若需要煮蔬菜，水的使用量要尽可能少，且煮至食材断生即可。或使用菜汤、高汤或肉汤代替清水以避免营养浪费。

 6 直接生食

生蔬菜富含多种酶、无添加的维生素与矿物质。生食是一种能美容养颜的饮食方式。直接生食能避免摄入因烹调不当而生成的致癌物质，并减少摄入易引起衰老的氧化食物的机会。可尝试将生茴香薄片或甜菜根薄片加在沙拉中；也可使用苹果或羽衣甘蓝制作思慕雪作为早餐；或将红甜椒和芹菜切成蔬菜条搭配鹰嘴豆泥，作为一款简单方便的零食。

 7 浸泡与发芽

将一些食材浸泡或发芽后能激活多种营养成分及有益健康的酶类，并能提升某些维生素的含量。可尝试自己在家进行种子和豆类的发芽，也可在烹制前将谷物浸泡在冷水中2~3小时。

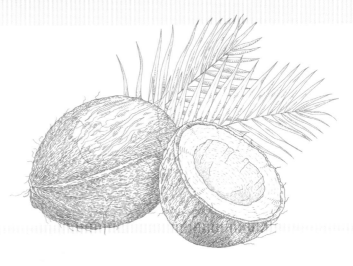

你知道吗？

食材经少量健康油脂或脂肪烹饪后，其含有的某些营养元素更易为人体吸收利用，例如类胡萝卜素。类胡萝卜素具有提升肤色、维护皮肤光泽的功效，存在于胡萝卜、南瓜、甜椒和番茄中。

3 清炒

清炒或煎炸能锁住食材中有益皮肤的营养物质，并增加食物的香味与口感。需确保使用正确的烹调油或脂肪：椰子油和酥油在高温下依然稳定，仅产生少量醛类物质（被认为与癌症有一定联系）。烹调时需避免油温过高，高温易使油脂氧化并呈现酸性，还会降低食物营养价值。

4 低温烹制

在寒冷的冬季，烧烤、烘焙和慢炖菜特别有吸引力。进行长时间烹饪时，应选择较低的温度以保留食材中有益皮肤的维生素。烘焙或烤制食物时应避免烤焦或时间过长。烤焦的食物会产生有害致癌物和引发皮肤衰老的毒素。

5 汤品

清汤、肉汤和煲汤均是健康的食物烹饪方式。尽管这些烹饪过程采用了大量水，但许多水溶性营养成分仍然能被人体通过汤品摄入。汤品是一种比清水煮更健康的烹饪选择。这种烹饪方式能保留营养并使食物更易为人体消化吸收。

8 自己烹饪

亲自烹饪（而非购买熟食或外卖）有助于了解摄入的究竟是哪些食物。这包括糖和盐的使用量，使用了何种烹调油以及烹饪方式。自己烹饪有助于保存食材营养，从而提升皮肤光泽并维护头发与指甲健康。

9 水果与蔬菜

避免购买已处理好的水果和蔬菜，应在烹制前自己处理食材，以避免营养流失。蔬菜中的大部分有益营养成分被认为存在于外皮中。因此，尽量使用蔬菜刷清理蔬菜表面，而非削皮。同时，清洗外皮有助于减少非有机蔬菜表面的化学残留。

10 冷冻保鲜

当发现家中蔬果过多，冷冻是一个很好的解决方法，有助于减少食物浪费并能锁住食材营养。选择新鲜优质的成熟蔬果，并在购买或采摘后尽快将其冷冻，且最长冷冻期不能超过6个月。如果条件允许，可将冷冻食品直接烹制。这是因为解冻过程会造成一部分营养分解，包括能促进胶原蛋白合成的抗氧化成分维生素C。

老年斑

　　手部通常是最先显现衰老痕迹的区域，例如出现老年斑或黑色素沉着。缺乏营养、压力和日晒均会引发自由基损伤皮肤，从而导致衰老。抗氧化成分维生素C和维生素E有助于保护皮肤对抗紫外线；具有排毒和护肝功效的食物能促进身体排毒；具有促进胶原蛋白合成功效的食品有助于维护皮肤紧致光泽。

超级菜品建议： 综合浆果泥配燕麦 p168，秋季养生汤 p179，小胡瓜"面"佐罗勒香蒜酱 p187，夏日蔬果沙拉配大麦古斯古斯 p202，红莓思慕雪 p235，养颜抹茶饮 p237

抹茶

抹茶由具有**强效抗氧化功效**的绿茶叶制成，其抗氧化作用是绿茶的近10倍。绿茶中发现的活性抗氧化物质——儿茶素，被认为能保护皮肤抵御阳光中紫外线的损害，从而有助于预防并修复DNA损伤。

关键营养成分： L-茶氨酸、儿茶素、表没食子儿茶素没食子酸酯（EGCG）、维生素A和维生素K。

如何食用： 每日摄入少量（不足1茶匙）即可。

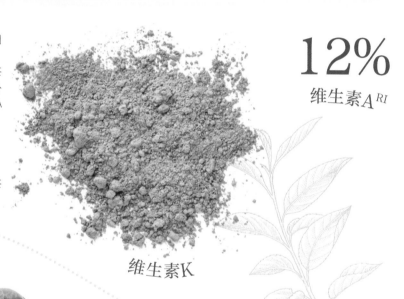

12%
维生素A ^{RI}

维生素K

提供硫

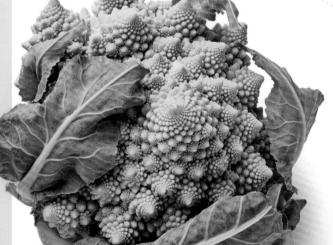

甘蓝类

卷心菜、羽衣甘蓝、抱子甘蓝、西蓝花、菜花和其他甘蓝类蔬菜含有硫元素，能提升人体细胞内抗氧化成分谷胱甘肽的水平，从而抑制皮肤色素沉着。

关键营养成分： 纤维素、维生素C、β-胡萝卜素、槲皮素、ω-3、硫。

如何食用： 每日食用甘蓝类蔬菜。

浆果

黑莓、蔓越莓、枸杞、桑葚、覆盆子和草莓是天然植物化学成分鞣花酸的优质来源，有助于抑制人体黑色素合成过量，可均匀并提亮肤色。

关键营养成分： 黄酮类化合物，维生素A、维生素C和维生素E，鞣花酸，ω-3，钾，镁。

如何食用： 每日1小把。可加在牛奶麦片早餐或粥里享用。

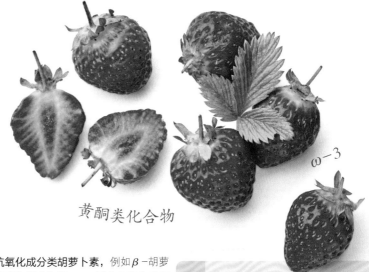

ω-3

黄酮类化合物

甘薯

甘薯含有抗氧化成分类胡萝卜素，例如β-胡萝卜素、叶黄素和番茄红素。β-胡萝卜素有助于对抗并修复紫外线损伤。胡萝卜、南瓜及甜椒也含有类胡萝卜素。

关键营养成分： β-胡萝卜素，叶黄素，番茄红素，维生素B_6、维生素C和维生素K，生物素，纤维素，钾。

如何食用： 每日食用富含类胡萝卜素的食物。

快手轻食

制作一款具有**护肤功效**的抗氧化菜肴：甘薯连皮切块并蒸熟、羽衣甘蓝蒸至断生，混合后滴少许橄榄油和柠檬汁。

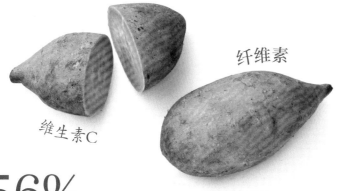

维生素C

纤维素

56%
维生素C^{RI}

猴面包

原产非洲的猴面包粉能促进胶原蛋白合成，维护皮肤柔软健康，从而协助人体更好抵御衰老。

关键营养成分： 钙，维生素A、维生素B_1、维生素B_6和维生素C，钾，镁，锌，生物类黄酮，纤维素。

如何食用： 每日1~2茶匙，加在餐食中。

更多超级食物推荐

沙棘果油

沙棘果油含有罕见的ω-7脂肪酸（棕榈油酸）。这种脂肪酸自然存在于皮肤中，具有抗衰老功效，并能抵制阳光中紫外线的损害。沙棘果油还含有β-胡萝卜素、维生素C和维生素E，有助于均匀并提亮肤色。

关键营养成分： 维生素C和维生素E、β-胡萝卜素、ω-7。

如何食用： 每日1茶匙，可加在果汁、思慕雪或酸奶中。

味噌

味噌由大豆或谷物发酵制成，是曲酸的优质来源。曲酸有助于抑制酪氨酸酶（这种酶类会加速皮肤色素沉着）活力，可提亮肤色、减少黑色素沉着。

关键营养成分： 曲酸、维生素K、锌、蛋白质、磷、益生菌、脂肪酸。

如何食用： 每周3~4次，每次2汤匙。

绿叶蔬菜

绿叶蔬菜富含具有抗炎功效的维生素E。这种护肤营养成分能保护皮肤抵御自由基损害。

关键营养成分： 纤维素、维生素C和维生素E、ω-3、β-胡萝卜素、槲皮素。

如何食用： 每日食用85克绿叶蔬菜。

小胡瓜

小胡瓜含有丰富的护肤抗氧化成分，例如β-胡萝卜素和维生素C。

关键营养成分： β-胡萝卜素、ω-3和ω-9、维生素B_6和维生素C、镁、钾、叶酸。

如何食用： 半个小胡瓜蒸至断生作为配菜，或加入沙拉直接生食。

皮肤干燥粗糙

手部与足部皮肤经常干燥长茧，并易受到磨损和损伤。人体缺乏健康脂类会引起皮肤干燥。必需脂肪酸和具有保湿补水功效的食品有助于滋润皮肤；富含维生素E的食物能加快皮肤修复速度；维生素A含量丰富的食品能滋养干燥的皮肤。同时，具有排毒功效的食物有助于净化皮肤、提亮肤色。

超级菜品建议：果香藜麦早餐粥 p169，牛油果辣椒酱 p190，甜菜根鹰嘴豆汤 p192，养颜杏仁球 p195，希腊凉拌菜 p199，自制燕麦乳 p241

色彩明亮的水果与蔬菜

黄色、橙色和红色显示蔬果含有抗氧化成分类胡萝卜素，其能在人体内转化为维生素A。这种脂溶性抗氧化成分是缓解皮肤炎症的关键，有助于缓解皮肤粗糙。

关键营养成分：维生素A、纤维素。

如何食用：每日食用85克色彩明亮的水果或蔬菜。

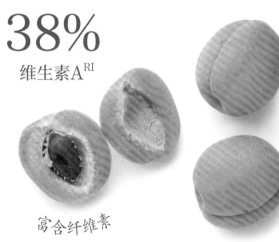

38%
维生素A^{RI}

富含纤维素

绿叶蔬菜

绿叶蔬菜能够滋养皮肤，例如羽衣甘蓝、卷心菜、菠菜、甜菜和抱子甘蓝。其富含多种维护皮肤健康必需的维生素，从而能保护皮肤抵御损害。同时，绿叶蔬菜还含有ω-3、硫和叶绿素，有助于滋养皮肤、缓解干燥粗糙皮肤经常出现的泛红症状。

关键营养成分：纤维素、维生素C、β-胡萝卜素、槲皮素、ω-3、叶绿素、硫。

如何食用：每日食用85克绿叶蔬菜。

叶绿素

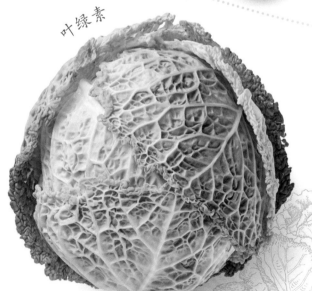

大麻籽

大麻籽中47%为人体必需脂肪酸，且ω脂肪酸的比例非常完美。大麻籽能抑制前列腺素，有助于缓解炎症导致的皮肤干燥。

关键营养成分：ω-3、ω-6和ω-9，γ-亚麻酸（GLA），蛋白质，硫。

如何食用：每日2汤匙。

快手轻食

将大麻籽加在菜肴或甜品中以提升餐食的**"健康"**脂类水平。将其撒在早餐稀饭和粥中，也可取一把加在沙拉或甜品中。

螺旋藻

这种微藻粉含有能抑制炎症的γ-亚麻酸（GLA），有助于舒缓皮肤炎症。同时，螺旋藻还含有叶绿素、多种抗氧化成分和蛋白质，能协助人体排毒并促进皮肤细胞新生。

关键营养成分：蛋白质、抗氧化因子、多种脂肪酸、B族维生素、钙、γ-亚麻酸（GLA）。

如何食用：从每日摄入¼茶匙开始，逐渐增加至每日1茶匙。可加在菜肴或饮品中享用。

38%
维生素B_1^{RI}

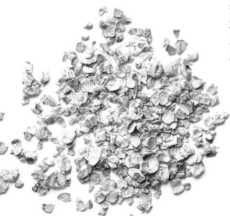

提供蛋白质

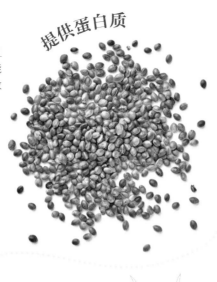

富含蛋白质

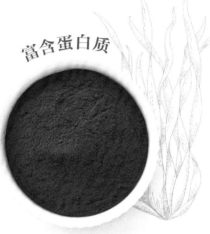

燕麦片

这种较大的燕麦片富含多种人体细胞修复必需的脂类及矿物质，包括铜、锌、锰、硅。B族维生素有益干性皮肤；多糖则有助于调节血糖水平，确保将营养通过体内循环输送至皮肤。

关键营养成分：维生素B_1、维生素B_5、维生素B_6和维生素E，叶酸，锌，铁，钙，镁，纤维素。

如何食用：每日50~100克，可熬制早餐燕麦粥或加在思慕雪中。

奇亚籽

奇亚籽被认为是ω-3脂肪酸最优质的植物来源；亚麻籽也是ω-3的良好来源。干性皮肤往往缺乏ω-3。这种脂类有助于滋养细胞，维护皮肤细胞饱满健康。ω-3还具有抗炎功效，能镇静并舒缓皮肤炎症及过敏。

关键营养成分：蛋白质，ω-3，钙，镁，铁，锌，维生素B、维生素D和维生素E。

如何食用：每日2~3茶匙，加在果汁、沙拉调味汁、粥或思慕雪中。

南瓜籽

南瓜籽富含多种必需脂肪酸，尤其是维护皮肤健康至关重要的ω-3脂肪酸。ω-3能促进细胞修复并调节皮脂分泌。南瓜籽还含有丰富的维生素E、锌和蛋白质，有助于皮肤修复。葵花籽也含有与南瓜籽相似的营养成分。

关键营养成分：多种脂肪酸、纤维素、锌、维生素E、镁、蛋白质、植物固醇。

如何食用：每日一小把作为零食，也可撒在粥或沙拉中。

牛油果

牛油果是脂类含量最高的水果。其富含的单不饱和脂肪酸、植物固醇、ω-3、ω-6和ω-9，能使皮肤再生并缓解皮肤干燥引发的泛红与敏感。同时，牛油果中的类胡萝卜素叶黄素，能保湿并维护皮肤弹性、调节皮脂健康。

关键营养成分：叶黄素，β-胡萝卜素，ω-3、ω-6和ω-9，铜，叶酸，维生素A、维生素B_5、维生素B_6、维生素C、维生素D、维生素E和维生素K，钾。

如何食用：每周2~4次，每次食用1个中等大小的牛油果。可加在沙拉中或抹在吐司上。牛油果的营养成分大多集中在靠近果皮的部位，因此，其最佳剥皮方式类似剥香蕉皮，并尽可能保留最外层的果肉。

椰子油

椰子油主要由饱和脂肪中链甘油三酯（MCTs）构成。作为一款天然保湿剂，椰子油非常稳定，能在开瓶后依然长时间保持新鲜。变质油脂会导致衰老，因此，椰子油有益皮肤健康。

关键营养成分：中链甘油三酯。

如何食用：每日2汤匙，用于烹饪或直接加在菜肴中。

汗脚

人群中约3%的人受到脚汗过多或多汗症的困扰。这种与遗传有关的症状目前还未找到原因。汗脚易引发真菌感染并伴随臭味。避免食用红肉、精加工碳水化合物及酵母能减少体味。含有锌元素的食品和绿叶蔬菜能抑制人体内引发体味的化合物的释放。同时，具有抗真菌功效的食物也有益于足部健康。

超级菜品建议：暖身苹果粥 p170，大麻籽酱 p172，墨西哥式煎蛋 p184，暖身蔬菜沙拉 p185，甜辣综合坚果 p194，什锦蔬菜配甘薯泥 p219，烤菠萝佐椰子可可酱 p228，健康果蔬冰淇淋 p229

苹果醋

尽管**酸性物质**会被人体消化系统分解，但这款调味品被认为能够调节体内pH，从而有助于抑制汗脚引发的体味。苹果醋作为一款天然益生元，能促进肠道健康并协助人体净化引发体味的毒素。

关键营养成分： 醋酸。

如何食用： 每日1茶匙苹果醋经清水稀释后饮用，或用于制作沙拉调味汁。

快手轻食

制作一款能**抑制脚臭**的沙拉：1汤匙鼠尾草切碎、85克菠菜，加入1汤匙葵花籽、1汤匙油醋调味汁（苹果醋与橄榄油混合）即可。

益生元

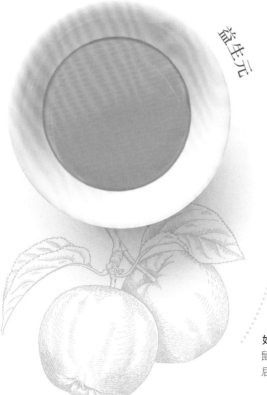

钙
铁

鼠尾草

这款**香草**传统上常用于抑制多汗。鼠尾草经德国卫生局核准可用于缓解多汗症。

关键营养成分： 维生素A、维生素B$_6$和维生素C，钙，铁，镁。

如何食用： 1汤匙新鲜鼠尾草或1茶匙干鼠尾草用水冲泡。每日三次，待水温凉后饮用。孕妇不宜饮用。

椰子油

椰子肉提取的油脂含有饱和脂肪中链甘油三酯（MCTs），其具有抗真菌功效，有助于促进足部健康。

关键营养成分：中链甘油三酯。

如何食用：每日2汤匙，用于烹饪或直接加在菜肴中。

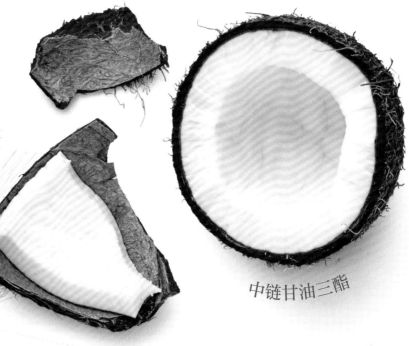

中链甘油三酯

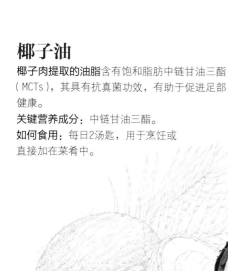

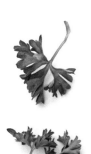

叶绿素

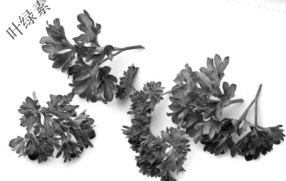

富含锌

欧芹

传统常用于抑制体味与口臭。 欧芹含有不稳定的芳香类油脂和叶绿素，能促进食物吸收、避免毒素累积，从而有助于抑制脚臭。欧芹还是锌元素的优质来源，能够抑制体味不佳的状况。

关键营养成分：锌、叶绿素。

如何食用：每日食用25~60克新鲜欧芹或烹制蒸菜。也可使用干燥欧芹，每日三次，每次1茶匙。

更多超级食物推荐

绿茶

含有单宁的绿茶是一款天然杀菌剂，能促进食物消化并增强人体免疫力。

关键营养成分：多种抗氧化成分：儿茶素、表没食子儿茶素没食子酸酯（EGCG）、L-茶氨酸。

如何食用：每日饮用1~3杯。

绿叶蔬菜

叶绿素能绑定、中和并清除体内引发体味的化合物，从而控制体味和脚臭。

关键营养成分：纤维素、叶绿素、维生素C、β-胡萝卜素、槲皮素、ω-3。

如何食用：将羽衣甘蓝、菠菜、西蓝花或其他绿叶蔬菜作为每日应食用的5种不同蔬果之一。

发酵食品

发酵食品（例如酸奶、泡菜和酸菜）能促进肠道内有益菌群生长，从而促进肠道健康并清除毒素。

关键营养成分：乳酸杆菌、双歧杆菌。

如何食用：每餐食用1~2汤匙。

柠檬

富含维生素C的柠檬是一款天然收敛净化剂。同时还具有抗菌功效，有助于抑制真菌感染。

关键营养成分：维生素C。

如何食用：每日清晨饮用一杯热柠檬水或新鲜柠檬汁，以净化体内毒素。

种子

各类种子（例如南瓜籽和葵花籽）是锌和镁的优质来源，人体缺乏这两种元素被认为会引发多汗及体味不佳，包括脚臭。

关键营养成分：多种脂肪酸、纤维素、锌、镁、蛋白质、植物固醇。

如何食用：取1把加在麦片粥或沙拉中。

大蒜

新鲜大蒜切碎后会生成活性物质大蒜素，其具有抗细菌和抗真菌功效。

关键营养成分：硫、大蒜素、维生素B_6。

如何食用：每日1~2个蒜瓣。

美丽轻食计划：强韧指甲

压力、不健康的饮食习惯与生活方式均会导致指甲脆弱。但指甲能很快通过良好的饮食恢复健康强韧。下述的美丽轻食计划通过不同食物的组合，为人体提供多种营养以促进指甲强韧光泽。

一周食谱

这份膳食营养均衡的一周美丽轻食计划食谱有助于促进指甲强韧。为了达到最佳效果，请保持4周。在此期间可采用菜品替换表中的餐品进行替换。每日清晨饮用一杯热柠檬水有助于促进消化。

周一

早餐
黑麦面包配大麻籽酱 p172

小吃及零食
菠萝思慕雪 p239

午餐
牛油果红洋葱蔬菜沙拉

晚餐
香烤鲭鱼配甘薯泥 p219变化版

周二

早餐
丽肤浆果饮 p238

小吃及零食
香梨西柚汁 p243
1片斯佩尔特面包

午餐
香浓蚕豆汤 p182

晚餐
烤土豆配番茄沙沙 p213

周三

早餐
坚果燕麦粥 p168变化版

小吃及零食
养颜杏仁球 p195

午餐
苹果萝卜什锦沙拉

晚餐
柠檬香烤鲑鱼配海蓬子 p215

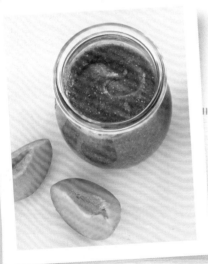

果香奇亚籽酱 p173

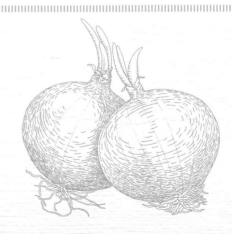

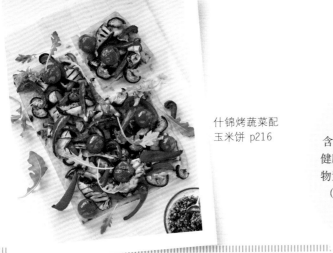

什锦烤蔬菜配
玉米饼 p216

B族维生素

含有B族维生素的食物有益指甲
健康，有助于强韧指甲组织。生
物素的优质来源包括蛋类、坚果
（例如杏仁和核桃）、野生鲑
鱼、瑞士甜菜及覆盆子。

周四

早餐
水煮蛋配黑麦面包

小吃及零食
2块新鲜菠萝片
天然活性酸乳

午餐
风味炒豆腐 p181

晚餐
什锦烤蔬菜配玉米饼
p216

周五

早餐
黑麦面包配腰果酱

小吃及零食
樱桃番茄
胡萝卜条配鹰嘴豆泥

午餐
2个煎鸡蛋配芝麻菜西
洋菜

晚餐
日式什锦海味米粉
p201

周六

早餐
果香藜麦早餐粥 p169

小吃及零食
天然活性酸乳配浆果

午餐
甜菜根鹰嘴豆汤 p192

晚餐
柠檬香烤鲑鱼配椰奶
米饭 p215变化版

甜点
盐渍黄金果巧克力杯
p225

周六

早餐
格兰诺拉综合麦片
p167

小吃及零食
2个燕麦饼配鹰嘴豆泥
胡萝卜条

午餐
什锦蔬菜配甘薯泥
p219

晚餐
泰式鸡肉汤面 p214

盐渍黄金果巧克力杯 p225

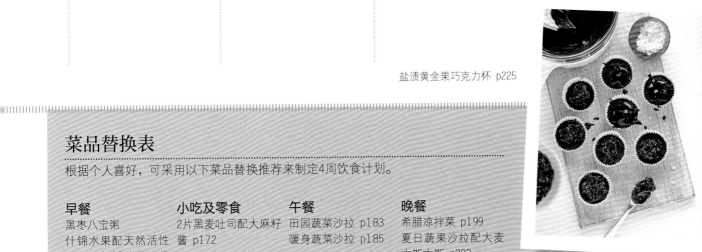

菜品替换表

根据个人喜好，可采用以下菜品替换推荐来制定4周饮食计划。

早餐
黑枣八宝粥
什锦水果配天然活性
酸奶（包括芒果、菠
萝及各类种子）

小吃及零食
2片黑麦吐司配大麻籽
酱 p172

午餐
田园蔬菜沙拉 p183
暖身蔬菜沙拉 p185

晚餐
希腊凉拌菜 p199
夏日蔬果沙拉配大麦
古斯古斯 p202

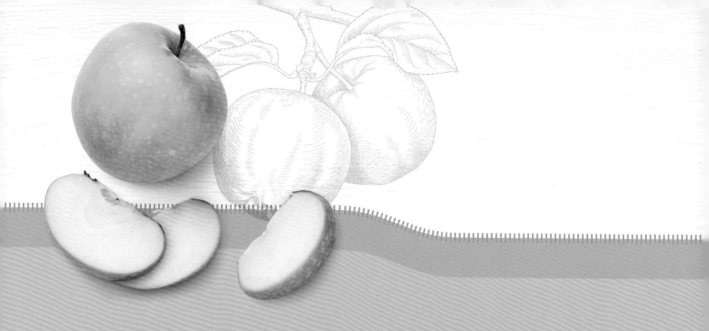

食物塑造
健康口腔

日常饮食的种类与食物在体内消化过程中释放的营养物质影响着牙齿、牙龈及口腔健康。探寻能净化口腔的食品并遵循特定的膳食计划，有助于为人体提供有益牙齿与牙龈健康强健的营养物质。

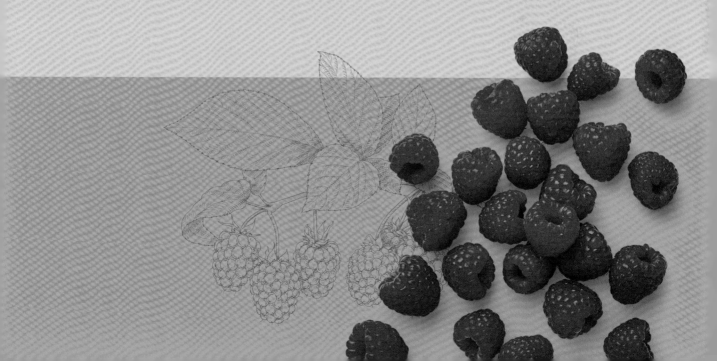

吃出美丽：口腔

每日饮食摄入优秀营养能使**牙齿坚固洁白、牙龈健康**，笑容充满自信活力。搜寻**顶级营养成分**以维护口腔健康，并探寻这些营养如何发挥功效以支持牙齿及牙龈活力强健。

有益口腔的营养元素

在本章寻找解决具体问题的食材前，探寻为什么某些营养成分是维护口腔健康的关键。

硅 这种人体必需的矿物质具有多种重要功效，有益牙齿、牙龈及口腔健康。硅能支持人体结构蛋白——胶原蛋白的合成，有助于强化牙齿与牙龈。硅还能协助人体将其他营养物质输送至身体各部位，从而确保牙龈及牙齿能获得所需全部营养以保持健康强健。另外，硅还是人体吸收钙元素不可或缺的营养元素。钙元素是维护牙齿健康的必需营养成分。日常饮食应选择含有硅元素的食物，例如全谷物食品、苹果、樱桃、杏仁、橙子、燕麦、种子和鱼类。

硫 被认为是"养颜"矿物质。硫元素有助于人体吸收蛋白质，使牙齿坚固并健康成长。甘蓝类蔬菜是硫元素的优质来源，例如西蓝花、菜花和抱子甘蓝。洋葱与大蒜也含有丰富的硫元素。

钙 人类的牙齿与下颌基本由钙元素构成。因此，日常饮食摄入足量钙有助于预防牙龈疾病及牙齿退化。钙元素的优秀来源包括豆腐、沙丁鱼、芝麻、酸乳、绿叶蔬菜和奶酪。

铁 是维护血红细胞健康不可或缺的矿物质，能确保营养顺利输送至牙龈。铁元素最顶级的植物来源包括大豆、扁豆及各种豆类、绿叶蔬菜、芝麻和橄榄。肉类也是铁最优秀的来源之一。但肉类属于酸性食物，易促进口腔中有害菌生长，因此需食用适量肉类。

维生素 维生素C是胶原蛋白合成的必需营养物质。胶原蛋白能维持人体组织结构稳定。缺乏维生素C会导致牙龈脆弱易出血。维生素C是水溶性维生素，无法在体内储存。这意味着每日需通过饮食补充维生素C以满足人体所需。维生素C的优质来源包括浆果、奇异果、柑橘类水果、羽衣甘蓝和西蓝花。维生素D能协助人体吸收钙元素。钙是维持牙齿与牙龈健康不可或缺的矿物质。人体合成的维生素D大部分来自于阳光，仅通过饮食很难获取足量

牙齿往往是人们最先注意到的身体部位。摄入维护牙齿健康所需的全部营养以保持牙齿坚固，有助于展现自信笑容。

维生素D。因此，若所处地区缺乏日照，建议选择相关营养补充剂。鲑鱼、沙丁鱼、乳类、蛋类及香菇也能为人体提供一些维生素D。

32%

人体每日所需维生素D，1个鸡蛋即可提供。

B族维生素（特别是B_3、维生素B_{12}和维生素B_2）有助于血红细胞合成，能促进营养向牙齿及牙龈输送。B族维生素最优质的来源是绿叶蔬菜、坚果、种子、全谷物食品和豆类。

抗氧化成分　花青素有助于抑制有害菌在牙齿与口腔内的繁殖。富含花青素的食物包括蓝莓、葡萄、红色卷心菜、黑米和覆盆子。另一类抗氧化成分多酚能减少口腔内不健康细菌数量。绿茶及抹茶含有多酚类物质儿茶素。经常饮用这些饮品能够维护牙齿与牙龈健康。

辅酶Q_{10}　这种酶能提升体内血液流速，确保营养输送至口腔各组织。缺乏辅酶Q_{10}被认为是牙周病加重的原因之一。辅酶Q_{10}的优质来源包括多脂鱼类、芝麻、开心果、西蓝花、菜花和草莓。

益生元　食物中的"好"菌群有助于支持肠道有益菌群生长，从而增强人体免疫系统。发酵食品中的有益菌能抑制牙缝间的病菌繁殖。因此，日常饮食摄入益生元被认为能够减少牙菌斑、牙龈疾病及牙龈炎。益生菌能与益生元协同作用促进肠道内有益菌群茁壮成长。选择天然活性酸奶和发酵食品（例如开菲尔、酸菜和味噌）可提升益生元的摄入量。含有益生菌的食物包括芦笋、大蒜、韭葱和洋葱。

保湿　保持体内水分充足是维持人体各部位（包括牙齿与牙龈）功能健康不可或缺的因素之一。每日摄入2升清水，并食用高含水量食物以补充水分，例如芹菜、黄瓜和西瓜。

影响口腔、牙齿与牙龈健康的因素

口腔中的黏膜细胞再生速度很快，这意味着营养短缺往往首先在口腔显现。口腔问题（例如牙龈出血和嘴角开裂）通常是身体缺乏营养的最早表现，例如体内维生素C及维生素B_2的水平较低。某些特殊时期（例如孕期与疾病期）会为身体的营养供给增加额外压力，从而影响牙齿与牙龈健康。了解需避免摄入的食物以及何种食品具有净化口腔功效，以维护牙齿和牙龈健康。

饮食和生活方式 频繁摄入高糖食品及甜味饮料会导致蛀牙（龋齿）。小口啜饮含糖饮料意味着牙齿将反复被糖分包裹。糖是强酸性食品，能腐蚀牙齿中的矿物质。含糖量高且pH呈强酸性的能量饮料尤其不利于身体健康。尝试戒糖，或避免摄入缺乏矿物质的精加工食品，并选择其他糖类替代品（例如适量枫糖浆）。选择清水或富含矿物质的蔬菜汁代替含糖碳酸饮料。

充满黏性、难以咀嚼的食物很难被唾液清理。食物残渣沉积在牙齿上会滋生细菌并引发口臭。酒精会减少唾液分泌，从而加剧多种口腔问题。尝试戒酒，或减少酒精的消费至低于限制摄入量（每周14个单位）。同时避免食用易粘牙的食品，例如葡萄干。

碳酸饮料和柑橘类水果易软化牙釉质，且易使牙齿变色。咖啡、浓茶和红酒也会引起牙釉质变色。

日常饮食选择大量全谷物食

饮食符合年龄需求

20岁+

30岁+

牙齿随着年龄增长而不断生长。因此，需要不断补充营养为牙齿生长提供原料并维护其健康。20岁时蛀牙十分常见。随着年龄增长，维持牙齿坚固所需的胶原蛋白合成速度减慢，人体消化吸收营养物质的效率降低。为身体补充营养以维持牙齿的健康和寿命至关重要。复合维生素及矿物质补充剂非常有帮助。另外，自50岁起，可尝试补充辅酶Q_{10}以及橄榄叶营养剂。

胶原蛋白的合成在20岁时非常充裕，能有力维护牙齿与牙龈健康。但此时人们往往疏于关注照料牙齿及牙龈。日常饮食可能摄入过多糖，缺少有益口腔的关键营养。刷牙次数也可能不规律，有时甚至会忽略睡前刷牙，从而引起龋齿。

推荐食物： 食用色彩明亮的水果与蔬菜以摄入多种抗氧化成分。多脂鱼类、蛋类和香菇能为人体补充维生素D。含有健康蛋白质的食物，包括蛋类、鱼类、豆科蔬菜、坚果、种子和瘦肉。

此年龄段最常见的问题之一是牙齿敏感。刷牙时用力过度会损伤牙釉质，导致牙本质暴露及牙龈萎缩，从而造成牙齿敏感。牙龈感染（牙龈炎）也会引起牙龈萎缩。女性在妊娠期间牙龈会变软，从而加剧某些口腔问题。因此，妊娠期必须确保补充足量营养以支持牙齿与牙龈健康。

推荐食物： 选择含有健康蛋白质的食物可支持胶原蛋白的合成，例如蛋类、鱼类、豆科蔬菜、坚果、种子及瘦肉。可食用抗氧化成分含量丰富、色彩明亮的蔬果。

75%

人体每日所需的维生素C，100克生西蓝花即可补充。

品能为人体提供多种必需营养物质，从而支持牙齿及牙龈健康。高温烹制后蔬菜往往会损失大量营养成分。直接生食蔬菜能刺激唾液分泌，有助于清洁牙齿、预防牙釉质变色。

妊娠 女性在妊娠期激素分泌会出现变化，易造成牙龈软化与肿胀，从而使牙龈出血加重并加剧某些牙龈疾病。因此，保证饮食健康非常重要。富含营养的全谷物食品有助于维护牙齿与牙龈健康。

疾病 患病也会影响口腔健康。此时体内营养往往优先供给其他直接受到疾病影响的部位。避免摄入含糖食品，选择粗加工食品并生食蔬菜，有助于为身体在疾病期提供良好的营养基础。

40岁+

牙釉质损伤与牙齿变色通常自40岁起变得更为明显。这是由于某些长期习惯所导致的，例如长期大量饮用浓茶、咖啡及红酒。牙齿开始出现磨损、裂纹或牙釉质流失，这意味着细菌能在蛀牙上聚集并繁殖。因此，定期进行牙科检查是避免牙齿问题加剧的重要手段。

推荐食物： 生食脆嫩的蔬菜以促进唾液分泌。含有健康脂类及蛋白质的食物，包括鱼类、豆科蔬菜、坚果、种子及瘦肉。

50岁+

50岁起，牙龈中的血液循环降低，牙菌斑数量增加，从而使**牙龈萎缩**问题更为严重。牙龈也可能变得更加肿胀。同时，牙缝加大会导致细菌更易在牙齿上繁殖。在此年龄段，体内激素改变也会加重牙龈疾病。唾液分泌减少，导致牙齿表面的细菌更难以清理。

推荐食物： 含有辅酶Q_{10}的食物能够对抗牙龈疾病。辅酶Q_{10}存在于多脂鱼类、菜花、芝麻、西蓝花和草莓中。

60岁以上

随着年龄增大，味蕾退化可能使人体对食物味道的敏感度降低。这意味着人们会添加更多糖和盐以增加食物的味道。年龄增大及服用药物均会减少唾液分泌。这个时期牙釉质磨损更加严重，导致牙齿更加敏感、更容易变色和损伤。

推荐食物： 选择含有健康脂类及蛋白质的食物，例如多脂鱼类、豆科蔬菜、坚果、种子、瘦肉和蛋类。绿叶蔬菜和色彩明亮的蔬果能为人体提供必需营养元素。

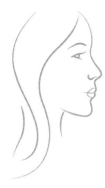

牙齿变色

吸烟、浓茶、咖啡、红酒和软饮料均会引起牙齿变色，一些顽固污渍也会沉积在牙釉质的裂缝与缺口中。这些颜料（又称色原体）附着在牙釉质上导致牙齿色泽改变。饮品（例如红酒）中的单宁也会造成牙齿着色。另外，酸性物质能软化牙釉质，从而使其更易被染色。富含水分的蔬菜与水果能刺激唾液分泌以净化口腔中的细菌。某些具有研磨质地的食物也有助于清除牙齿上附着的染色物质。

超级菜品建议： 格兰诺拉综合麦片 p167，暖身苹果粥p170，暖身蔬菜沙拉 p185，甜辣综合坚果 p194，烤什锦蔬菜配大麦古斯古斯 p206，西式坚果米饭沙拉 p220

脆嫩多汁的蔬果

脆嫩多汁的**胡萝卜、芹菜、苹果和梨**在咀嚼时能强化牙龈，并有助于清理掉牙齿表面的污渍。这些富含水分的水果与蔬菜能促进唾液分泌，冲刷掉污渍造成的易使牙齿染色的细菌。

关键营养成分： 维生素B₆、维生素C和维生素K，钾。

如何食用： 每日至少食用1个苹果。

维生素B$_6$

钾

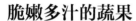

快手轻食

制作一款能**清除牙釉质污渍**的综合蔬果沙拉：1个苹果、1个梨和1根芹菜茎处理切块，加入新鲜欧芹、柠檬汁和橄榄油，并用新鲜现磨黑胡椒或卡宴（cayenne）辣椒粉调味即可。

草莓

草莓中的天然漂白剂**苹果酸**有助于清除牙齿表面的染色物质，从而美白牙齿。

关键营养成分： 维生素C、叶酸、镁、苹果酸。

如何食用： 将小苏打与草莓混合后用于刷牙。但需注意，草莓中的苹果酸与柠檬酸长期附着在牙齿表面会损害牙釉质。因此，刷牙后需将口腔彻底清洗干净。

维生素C

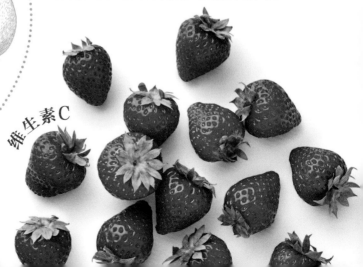

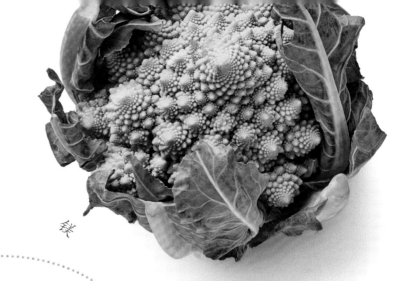

口感脆嫩的蔬菜

口感脆嫩的蔬菜（例如胡萝卜和菜花）在咀嚼时能作为天然橡皮擦清除掉牙齿表面的污渍及牙缝中的食物残留。菜花中的维生素C也能促进胶原蛋白合成，从而坚固牙齿。

关键营养成分：维生素C、叶酸、镁。

如何食用：每周食用4~5次口感脆嫩的蔬菜，每次85克。

镁

38%
维生素C^{RI}

坚果与种子

具有**研磨质地**的各类坚果和种子能通过咀嚼时的摩擦清除牙齿污渍。同时，坚果也能为牙齿提供多种重要矿物质。但需注意，直接食用整颗过于坚硬的坚果可能会损伤牙齿。

关键营养成分：钾、磷、镁、钙、锌。

如何食用：每日1把坚果碎。

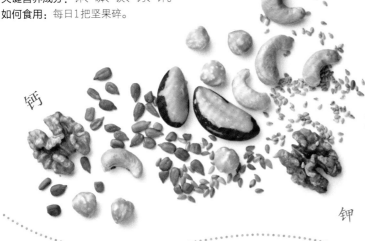

钙

钾

天然活性酸奶

无糖酸奶中的有益菌能减少牙菌斑和牙龈炎的发病概率，同时还能降低导致口臭的硫化氢水平。酸奶还有助于促进唾液分泌以清除牙齿上的污渍与食物残渣。另外，富含钙元素的酸奶还能强化牙釉质。

关键营养成分：钙、蛋白质、维生素B₂。

如何食用：每日150克。

维生素B²

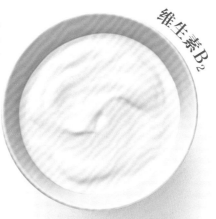

更多超级食物推荐

椰子油

印度传统医学（阿育吠陀医学）常使用"油疗法"保护牙齿——刷牙后用椰子油漱口。近期这种油疗法再次兴起，经研究证实其能够美白牙齿、减少牙龈疾病及牙菌斑的形成。椰子油中的月桂酸具有抑菌抗炎功效，被认为有益口腔健康。

关键营养成分：中链甘油三酯、月桂酸、辛酸。

如何食用：取1茶匙椰子油漱口几分钟后吐掉。

薄荷

餐后咀嚼新鲜薄荷有助于清理牙齿。作为一款天然口气清新剂，薄荷还具有杀菌功效，有助于净化清洁口腔。咀嚼这种香草还能促进口腔内唾液分泌，从而冲刷掉易导致牙齿染色的食物残留及液体污渍。咀嚼欧芹也有相似的益处。

关键营养成分：叶酸、钙、维生素B₂、钾。

如何食用：取几片薄荷叶放入口腔咀嚼，也可加在沙拉或菜肴中。咀嚼后用清水冲洗干净口腔。

10 大措施

维护口腔健康

相对于通过饮食解决口腔问题，不健康饮食更易引发口腔问题。查阅食物日志（本书 p94~95）是寻找不利于健康与美容的食物及饮食习惯的一个好方法。一旦确定问题食材，即能快速寻找到健康的备选食材作为替换。这些美味可口的替代食材易于得到，因此无需过于担心。尝试简单的食物备选以增强日常饮食的营养价值，从而满足维护口腔健康与美丽所需的全部营养。

 寻找代糖

糖会损耗皮肤中的胶原蛋白与弹性蛋白，造成皮肤松弛及细纹，从而加重皮肤炎症并加快衰老速度。选择粗加工糖类代替精制白砂糖，例如枫糖浆、天然蜂蜜、糖蜜或黑枣。甜叶菊也是一个优秀的备选，其甜度超过白糖。使用少量甜叶菊即可满足甜味需求，并且不易影响血糖水平。

 放弃软饮料

各种软饮料往往含糖量极高，易腐蚀牙釉质并造成龋齿。"健康"软饮通常使用人造甜味剂阿斯巴甜，易引发类似湿疹的皮肤过敏症状。选择清水或富含抗衰老、抗氧化成分的天然芳香花草茶或草本茶，例如绿茶和抹茶。

 摄取健康脂类

健康脂类是支持皮肤健康稳定的必需营养物质。脂类也有助于人体吸收能够强化细胞膜、维护皮肤滋润饱满的抗氧化成分与维生素。日常饮食应摄入健康的富含ω脂类的食物，例如坚果、种子、绿叶蔬菜、多脂鱼类和冷水鱼类。选择ω脂类含量丰富的有机草饲畜肉。

 谨慎食用麸质

如果对麸质不耐受，那么含有麸质的食物可能会造成人体消化系统不适、炎症以及多种皮肤问题（包括痤疮）。采用传统原始谷类（例如斯佩尔特小麦和卡姆果）代替意大利面、面包或细粮。这些原始谷类含有与现代精粮不同形式的麸质，更易为麸质不耐受人群消化。

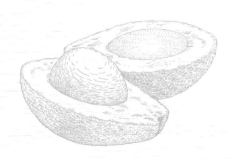

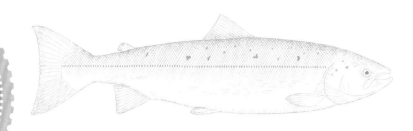

你知道吗?

研究表明，人们实际食用的脂类与糖类远远超过身体日常所需。女性每日摄入的脂类不应超过70克，糖类不超过50克。自己烹饪以记录这些成分的摄入量。

3 限制盐分摄入

尽量减少盐的使用。过量盐会导致体内水分聚集，从而引发浮肿。同时盐也会影响血压。选择富含矿物质未经加工的盐类替代精制食用盐。食盐属于岩盐且经过多项加工工序，其含有的有益矿物质基本损失殆尽。喜马拉雅山粉红盐不含毒素且富含多种矿物质，有助于支持皮肤与牙齿健康。

4 选择全谷物食品

精加工碳水化合物（例如白面包、精米和意大利面）已去除其大部分天然营养成分及纤维素。这些食物能为人体提供的美容营养物质很少，且食用后短时间内易感到饥饿。选择富含纤维素与营养的全谷物食品代替这些精加工食品，例如糙米、黑米、燕麦、藜麦或荞麦。

5 使用健康烹调油

饱和脂肪与反式脂肪（包括人造黄油和氢化植物油）会加剧炎症反应并加快皮肤衰老速度。烹饪时应避免使用此类油脂，选择未加工椰子油作为替代。其他冷压植物油也可加在菜肴中，例如亚麻籽油、大麻籽油、橄榄油、牛油果油和南瓜籽油。这些油脂能滋润皮肤，减少皮肤炎症及不规则色素沉着。

8 自己烹饪

熟食及外卖往往含有过多盐、糖和脂肪，且缺乏营养。可在周末烹制较多食物，并单独分好冷冻在冰箱内作为健康"熟食"。自己烹饪能控制食材的选择及用量，从而确保每一餐均含有全谷物、新鲜蔬果、优质蛋白质与健康脂类。

9 选择健康零食

准备健康零食，以避免在节食时受到巧克力棒和薯片的诱惑。避免在超市购买不利于健康的零食，清空家中的食品柜以防止垃圾零食的引诱。选择富含营养的轻食与小吃以满足在正餐间隙来袭的饥饿感。蔬菜沙拉配鹰嘴豆泥、燕麦饼配坚果酱均是理想选择。

10 检查乳制品

商业化乳制品通常含有导致皮肤变油的激素。若皮肤出现问题，减少或避免摄入乳制品将是一个好办法。尝试选择坚果、种子或燕麦乳代替动物乳品。椰子酸奶也是良好的非乳品选择。许多人对动物乳品中的蛋白质过敏或不耐受，因此，可建立食物日志以检查身体对食物过敏的情况（本书p94~95）。

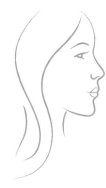

牙齿脆弱

酸性物质侵蚀牙釉质易引发蛀牙。含糖与含酸软饮料及水果饮料、碳水化合物过量的饮食、胃酸反流和遗传因素均会导致牙齿腐蚀。膳食平衡的饮食能提供维护牙齿健康必需的营养物质。有益口腔健康与牙齿坚固不可或缺的营养物质包括多种维生素及矿物质，例如维生素A、维生素C和维生素D，以及钙和磷。

超级菜品建议： 综合浆果泥配燕麦 p168，秋季养生汤 p179，暖身蔬菜沙拉 p185，酸奶鲑鱼酱 p193，什锦蔬菜配甘薯泥 p219，抹茶拿铁 p236，维生素C加油站 p245

卡姆果

秘鲁卡姆果的**叶子与果实**传统常用于缓解牙龈及牙齿问题。卡姆果含有丰富的维生素C，有助于减少牙龈出血和牙龈炎，是维护牙龈健康必需的营养成分。维生素C还能促进牙齿健康。

关键营养成分： 铁，维生素B_1、维生素B_2和维生素C，磷，钾，β-胡萝卜素，钙，氨基酸。

如何食用： 每日1茶匙卡姆果粉，可加在果汁或思慕雪中。

1180% 维生素C[RI]

磷

维生素C

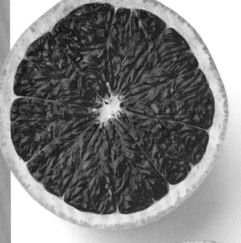

柑橘类水果

酸味的柑橘类水果能刺激唾液分泌。尽管酸性物质会损害牙釉质，但柑橘类水果含有大量水分，有助于清理口腔细菌。

关键营养成分： 维生素A、维生素B_1、维生素B_5和维生素C，叶酸，钾，铜，钙。

如何食用： 每周至少食用2份柑橘类水果。

快手轻食

制作一款富含钙和维生素C的水果沙拉：将覆盆子、草莓、黑莓和蓝莓与天然活性酸奶混合，滴入适量柠檬汁即可。

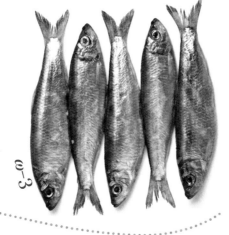

多脂鱼类

富含ω–3脂肪酸的鲑鱼、鲭鱼、鲱鱼和其他多脂鱼类，能抑制炎症并对抗牙龈疾病。

关键营养成分：ω–3、维生素B_{12}。

如何食用：每周食用2~3次，每次150克。

ω–3

有机奶

有机奶能促进唾液合成，从而中和口腔中的酸性物质。奶类中的蛋白质酪蛋白能包裹在牙釉质表面以避免其遭受酸侵蚀。钙和磷元素也有助于强化牙齿。

关键营养成分：钙、钾、蛋白质、碘、磷、维生素B_2和维生素B_{12}。

如何食用：每日饮用200毫升有机奶。

提供蛋白质

25%
钙^{RI}

胡萝卜

胡萝卜中丰富的β–胡萝卜素能在人体内转化为维生素A，有助于强健骨骼及牙齿。胡萝卜还含有维生素C，能促进胶原蛋白合成，从而维护牙齿与牙龈健康。其他色彩鲜艳的蔬菜（例如甘薯和南瓜）也是β–胡萝卜素的良好来源。

关键营养成分：β–胡萝卜素，维生素B、维生素C、维生素E和维生素K，纤维素，钼，钾。

如何食用：每日半根中等大小的胡萝卜。作为零食或加在沙拉及汤中，也可制作蔬果汁或思慕雪。

抹茶

饮用抹茶（绿茶粉）被认为能防治牙周疾病，促进牙齿与牙龈健康。绿茶富含的抗氧化物质儿茶素，被认为有助于抑制牙龈炎症，并能抑制导致牙周病的细菌繁殖。

关键营养成分：多酚、维生素A。

如何食用：每日饮用少量（不足1茶匙）即可。

椰子油

"油疗法"（刷牙后用椰子油漱口几分钟）被认为能清除口腔内毒素。椰子油中近50%为中链甘油三酯及月桂酸，能杀灭潜伏在口腔蛀洞内的细菌。研究显示，用椰子油漱口能减少引起龋齿、菌斑性牙龈炎以及牙龈疾病的变形链球菌。

关键营养成分：中链甘油三酯、辛酸。

如何食用：刷牙后，取1茶匙椰子油漱口。

蛋黄

通过饮食获取维生素D的最优质来源之一。维生素D在人体内代谢生成骨化三醇，这种物质有助于促进人体对钙的吸收。钙元素是维护牙齿坚固的必需矿物质。

关键营养成分：蛋白质，维生素B_2、维生素B_{12}和维生素D，磷。

如何食用：每日1个水煮蛋（连壳煮或去壳煮均可）。可在早餐或午餐食用，或作为小吃零食。

16%
维生素C^{RI}

浆果

各类浆果均富含胶原蛋白合成必需的维生素C。胶原蛋白有助于强化牙龈与牙齿。维生素C是维护结缔组织健康的重要营养成分，能预防牙根坏死、牙龈炎和牙齿敏感。同时，维生素C还能抑制牙菌斑及牙结石。

关键营养成分：黄酮类化合物、维生素C和维生素E、ω–3、钾、镁。

如何食用：每日食用2把浆果。

钾
黄酮类化合物

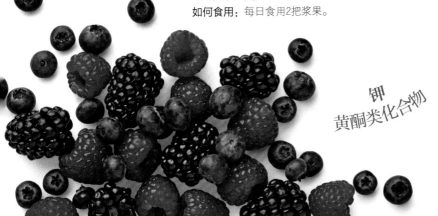

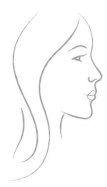

舌苔

舌头的状态能揭示身体的健康与营养状况，甚至承受的压力水平。例如，乳黄色的舌苔提示身体可能正缺乏水分。健康的舌头应当为粉色微湿、细腻无斑点且味蕾层次清晰。富含钙和维生素C与维生素D的食物能维护口腔组织功能正常，从而促进口腔健康。

超级菜品建议：综合浆果泥配燕麦 p168，暖身苹果粥p170，墨西哥式煎蛋 p184，夏日芦笋沙拉 p189，希腊凉拌菜 p199，红莓思慕雪 p235

苹果

苹果是**最有益口腔健康的水果之一**。爽脆多汁的苹果含有多种必需维生素，能刺激唾液分泌，有助于清除口腔细菌。
关键营养成分：维生素B_6、维生素K和维生素C，钾。
如何食用：每日至少食用1个苹果。

11%
维生素C^{RI}

快手轻食

制作一款能清洁口腔的可口沙拉：1个青苹果去核并切片，1根葱去掉外皮并切片。将葱片与1茶匙椰子油加热5分钟。放入苹果片，滴少许柠檬汁即可。

椰子油

"油疗法"即用椰子油漱口。椰子油含有辛酸，有助于杀灭沉积在口腔中的病菌，从而抑制口腔念珠菌病。
关键营养成分：中链甘油三酯、辛酸。
如何食用：取1茶匙椰子油漱口。

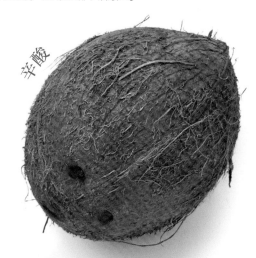

辛酸

浆果

浆果中**丰富的维生素C**有助于对抗感染并抑制多种酵母菌，例如引发口腔念珠菌病的念珠菌。缺乏维生素C还易导致牙龈出血。维生素C能强化口腔组织与毛细血管。

关键营养成分：维生素C、钾。

如何食用：每日食用2把浆果。

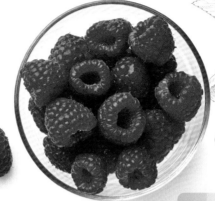
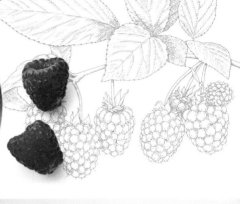

蛋类

蛋黄中的**维生素D**是人体吸收钙元素的必需营养物质，有助于维护牙齿坚固并促进口腔健康。

关键营养成分：蛋白质，维生素B_2、维生素B_{12}和维生素D，磷。

如何食用：每日1个水煮蛋（连壳煮或去壳煮均可）。可在早餐或午餐食用，或作为小吃零食。

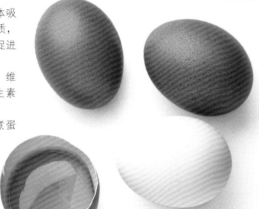

蛋白质

维生素D

大蒜

新鲜大蒜被认为具有抗真菌和抗细菌功效，能有效杀灭念珠菌。念珠菌会引发口腔念珠菌病，使舌头出现白色凝乳状沉淀物。

关键营养成分：硫、硒、维生素B_6和维生素C。

如何食用：每日咀嚼1个蒜瓣，或将1~2个蒜瓣切碎后加在沙拉、调味汁或菜肴中。

维生素B_6和维生素C 硫

21%
维生素C[RI]

更多超级食物推荐

绿叶蔬菜

绿叶蔬菜（例如羽衣甘蓝、瑞士甜菜和菠菜）能为人体提供叶绿素。叶绿素被认为有助于抑制因舌苔过多而引发的口臭。

关键营养成分：叶绿素、纤维素、维生素C和E、β-胡萝卜素、槲皮素、ω-3。

如何食用：每日食用85克绿叶蔬菜。

卡姆果粉

富含维生素C的卡姆果有助于抑制导致舌苔厚重的酵母样真菌念珠菌。卡姆果还含有能促进人体吸收维生素C的氨基酸。维生素C是维护口腔组织健康必不可少的营养成分。

关键营养成分：β-胡萝卜素，维生素B_2、维生素B_3和维生素C，铁，磷，钾，钙，氨基酸。

如何食用：每日1茶匙卡姆果粉，可加在粥、菜肴或思慕雪中。

天然活性酸奶

无糖酸奶中的活性益生菌能抑制酵母菌感染。口腔中微生物水平失衡将造成舌苔白腻。益生菌有助于控制口腔内细菌和真菌生长。

关键营养成分：钙、钾、维生素D。

如何食用：每日食用1小罐作为早餐，或加在思慕雪中。

螺旋藻

与绿叶蔬菜相同，这种微藻也含有叶绿素。叶绿素有助于抑制因舌苔厚重而伴随的口臭。

关键营养成分：蛋白质、抗氧化因子、多种脂肪酸、B族维生素、钙、叶绿素。

如何食用：从每日摄入¼茶匙开始，逐渐增加至每日1茶匙。可加在菜肴或饮品中享用。

美丽轻食计划：健康牙齿与牙龈

营养缺乏或过度对身体的影响往往首先显现在口腔组织。下述的美丽轻食计划通过不同食物的组合，利用全谷物食品、瘦肉和健康脂类维护牙齿、牙龈与口腔健康。

一周食谱

这份膳食营养均衡的一周美丽轻食计划食谱有助于维护牙齿与牙龈健康。为了达到最佳效果，请保持4周。在此期间可采用菜品替换表中的餐品进行替换。每日清晨饮用一杯热柠檬水有助于促进消化。

周一

早餐
格兰诺拉综合麦片 p167

小吃及零食
胡萝卜条配甜豌豆酱 p191

午餐
烤沙丁鱼配全麦吐司
蔬菜沙拉

晚餐
烤南瓜藜麦沙拉 p203

周二

早餐
绿色思慕雪 p244

小吃及零食
苹果片配坚果酱
1杯绿茶

午餐
田园蔬菜沙拉 p183

晚餐
味噌豆腐配藜麦饭 p218

周三

早餐
水煮蛋配黑麦面包
1个苹果

小吃及零食
1把甜辣综合坚果 p194
1个梨

午餐
苹果萝卜什锦沙拉

晚餐
柠檬香烤鲑鱼配海蓬子 p215

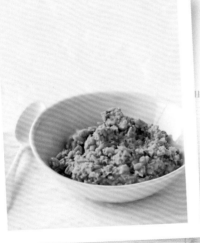

甜豌豆酱 p191

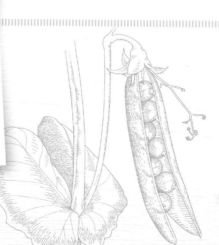

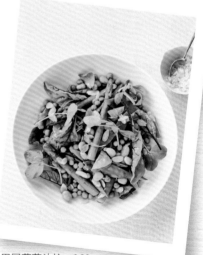

田园蔬菜沙拉 p183

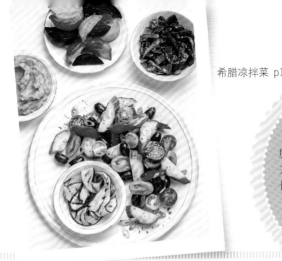

希腊凉拌菜 p199

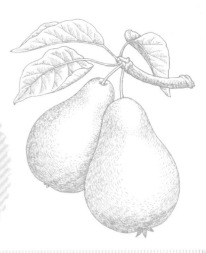

酸奶

天然活性酸奶有助于平衡口腔酸度，使易引发口臭与龋齿、并依赖酸性环境的有害菌难以生长，从而促进口腔健康。酸奶中丰富的钙质能强化牙齿。

周四

早餐
天然活性酸奶水果沙拉

小吃及零食
玉米饼配鹰嘴豆泥
1个梨

午餐
白腰豆蔬菜沙拉（包括青菜、芝麻菜、樱桃番茄和橄榄）

晚餐
希腊凉拌菜 p199

周五

早餐
果香藜麦早餐粥 p169

小吃及零食
燕麦饼配坚果酱
苹果片

午餐
2个煎鸡蛋
蔬菜沙拉

晚餐
柠檬香烤鲑鱼配椰奶米饭 p215变化版

周六

早餐
水煮蛋配黑麦面包

小吃及零食
天然活性酸乳配浆果

午餐
鸡肉蔬菜沙拉

晚餐
黑扁豆椰奶咖喱 p204

周日

早餐
奇亚籽薄煎饼佐蓝莓酱 p171

小吃及零食
红莓思慕雪 p235

午餐
暖身蔬菜沙拉 p185

晚餐
综合米饭沙拉 p220变化版

甜点
盐渍黄金果巧克力杯 p225

菜品替换表

根据个人喜好，可选用以下菜品替换推荐来制定4周饮食计划。

早餐
酸乳配杏
黑麦面包配坚果酱

小吃及零食
牛油果吐司佐香蒜酱 p180

午餐
小胡瓜"面"佐罗勒香蒜酱 p187
风味炒豆腐 p181

晚餐
日式什锦海味米粉 p201
香烤鲭鱼配甘薯泥 p219变化版

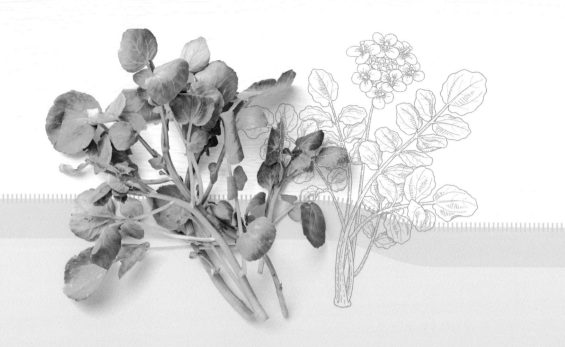

美丽轻食食谱

吃出美丽。本章这些美味可口、营养丰富的餐食均有助于满足特定的美丽需求，并激励人们每餐摄入顶级养颜食物。活力早餐、富含营养的轻食与小吃、超级健康甜品以及精华饮品，有助于促进身体由内而外健康美丽。

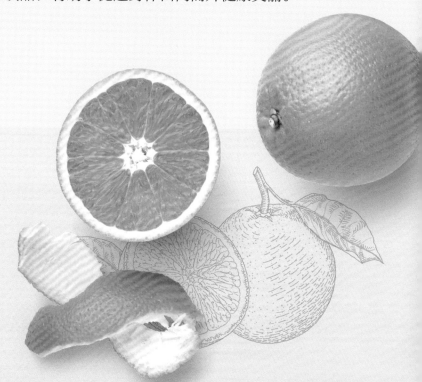

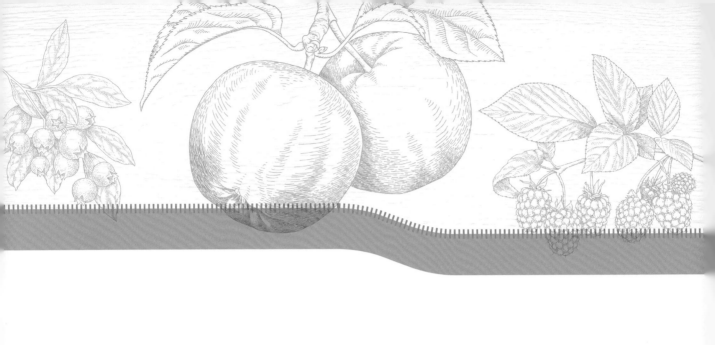

早餐

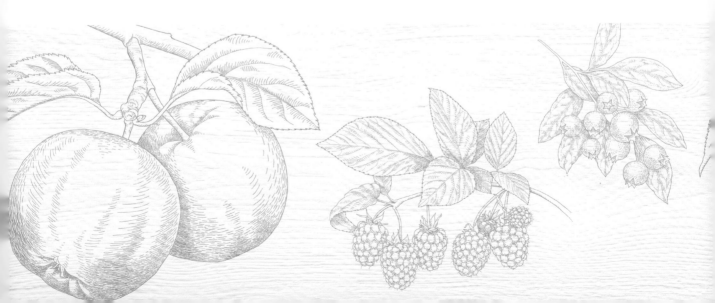

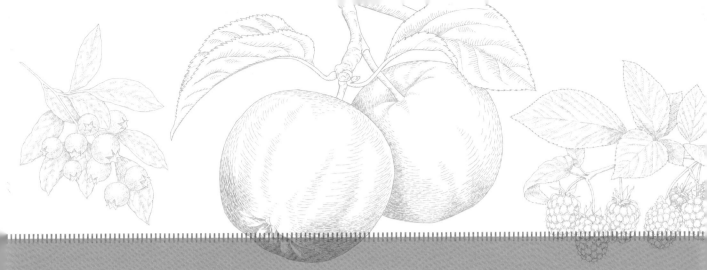

格兰诺拉综合麦片 167

综合浆果泥配燕麦 168

果香藜麦早餐粥 169

暖身苹果粥 170

奇亚籽薄煎饼佐蓝莓酱 171

美味吐司酱 172

奇亚籽巧克力"布丁"174

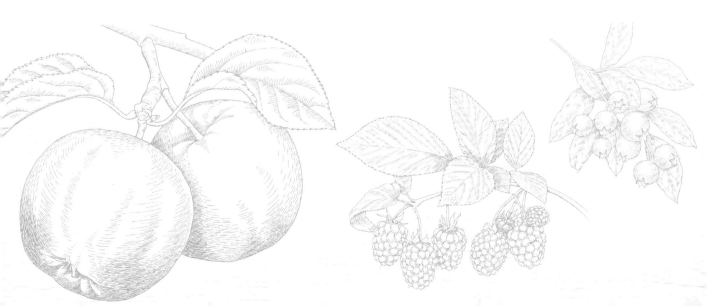

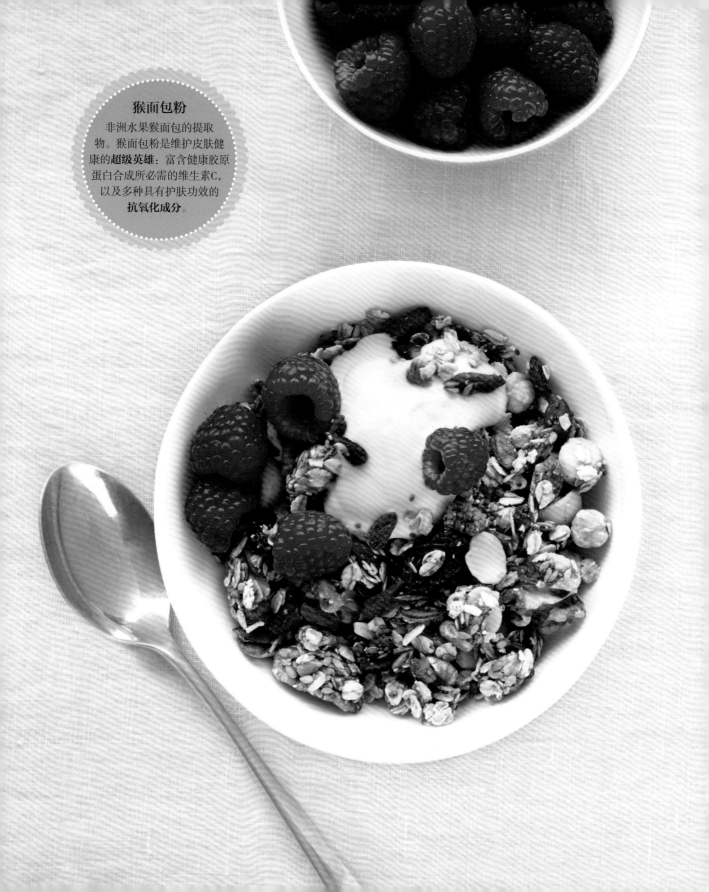

猴面包粉

非洲水果猴面包的提取物。猴面包粉是维护皮肤健康的**超级英雄**：富含健康胶原蛋白合成所必需的维生素C，以及多种具有护肤功效的**抗氧化成分**。

抗衰老　细腻皮肤　平衡皮肤　滋养头发　牙齿&牙龈健康　强化指甲

早餐

167

格兰诺拉综合麦片

美味可口的格兰诺拉（granola）麦片含有维护皮肤健康所需的**全部营养物质**：脂肪酸有助于**修复**细纹；浆果富含多种**抗氧化成分**和人体不可或缺的矿物质。

制作16份　准备用时：10分钟　烹饪用时：10~15分钟，额外需要冷却时间

材料

150毫升蜂蜜（天然或有机蜂蜜为佳）

3茶匙蛋黄果粉

1茶匙姜黄碎

3茶匙猴面包粉

300克燕麦片

50克葵花籽

50克南瓜籽

50克核桃

50克榛子

50克奇亚籽

50克亚麻籽

50克澳洲坚果

100克混合浆果（枸杞、桑葚和黄金果碎）

3汤匙大麻籽（去壳）

5茶匙花粉

天然活性酸奶

覆盆子（可选，作为搭配）

绿茶（可选，作为搭配）

制作方法

1 烤箱预热至150℃。将蜂蜜温和加热至易流动后倒入小碗。加入蛋黄果粉、姜黄和猴面包粉，混合均匀后转移至大碗中。大碗内加入其他全部食材（花粉及大麻籽除外）彻底搅拌。

2 将混合好的格兰诺拉麦片平铺在大烤盘内。放入烤箱烤10~15分钟直至色泽棕黄。烘烤过程中注意给麦片翻面。

3 将麦片从烤箱取出，撒上大麻籽和花粉。

4 待麦片冷却后转移至密封罐内。搭配天然活性酸奶食用。可根据个人喜好加少许覆盆子。保存期限为3周。

营养信息（每份）：

热量 230千卡　**脂肪** 13克　**饱和脂肪** 1.5克　**碳水化合物** 20克　**糖**7克　**盐** 微量　**纤维素** 4.5克　**蛋白质** 6克　**胆固醇** 0毫克

抗衰老　　细腻皮肤　　镇静皮肤　　滋养头发　　牙齿&牙龈
健康

综合浆果泥配燕麦

这款口感细腻的早餐具有良好的美容效果。**营养丰富**的浆果能为人体提供**抗氧化物质**以促进皮肤光泽。燕麦含有硅和钙元素，均是维护秀发健康与指甲坚固的必需营养元素。

制作2人份　准备用时：5分钟，额外需要食材浸泡时间

材料

100毫升燕麦乳（可额外多准备一些）

4汤匙椰奶

100克有机大燕麦片

300克综合浆果（新鲜或冷冻均可）

4茶匙ω-3、ω-6和ω-9营养补充剂（可选）

1汤匙南瓜籽（每份）

2茶匙奇亚籽（每份）

约1汤匙天然活性酸奶（可选，作为搭配）

制作方法

1 燕麦乳和椰奶倒入碗中混合均匀。放入燕麦片浸泡一整晚。

2 综合浆果用搅拌机大致搅拌成果泥。加入ω脂肪营养补充剂（可选）。

3 取1个碗或带盖小锅，依次分层放入浸泡好的燕麦、南瓜籽与奇亚籽、酸奶以及浆果泥。若浸泡后的燕麦片过于浓稠，可再加少许燕麦乳调至理想浓度。

变化版

甜辣坚果口味：用¼茶匙肉桂粉、1把混合坚果和1汤匙干椰丝代替制作过程第三步中的南瓜籽与奇亚籽。椰子具有良好的补水效果，有助于滋养并润泽皮肤。

奇亚籽

滋养皮肤必需的ω-3最顶级来源之一。奇亚籽还富含**纤维素**，有助于促进机体的健康、排毒。

营养信息（每份）：

热量 521千卡　**脂肪** 23克　**饱和脂肪** 8克　**碳水化合物** 56克　**糖** 15克　**钠** 60毫克　**纤维素** 13克　**蛋白质** 16克　**胆固醇** 6毫克

细腻皮肤　平衡皮肤　紧致皮肤　滋养头发　牙齿&牙龈健康　强化指甲

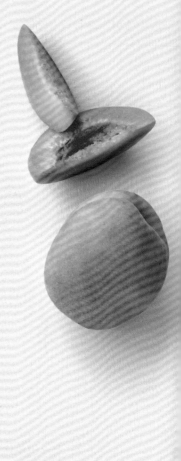

果香藜麦早餐粥

美味的藜麦含有丰富的**蛋白质**。这款早餐粥加入了**富含维生素C**的杏，有助于促进胶原蛋白的合成，从而维护皮肤紧致饱满、击退顽固橘皮组织。

制作2人份　准备用时：5分钟　烹饪用时：20分钟

材料

360毫升杏仁乳
45克藜麦（洗净并控干）
140克有机新鲜杏，去核并切片（或6个杏干切片）
2汤匙葡萄干
¼茶匙马达加斯加香草精

制作方法

1 将杏仁乳与藜麦放入平底锅，文火煮并注意搅拌。煮开后盖上锅盖，小火加热15分钟直至藜麦变软。

2 放入杏片、葡萄干和香草精。搅拌均匀后再次盖上锅盖煮2分钟即可。趁热食用或冷藏均可。若冷藏后食用，需装在密封容器内并放入冰箱。保存期限为3天。

营养信息（每份）：

热量 120千卡　**脂肪** 2克　**饱和脂肪** 0.2克　**碳水化合物** 21克　**糖** 14克　**钠** 76毫克　**纤维素** 2.5克　**蛋白质** 3.5克　**胆固醇** 0毫克

细腻皮肤　　镇静皮肤　　紧致皮肤　　滋养头发

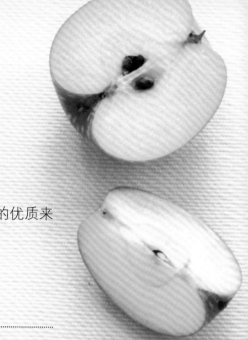

暖身苹果粥

用这款**营养丰富**且**温暖**的粥品开启新一天。坚果与种子是锌的优质来源。锌元素具有**修复**功效，有助于改善疤痕。

制作2人份　　准备用时：5分钟　　烹饪用时：20分钟

材料

100克有机大燕麦片

750毫升清水

少许喜马拉雅山粉红盐

2茶匙椰子油

30克腰果

1个苹果（去核并切片）

¼茶匙肉桂粉

¼茶匙生姜粉

¼茶匙新鲜肉豆蔻碎

2汤匙枫糖浆或蜂蜜（天然
　蜂蜜为佳）

1汤匙葵花籽

1汤匙芝麻

1把杏仁片

制作方法

1 将燕麦片、清水、盐和椰子油放入平底锅。煮开后转小火继续加热15分钟，期间加入腰果并注意随时搅拌。

2 将煮好的燕麦粥盛在碗中。粥上摆放苹果片并撒入所有调料粉、杏仁和种子，淋上枫糖浆即可食用。

营养信息（每份）：

热量 546千卡　**脂肪** 26克　**饱和脂肪** 6克　**碳水化合物** 59克
糖 21克　**钠** 209毫克　**纤维素** 7克　**蛋白质** 15克　**胆固醇** 0.1毫克

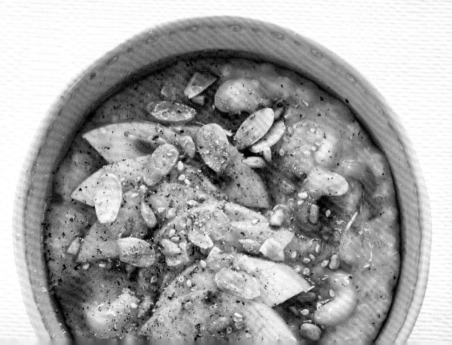

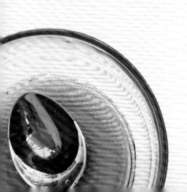

抗衰老 细腻皮肤 镇静皮肤 滋养头发

肉桂

这款带有甜味的香辛料能**促进循环**，有助于减肥并使面色红润有光泽。

奇亚籽薄煎饼佐蓝莓酱

作为一道早餐食品，这款薄煎饼具有**美容功效**。荞麦中的抗氧化成分芦丁能强化毛细血管、**促进**眼周皮肤血液循环。

制作6个煎饼　准备用时：10分钟　烹饪用时：20~25分钟

材料

85克荞麦粉
1茶匙香草粉
½茶匙发酵粉
½茶匙盐
1茶匙奇亚籽（研磨成细粉）
少许肉桂粉
60克去核黑枣
200毫升杏仁乳
少许柠檬汁
1个香草荚（取籽）
2茶匙整颗奇亚籽（作为装饰）

制作蓝莓酱

140克蓝莓（新鲜或冷冻均可，额外准备一些用于装饰）
3汤匙清水

制作方法

1 将所有干食材（黑枣除外）放入碗中混合均匀。将黑枣、杏仁乳、柠檬汁和香草籽放入食品处理器搅拌至顺滑，倒入碗内与干食材调成面糊（不要太稠）。

2 薄平底煎锅小火预热，放入4汤匙面糊制作一个煎饼。小火慢煎以避免薄煎饼烤焦或夹生。加热约2分钟直至煎饼紧致，且中心顶部出现少量气泡即可翻面。另一面继续加热2分钟直至煎饼呈深金黄色。

3 制作酱汁：蓝莓和清水放入手摇式搅拌机或食品处理器，搅拌均匀。将蓝莓酱倒在薄煎饼上，并用整颗蓝莓和奇亚籽装饰，即可享用。

营养信息（每份）：
热量 85千卡　**脂肪** 1.2克　**饱和脂肪** 0.1克　**碳水化合物** 16克　**糖** 5克　**钠** 190毫克　**纤维素** 2克　**蛋白质** 2克　**胆固醇** 0毫克

细腻皮肤　　镇静皮肤　　平衡皮肤　　滋养头发

美味吐司酱

大麻籽酱能为身体补充必需脂类营养。选择**富含抗氧化成分**的奇亚籽果酱，或将无麸质榛子酱与具有滋润皮肤功效的椰子油搭配。这些美味酱料可与斯佩尔特面包或全麦吐司搭配享用。

大麻籽酱

制作100克　准备用时：5分钟

100克去壳**大麻籽**、1茶匙**椰子油**和¼茶匙喜马拉雅山粉红**盐**放入搅拌机，搅拌至顺滑。将搅拌机中所有酱汁倒在罐内，放入冰箱可保存2周。

营养信息（每10g）：

热量 52千卡　脂肪 4.3克　饱和脂肪 0.7克　碳水化合物 0克
糖 0克　钠 39毫克　纤维素 2克　蛋白质 2.5克　胆固醇 0毫克

蛋黄果
原产南美洲的蛋黄果粉富含多种矿物质。具有修复皮肤的功效，易使皮肤细腻。

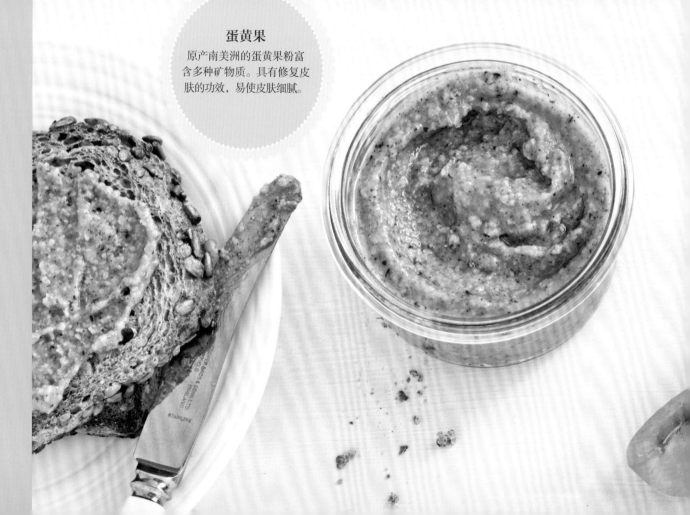

抗衰老　　细腻皮肤　　平衡皮肤　　强化指甲

抗衰老　　细腻皮肤　　紧致皮肤　　强化指甲

果香奇亚籽酱

制作250克　准备用时：10分钟，额外需要冷却时间

将奇亚籽磨成粉以制作这款口感细腻的果酱：3个**杏**和2个**桃**去核并大致切碎。将切碎的水果放入搅拌机中，加入2汤匙**奇亚籽**搅拌至顺滑即可。放入冰箱冷却至少2小时。3日内食用完毕，每餐剩余果酱需保存在冰箱内。

营养信息（每50g）：

热量 112千卡　**脂肪** 3.2克　**饱和脂肪** 0.3克　**碳水化合物** 14.5克　**糖** 10克　**钠** 4毫克　**纤维素** 7克　**蛋白质** 3克　**胆固醇** 0毫克

超级榛子酱

制作200克　准备用时：5分钟　烹饪用时：10分钟

烤箱预热至180℃。放入150克**榛子**烘焙10分钟，放在搅拌机内打磨成粉。加入4汤匙**枫糖浆**、1茶匙**蛋黄果粉**、1茶匙**椰子油**、¼茶匙喜马拉雅山粉红**盐**和3汤匙生**可可**，继续搅拌均匀。加**清水**调至口感细腻顺滑即可。

营养信息（每20g）：

热量 96千卡　**脂肪** 7.5克　**饱和脂肪** 1.2克　**碳水化合物** 4.5克　**糖** 3.5克　**钠** 27毫克　**纤维素** 1.2克　**蛋白质** 2.4克　**胆固醇** 0毫克

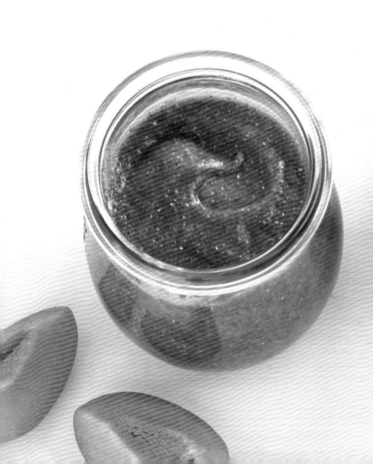

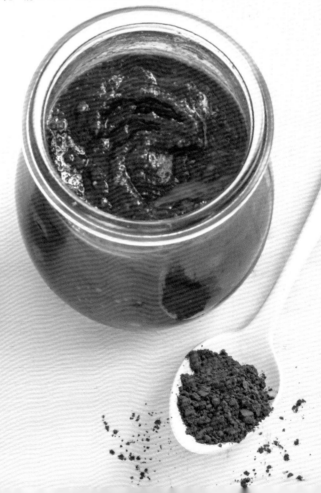

细腻皮肤　　平衡皮肤　　紧致皮肤　　滋养头发

奇亚籽巧克力 "布丁"

这款**美味且富含营养**的早餐包括多种水果、奇亚籽和**香醇**的燕麦乳。含有丰富ω-3的奇亚籽能**由内而外**滋养干燥的皮肤与脆弱的头发。

制作2人份　准备用时：10分钟，额外需要静置及冷却时间

材料

130毫升燕麦乳

1½汤匙奇亚籽

½茶匙玛卡粉

1茶匙生可可粉

1汤匙枫糖浆或蜂蜜

½茶匙香草膏，或½根香草荚取籽

2茶匙干椰丝

2汤匙椰子奶油

1把蓝莓或其他浆果（作为搭配）

1把石榴籽（作为搭配）

1汤匙南瓜籽（作为搭配）

制作方法

1 所有食材（除了浆果、石榴籽和南瓜籽）放入碗中，搅拌均匀并避免奇亚籽结块。盖上碗盖静置15分钟，再次搅拌均匀。

2 冷藏一整夜或至少5～6小时。再次搅拌以检查混合物浓度是否合适。若过于浓稠可加适量燕麦乳稀释，若过稀可再加入奇亚籽。

3 搭配蓝莓（或其他浆果）、石榴籽和南瓜籽享用。

变化版

不含巧克力版：30克奇亚籽与200毫升燕麦乳混合均匀，冷藏一整夜。撒少许肉桂粉、1½汤匙干椰丝和2茶匙杏仁片即可。富含维生素B$_2$的杏仁有助于调节皮脂分泌、平衡皮肤。

玛卡粉

这款原产安第斯山脉的**超级食品**是一种天然**适应原**。能帮助人体适应压力，减少压力对皮肤的影响。

营养信息（每份）：

热量 187千卡　**脂肪** 12克　**饱和脂肪** 5克　**碳水化合物** 11克
糖 5克　**钠** 40毫克　**纤维素** 6克　**蛋白质** 5克　**胆固醇** 0毫克

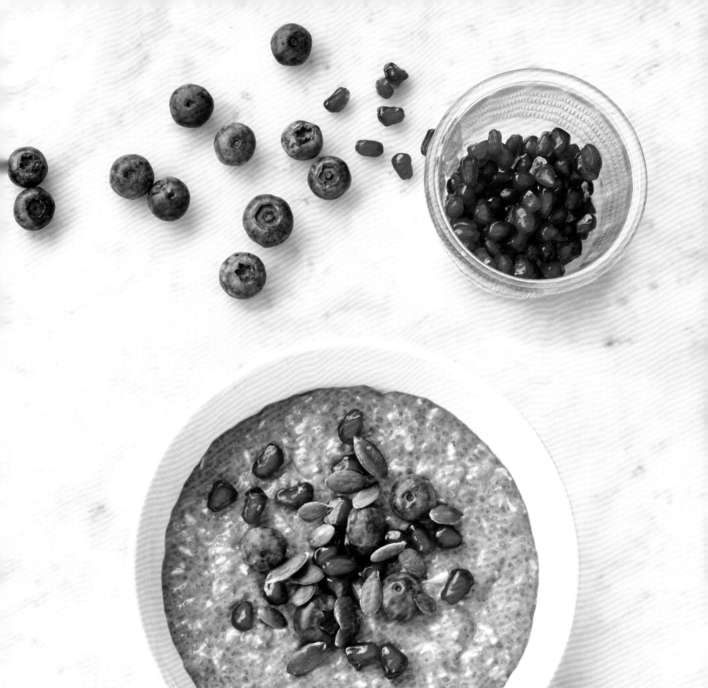

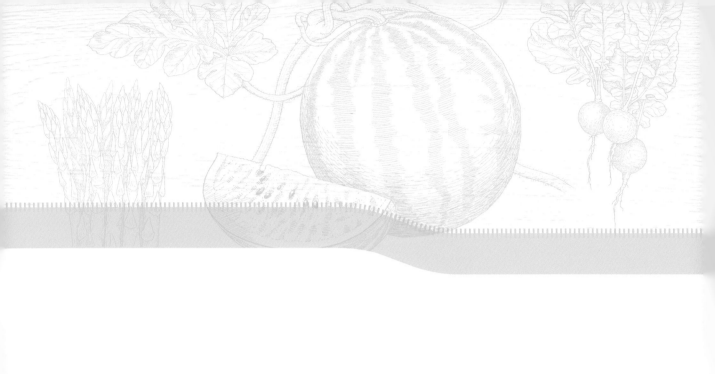

小吃与轻食

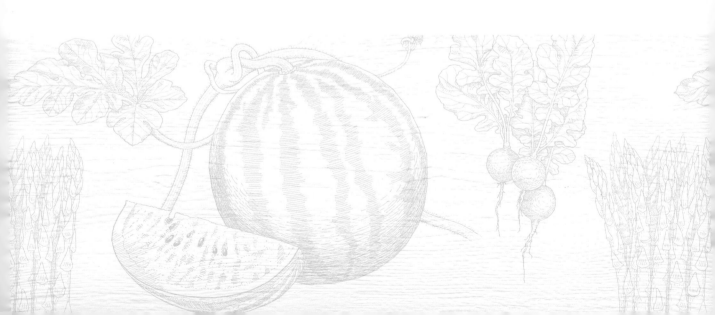

秋季养生汤 179

牛油果吐司佐香蒜酱 180

风味炒豆腐 181

香浓蚕豆汤 182

田园蔬菜沙拉 183

墨西哥式煎蛋 184

暖身蔬菜沙拉 185

小胡瓜"面"佐罗勒香蒜酱 187

西班牙凉菜西瓜汤 188

夏日芦笋沙拉 189

养颜快手酱 190

甜菜根鹰嘴豆汤 192

酸奶鲑鱼酱 193

甜辣综合坚果 194

养颜杏仁球 195

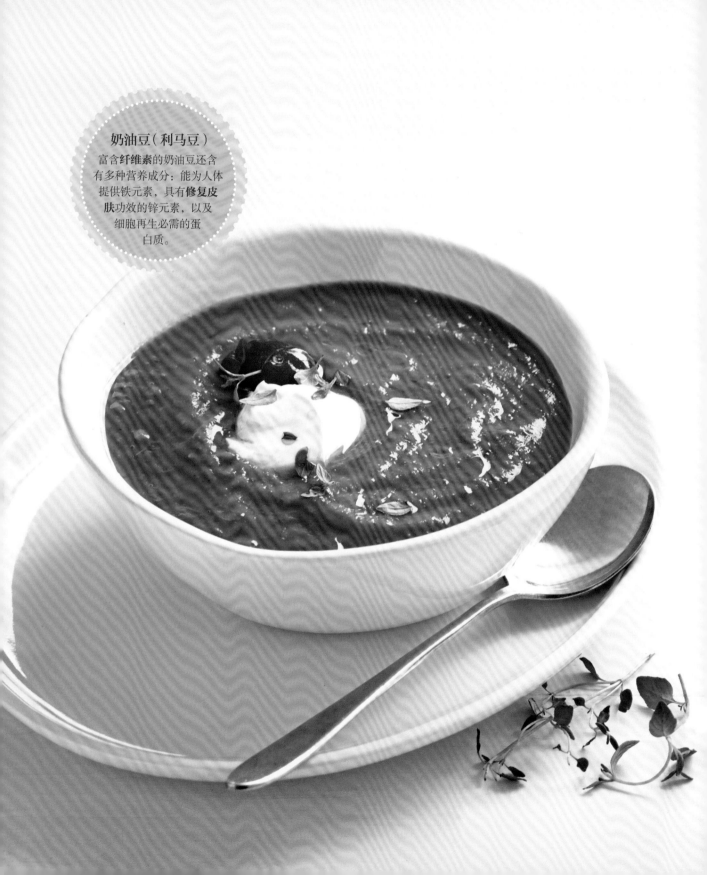

奶油豆（利马豆）
富含**纤维素**的奶油豆还含有多种营养成分：能为人体提供铁元素，具有**修复皮肤功效**的锌元素，以及细胞再生必需的蛋白质。

抗衰老　　细腻皮肤　　平衡皮肤　　紧致皮肤　　强化指甲

秋季养生汤

这款**营养丰富**的汤品能滋润头发与皮肤。富含蛋白质的奶油豆有助于**紧致**皮肤。各类蔬菜能为人体提供多种**抗氧化成分**以保护皮肤抵御紫外线的伤害。

制作2人份　　准备用时：10分钟　　烹饪用时：40分钟

材料

2个甘薯（或¼南瓜、¼冬南瓜）去皮并切丁

2个胡萝卜，去皮并切成丁

2个红色甜椒，去籽并切成厚片

4小枝百里香，只取叶子（额外准备一些叶子用于装饰）

1汤匙橄榄油（额外准备少量）

12个完整樱桃番茄

2个红色洋葱（切碎）

1把罗勒叶

1升蔬菜清汤

6个蒜瓣（去皮）

盐和现磨黑胡椒碎

400克奶油豆罐头

少许天然活性酸奶（可选，作为搭配）

制作方法

1 烤箱预热至200℃。所有蔬菜（除了樱桃番茄与洋葱）和百里香放在大烤盘内，滴适量橄榄油烘烤40分钟。将樱桃番茄放在另一个烤盘内，滴少许橄榄油置于烤箱下架烘烤。

2 烤蔬菜的同时，将1汤匙橄榄油倒入大平底锅加热。放入洋葱小火煎15分钟直至洋葱柔软、色泽金黄。将烤好的蔬菜倒入平底锅，放入罗勒叶、蔬菜高汤、大蒜和所有调味料。小火继续加热15分钟。

3 将锅内所有食材转移至手摇式搅拌机，搅拌至口感顺滑。再放入奶油豆继续搅拌。可根据个人喜好，将汤品再次加热后享用。

4 将汤盛在碗中，滴少许橄榄油和酸奶（可选），撒入百里香叶即可。

营养信息（每份）：

热量 669千卡　**脂肪** 20克　**饱和脂肪** 3克　**碳水化合物** 93克　**糖** 39克　**钠** 1354毫克　**纤维素** 27克　**蛋白质** 17克　**胆固醇** 0毫克

| 细腻皮肤 | 平衡皮肤 | 滋养头发 | 牙齿&牙龈健康 | 强化指甲 |

牛油果吐司佐香蒜酱

牛油果是多种健康脂肪和油脂的极优质来源，能为人体提供缓解皮肤疾病（例如湿疹）不可或缺的滋养成分。牛油果还含有重要的B族维生素——生物素，有助于**促进头发生长**。

制作2人份　准备用时：10~15分钟

材料

牛油果辣椒酱适量（见本书p190）
全麦吐司或斯佩尔特吐司
1把西蓝花籽

制作酱汁

2个蒜瓣（去皮）
少许喜马拉雅山粉红盐
30克混合新鲜香草叶（罗勒叶、欧芹叶和薄荷叶）
30克松子
50克帕尔玛（Parmesan）奶酪，磨碎（素食主义者可选择1汤匙天然酵母片）
70毫升特级初榨橄榄油
现磨黑胡椒
少许柠檬汁

制作方法

1 制作香蒜酱：大蒜、盐和香草放入食品处理器搅拌均匀。放入松子继续搅拌后转移至碗中。加入一半帕尔玛奶酪混合，再倒入橄榄油。拌入调味料，可根据个人喜好再加适量奶酪。最后滴少许柠檬汁混合均匀。

2 将牛油果酱抹在全麦吐司表面。再抹上适量香蒜酱，撒上西蓝花芽即可。可在冰箱内保存3天。

变化版

制作坚果风味香蒜酱：可根据个人喜好，用榛子或核桃代替松子。除了经典牛油果酱，可尝试将1个牛油果压制成泥，拌入2根小香葱碎和1汤匙混合种子（芝麻碎、葵花籽碎和亚麻籽碎）。这款牛油果泥含有天然的修复皮肤物质，还能为人体提供锌元素，有助于维护皮肤饱满弹性。另外，可用黄瓜及西洋菜代替西蓝花芽。

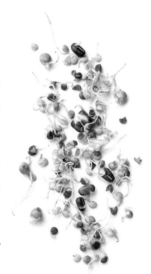

新鲜西蓝花芽含有人体所需的全部维生素与矿物质。

营养信息（每份）：

热量 747千卡　**脂肪** 65克　**饱和脂肪** 14克　**碳水化合物** 19克　**糖** 3克　**钠** 712毫克　**纤维素** 7.3克　**蛋白质** 18.4克　**胆固醇** 23毫克

抗衰老　　平衡皮肤　　紧致皮肤　　牙齿&牙龈　　强化指甲
　　　　　　　　　　　　　　　　　健康

风味炒豆腐

豆腐是蛋类的优秀**蛋白质**替代品，能促进头发与牙齿强健。具有**抗菌排毒**功效的姜黄有助于净化清洁口腔及牙龈。

豆腐

含有ω-3脂肪酸、锌、钙、硒和铁。这种**富含蛋白质**的大豆制品是顶级护肤食品。豆腐作为一种传统食品，能使皮肤焕发**青春活力**。

制作2人份　准备用时：5分钟　烹饪用时：25分钟

材料

1个洋葱切碎
1汤匙椰子油
300克嫩豆腐（或老豆腐）
½茶匙姜黄粉
¼茶匙辣椒粉
少许肉豆蔻碎
现磨黑胡椒
少许喜马拉雅山粉红盐
少量奶酪碎（可选，帕尔玛奶酪或无奶芝士）
全麦吐司或斯佩尔特吐司（作为搭配）
芦笋和青豆（作为搭配）

制作方法

1 锅中放入椰子油和洋葱，小火炒约15分钟直至洋葱柔软、色泽金黄。

2 同时，将豆腐放在碗内。用叉子将豆腐打散，拌入所有调味料和奶酪（可选）。

3 将豆腐倒入洋葱锅，中火加热约10分钟直至豆腐色泽金黄。期间注意随时翻炒以避免豆腐结块。搭配全麦吐司或斯佩尔特吐司、微煮断生的芦笋和青豆一同享用。

仅少量口感温和微甜的辣椒粉即能为人体提供多种营养元素。

营养信息（每份）：

热量 160千卡　**脂肪** 10克　**饱和脂肪** 6克　**碳水化合物** 6.5克
糖 4克　**钠** 228毫克　**纤维素** 1克　**蛋白质** 10.5克　**胆固醇** 0毫克

平衡皮肤　　紧致皮肤　　滋养头发　　牙齿&牙龈　　强化指甲
　　　　　　　　　　　　　　　　　　健康

美丽轻食食谱

香浓蚕豆汤

这款口感醇厚的汤品有助于改善头发的脆弱状态及指甲的易断状态。**富含纤维素**的蚕豆与豌豆是维生素A的顶级来源之一。维生素A是合成具有**强化皮肤组织**功效的胶原蛋白的必需营养成分。

制作4人份　准备用时：10分钟　烹饪用时：30～35分钟

材料

1个洋葱切碎

2汤匙橄榄油（可额外准备一些）

3个蒜瓣压碎

1升蔬菜清汤

4个小土豆（去皮并切成小片）

300克蚕豆（新鲜或冷冻均可）

300克豌豆（新鲜或冷冻均可）

100毫升燕麦乳（或豆奶、米浆）

4小枝薄荷（去掉茎秆）

2根小香葱，切碎

斯佩尔特吐司及黄油（作为搭配）

制作方法

1 炖锅中放入洋葱和少许橄榄油，低温加热10～15分钟直至洋葱半透明。放入大蒜继续加热几分钟。

2 倒入蔬菜清汤小火慢煮。放入土豆继续煨约10分钟直至土豆变软。加入蚕豆和豌豆，煮开后转小火加热几分钟。

3 关火，加入燕麦乳、剩余的橄榄油和新鲜薄荷。将汤全部倒入搅拌机搅拌至口感细腻顺滑。洒少许小香葱和几滴橄榄油即可。搭配斯佩尔特烤吐司及熔化的黄油享用。

营养信息（每份）：

热量 403千卡　脂肪 15克　饱和脂肪 2.5克　碳水化合物 45克
糖 7.5克　钠 606毫克　纤维素 14克　蛋白质 15克
胆固醇 0毫克

镇静皮肤 平衡皮肤 紧致皮肤 牙齿&牙龈健康 强化指甲

田园蔬菜沙拉

这款能满足人体所需且**富含蛋白质**的**轻食**沙拉能改善皮肤敏感。具有抗炎功效的芦笋有助于镇静舒缓皮肤。

制作2人份　准备用时：10分钟　烹饪用时：5分钟

材料

10根芦笋
1大把混合沙拉叶菜（撕成小片）
100克豌豆荚
100克蚕豆（新鲜或冷冻）
100克豌豆（新鲜或冷冻）
25克杏仁片
2汤匙橄榄油
½个柠檬取汁
现磨黑胡椒
喜马拉雅山粉红盐

制作方法

1 可根据个人喜好将芦笋煮至断生。取一个大碗，放入所有沙拉叶菜、蔬菜以及杏仁片。

2 加入橄榄油、柠檬汁和调味料，用手混合均匀。调味适合后立即享用。

营养信息（每份）：

热量 319千卡　**脂肪** 20克　**饱和脂肪** 2.5克　**碳水化合物** 14.5克
糖 6.5克　**钠** 9毫克　**纤维素** 11.5克　**蛋白质** 15克　**胆固醇** 0毫克

豌豆
这种口感微甜的春季时令蔬菜含有多种人体不可或缺的维生素，尤其是豌豆中的抗氧化成分皂苷具有强效**抗炎作用**。

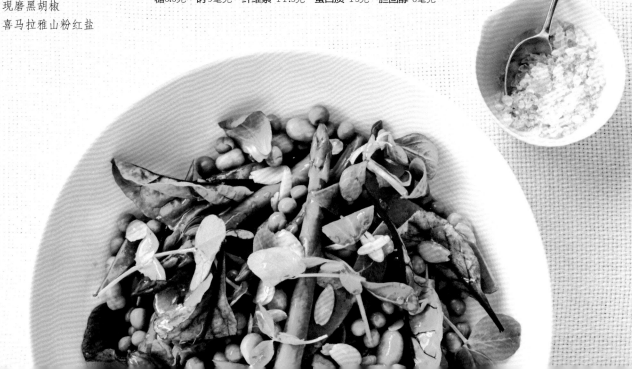

体液再平衡　 镇静皮肤　 平衡皮肤　 滋养头发　 牙齿&牙龈健康　 强化指甲

美丽轻食食谱

184

墨西哥式煎蛋

这款传统墨西哥早餐也可作为理想的早午餐或轻食午餐享用。其富含的**维生素C**能促进胶原蛋白合成。同时还含有抗氧化成分——番茄红素，有助于**保护**皮肤抵御阳光损害。

制作2人份　准备用时：10分钟　烹饪用时：20分钟

材料

2片羽衣甘蓝叶，切碎
½个洋葱，切碎
½个绿色甜椒，切碎
½个红色甜椒，切碎
½个鸟眼辣椒，切碎用于调味
½个小胡瓜，切碎
½个蒜瓣，切碎
75毫升番茄酱
现磨黑胡椒
2茶匙橄榄油
1小块黄油
4个有机鸡蛋
新鲜香菜叶（用于装饰）

制作方法

1 将羽衣甘蓝、洋葱、甜椒、辣椒、小胡瓜、大蒜和番茄酱全部放入碗内。用黑胡椒调味并混合均匀。

2 取一个带盖平底锅，放入橄榄油中火加热。倒入所有蔬菜翻炒10分钟。在蔬菜中拨开4个小洞，每个小洞内放入四分之一黄油并打入1个鸡蛋。

3 盖上锅盖加热3~4分钟，至蛋白凝固即可。将鸡蛋与蔬菜小心地盛在大盘中，最后撒上香菜叶。

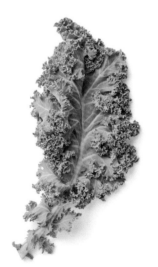

蒸或清炒**羽衣甘蓝**能最大程度地保存有益营养物质。

营养信息（每份）：

热量 241千卡　脂肪 15.5克　饱和脂肪 4.5克　碳水化合物 6.5克
糖 6克　钠 279毫克　纤维素 3.5克　蛋白质 18克
胆固醇 430毫克

镇静皮肤 平衡皮肤 紧致皮肤 滋养头发 牙齿&牙龈健康 强化指甲

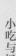

块根芹

与芹菜味道相似。这款根类蔬菜含有极丰富的**护肤**营养成分，例如镁、钾，以及维生素B₆、维生素C和维生素K。

暖身蔬菜沙拉

这款由香甜的块根类蔬菜与略带辛辣口感的萝卜构成的**暖身菜品**，不仅美味可口，还富含多种具有**护肤功效**的营养成分。富含锌元素的芝麻酱有助于**强健**牙齿、头发和指甲。

制作2人份　准备用时：15分钟

材料

¼个红色卷心菜，切丝
¼个皱叶甘蓝，切丝
¼个块根芹，去皮并切小块
6个沙拉小萝卜，切小块
2根胡萝卜，切小块
1个红色洋葱，切片（越薄越好）

制作料汁：

½个蒜瓣，压碎
2汤匙淡芝麻酱
½个柠檬取汁
½个橙子取汁
½～1茶匙蜂蜜
2汤匙橄榄油
现磨黑胡椒
喜马拉雅山粉红盐

制作方法

1 将所有蔬菜放在碗中，用手混合均匀。

2 制作料汁：将所有料汁食材放入小碗调至口感合适。将料汁倒在混合好的蔬菜上，用手搅拌至所有蔬菜均覆盖上料汁即可。

变化版

制作另外一款适合冬季食用的护肤蔬菜沙拉：烤箱预热至200℃。2个甘薯和3个甜菜根切滚刀块，淋上75毫升椰子油。放入烤箱烤40～50分钟后取出冷却。另取一个碗，放入1把芝麻菜、1把羽衣甘蓝、少量核桃碎及200克罐头扁豆，撒少许小香葱碎和石榴籽。倒在烤好的蔬菜和泡发无花果干上即可。

营养信息（每份）：

热量 417千卡　脂肪 21.5克　饱和脂肪 3克　碳水化合物 32克
糖 29.5克　钠 192毫克　纤维素 23.5克　蛋白质 12克
胆固醇 0毫克

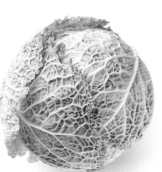

生卷心菜中的维生素C往往会在烹饪时流失。

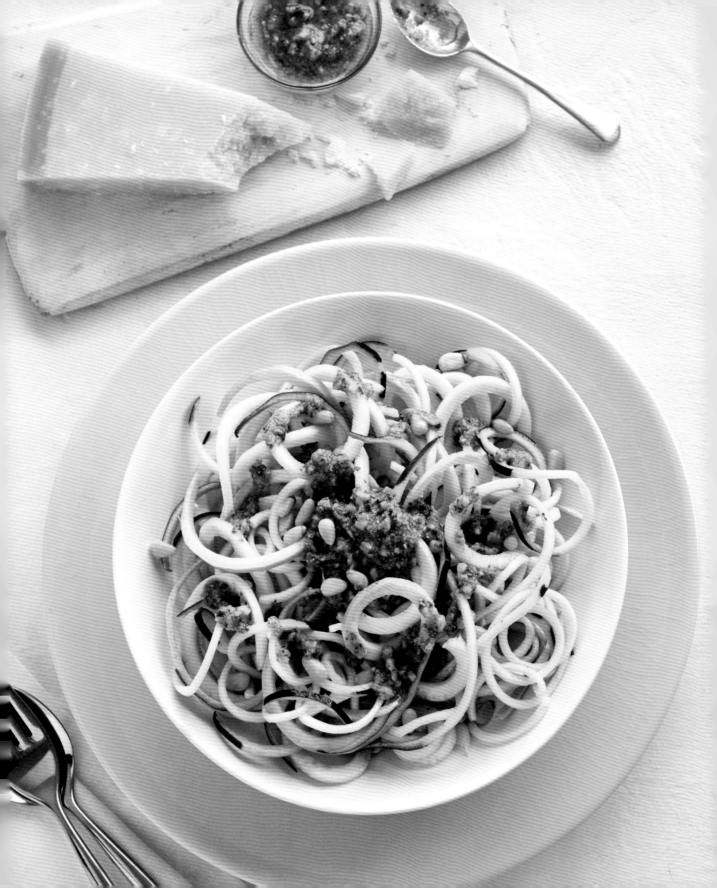

抗衰老　　 细腻皮肤　　镇静皮肤　　牙齿&牙龈健康

松子

松子具有**抗炎**功效，有助于**舒缓**并镇静皮肤敏感。松子中富含维生素E，能为暗沉皮肤带来**光泽活力**。

小吃与轻食

小胡瓜"面"佐罗勒香蒜酱

口感清爽的小胡瓜水分含量极高，是一种**超级补水**食品。同时，小胡瓜还富含天然抗氧化成分β-胡萝卜素，有助于抗衰老。

制作2人份　准备用时：20分钟

材料

2个小胡瓜（可选择1个绿色、1个黄色）用刨丝器处理成类似"面条"的细丝，或用土豆削皮器擦成薄片
少量橄榄油
少许柠檬汁
少量柠檬皮（可选）

制作酱料

1个蒜瓣，去皮
现磨黑胡椒
少许喜马拉雅山粉红盐
30克罗勒叶
30克松子（额外准备一些用于装饰）
30克帕尔玛奶酪，磨碎（素食主义者可选择1汤匙天然酵母片）
70毫升特级初榨橄榄油
½个柠檬取汁

制作方法

1 将小胡瓜"面条"放在碗中，洒少量橄榄油、柠檬汁和柠檬皮（可选），用手混合均匀。

2 制作罗勒香蒜酱（方法见本书p180）。将适量酱料放在"面条"顶部，撒上松子即可享用。

变化版

乳制品被认为可能会带来一些皮肤问题。因此，戒断乳制品期间可选择这款无奶酱料：将松子放入平底锅干焙约3分钟直至呈现棕色，随时关注以免烧焦。松子干焙后会散发更加浓郁的香气以弥补食材中去除的奶酪。将所有食材（可用营养丰富的酵母片或无奶奶酪代替帕尔玛奶酪）放入搅拌机搅拌至顺滑细腻即可。值得注意的是，如果选择戒掉全部乳制品，则需通过其他食物获取足量钙。

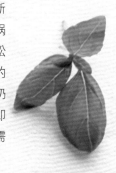

营养信息（每份）：

热量 429千卡　**脂肪** 41克　**饱和脂肪** 7克　**碳水化合物** 4克
糖 3克　**钠** 298毫克　**纤维素** 2克　**蛋白质** 10.5克
胆固醇 14毫克

抗衰老　 细腻皮肤　 体液再平衡　 紧致皮肤　 滋养头发　强化指甲

西班牙凉菜西瓜汤

这款清凉补水的经典汤品富含多种天然营养物质。色彩明亮的蔬菜含有能促进循环的番茄红素和硫元素，是维护指甲坚固与健康不可或缺的营养成分。

制作4人份　准备用时：20分钟

材料

4~5枝罗勒

275克番茄

2个蒜瓣，去皮并压碎

1根芹菜茎，切碎

½个辣椒，去籽并切碎（可选）

400克西瓜，切丁

½个红色洋葱，切碎（选择体型较小的）

½根黄瓜，切片

4汤匙特级初榨橄榄油（额外准备一些用于装饰）

1茶匙红葡萄酒醋

现磨黑胡椒

喜马拉雅山粉红盐

菲达（feta）奶酪（可选，用于搭配）

制作方法

1 保留一些罗勒叶用于最后装饰。将全部食材（除了橄榄油、红葡萄酒醋和调味料）放入搅拌机搅拌至口感细腻顺滑。

2 加入橄榄油、红葡萄酒醋后再用搅拌机搅拌一次。用调味料进行调味。

3 将搅拌好的汤倒入冷藏后的碗内。撒上之前保留的罗勒叶及少许橄榄油。可根据个人喜好，撒少许菲达奶酪碎。冷藏后食用。

西瓜

具有补水功效的西瓜能为人体提供精氨酸（氨基酸的一种），有助于促进头皮血液循环，从而维护头发健康光泽。

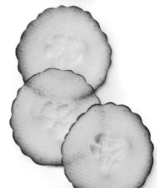

黄瓜大部分的营养存在于外皮中，例如维生素C和铜。

营养信息（每份）：

热量 181千卡　脂肪 14.5克　饱和脂肪 2克　碳水化合物 11克
糖 10克　钠 10毫克　纤维素 1.5克　蛋白质 1.5克
胆固醇 0毫克

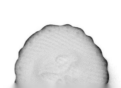

抗衰老　　体液再平衡　　镇静皮肤　　平衡皮肤　　紧致皮肤　　强化指甲

夏日芦笋沙拉

这款时令菜肴富含多种抗氧化成分。芦笋中的化合物皂苷能**舒缓**皮肤瘙痒。茴香**富含的维生素C**有助于促进胶原蛋白合成，从而**紧致**皮肤并预防衰老。

制作2人份　准备用时：10分钟　烹饪用时：5分钟

材料

10根芦笋

4汤匙橄榄油

2个小胡瓜（用刨丝器或土豆削皮器擦成丝）

½个茴香根，从顶部至底部切成薄片

2把混合沙拉叶菜

1把青橄榄（整颗或切碎）

4~5枝莳萝，大致撕碎

1个柠檬取汁和皮

现磨黑胡椒

喜马拉雅山粉红盐

1把松子（用于搭配）

制作方法

1 芦笋用少许橄榄油大致煎约5分钟。直至芦笋开始柔软且表面略带棕色后取出，静置冷却。将其余所有蔬菜、橄榄和莳萝（保留一些用于最后装饰）放在碗中。

2 制作料汁：将柠檬汁、柠檬皮与橄榄油混合。把料汁倒在沙拉上搅拌均匀，撒入调味料，继续混合均匀。

3 将芦笋拌入沙拉，撒上松子和少许橄榄油即可。

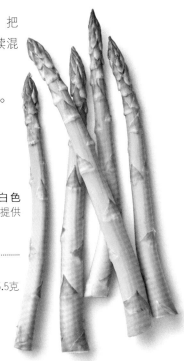

绿色、紫色和白色
芦笋均能为人体提供维生素C。

营养信息（每份）：

热量 292千卡　**脂肪** 25克　**饱和脂肪** 3.5克　**碳水化合物** 6.5克
糖 3.5克　**钠** 181毫克　**纤维素** 7.5克　**蛋白质** 7克
胆固醇 0毫克

抗衰老　 细腻皮肤　 镇静皮肤　 滋养头发

养颜快手酱

这些美味的酱料具有**美容养颜**功效。选择能为人体**补充水分**的牛油果、**富含蛋白质**的豌豆，或含有**多种抗氧化成分**的甜椒与番茄混合制作成酱料，搭配爽口脆嫩的蔬菜条一同享用。

牛油果辣椒酱

制作2人份　准备用时：5分钟

1个中等大小的**牛油果**去皮去核放入碗中。加入2茶匙**橄榄油**，用叉子将牛油果压成果泥。撒入适量现磨**黑胡椒**和喜马拉雅山粉红**盐**进行调味。加入½～1茶匙干**辣椒碎**混合均匀。½个**柠檬**取汁并拌入果泥以避免酱料颜色氧化变棕。未食用完的酱料需装在密封容器内放入冰箱，可保存2～3天。

营养信息（每份）：

热量 177千卡　脂肪 17.5克　饱和脂肪 3.5克　碳水化合物 1.5克
糖 0.5克　钠 5毫克　纤维素 3.5克　蛋白质 1.5克
胆固醇 0毫克

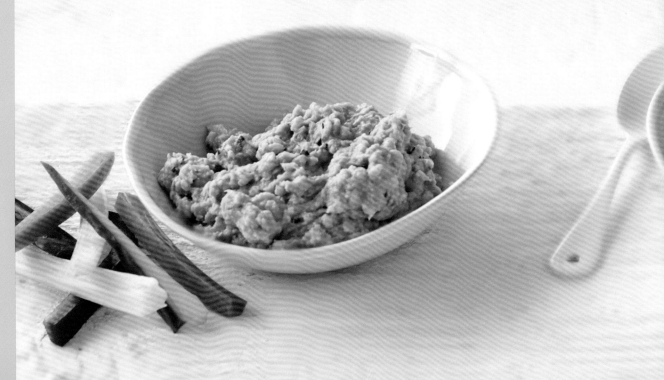

细腻皮肤　　平衡皮肤　　牙齿&牙龈　　强化指甲
　　　　　　　　　　　　健康

抗衰老　　细腻皮肤　　镇静皮肤　　平衡皮肤

甜豌豆酱

制作2人份　准备用时：10分钟

200克煮熟并冷却的**豌豆**（新鲜或冷冻豌豆均可）、½个**柠檬**取汁、2枝**薄荷**（仅保留叶片）、4汤匙**橄榄油**、1汤匙天然活性**酸奶**（可选）、少许喜马拉雅山粉红**盐**和现磨**黑胡椒**，以上食材全部放入食品处理器搅拌至顺滑。倒入小碗即可享用。剩余酱料装在密封容器内并放入冰箱，可保存2～3天。

营养信息（每份）：

热量 299千卡　**脂肪** 24克　**饱和脂肪** 4克　**碳水化合物** 12克
糖 3克　**钠** 204毫克　**纤维素** 6克　**蛋白质** 8克
胆固醇 0.8毫克

甜椒番茄酱

制作2人份　准备用时：15分钟　烹饪用时：40分钟

烤箱预热至200℃。3个红色**甜椒**洗净去籽并去内筋，均匀刷上**橄榄油**放入烤箱烤40分钟或烤至甜椒表皮微焦。取出待冷却后剥去甜椒外皮，放入食品处理器。再加入½茶匙**辣椒粉**、4个**晒干的番茄**、½个**柠檬**取汁、75克**葵花籽**、3枝**罗勒**（仅保留叶片）、4汤匙橄榄油、1汤匙天然活性**酸奶**（可选）、少许喜马拉雅山粉红**盐**和现磨**黑胡椒**，搅拌至顺滑。倒入小碗即可享用。剩余酱料装在密封容器内并放入冰箱，可保存2～3天。

营养信息（每份）：

热量 640千卡　**脂肪** 56克　**饱和脂肪** 8克　**碳水化合物** 18克
糖 11克　**钠** 308毫克　**纤维素** 8克　**蛋白质** 12克
胆固醇 0.8毫克

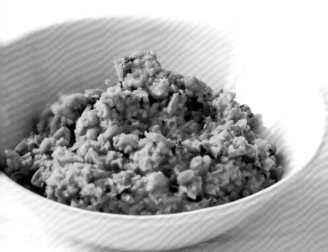

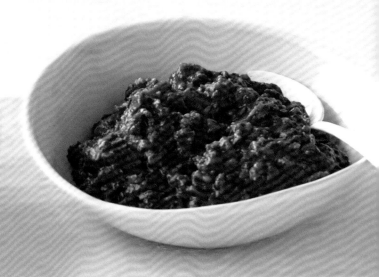

抗衰老　　细腻皮肤　　体液再平衡　　镇静皮肤　　滋养头发　　强化指甲

甜菜根鹰嘴豆汤

富含铁元素的甜菜根能为人体提供抗氧化成分β-胡萝卜素，有助于滋润面部与头皮的干燥皮肤。鹰嘴豆含有丰富的**锌**，能使引发唇疱疹的病毒失活。

鹰嘴豆

鹰嘴豆不仅富含细胞修复必需的**锌元素**，还含有丰富的**纤维素**。纤维素作为一种益生元，能促进肠道有益菌群生长并排出毒素。

制作4人份　准备用时：15分钟　烹饪用时：40分钟

材料

1个蒜瓣，切碎

2个红色洋葱，大致切碎

3汤匙橄榄油

1汤匙孜然

4个甘薯，切片

4个甜菜根，煮熟并切块

1.2升鸡汤或蔬菜清汤

100克红色扁豆

现磨黑胡椒

喜马拉雅山粉红盐

400克罐头鹰嘴豆

1个柠檬取汁

1把韭菜，切碎（可选，用于搭配）

天然活性酸奶（可选，用于搭配）

制作方法

1 取一个中等大小的平底锅，放入大蒜、洋葱和橄榄油加热约10分钟，直至洋葱半透明。加入孜然、甘薯和甜菜根继续煎5分钟，期间注意随时翻炒。

2 往锅内加入高汤和扁豆，煮开后转小火煨15分钟。调味后转移至食品处理器搅拌至口感顺滑。

3 将搅拌好的汤重新倒回锅内。放入鹰嘴豆和柠檬汁再次煮开即可。

4 趁热享用。可根据个人喜好，放少许韭菜碎和酸奶。

营养信息（每份）：

热量 521千卡　脂肪 13克　饱和脂肪 2克　碳水化合物 73克

糖 20克　钠 131毫克　纤维素 15克　蛋白质 21克

胆固醇 0毫克

抗衰老　　细腻皮肤　　镇静皮肤　　滋养头发

酸奶鲑鱼酱

这款简单快捷的可口鲑鱼酱含有多种关键养颜营养成分。富含健康 ω-3脂肪酸的鲑鱼具有**补水保湿**与**滋养**皮肤细胞功效，有助于延缓衰老，例如预防老年斑。

制作2人份　准备用时：5分钟

材料

150克天然活性酸乳（或椰子酸乳）

适量青柠汁

115克新鲜鲑鱼（煮熟）

现磨黑胡椒

黑麦面包及1块柠檬（用于搭配）

1枝百里香（用于装饰）

制作方法

1 将所有食材放入搅拌机。根据个人喜好搅拌至口感合适。

2 将鲑鱼酱抹在黑麦面包上，用柠檬块挤少许果汁即可食用。可用1小枝百里香作为装饰。

营养信息（每份）：

热量 290千卡　**脂肪** 16克　**饱和脂肪** 4.5克　**碳水化合物** 8克　**糖** 8克　**钠** 132毫克　**纤维素** 0克　**蛋白质** 28克　**胆固醇** 70毫克

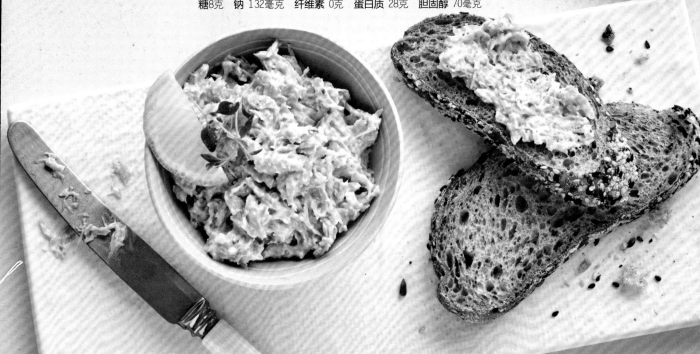

镇静皮肤

平衡皮肤

滋养头发

牙齿&牙龈
健康

强化指甲

甜辣综合坚果

坚果与种子富含多种能使皮肤恢复**年轻活力**的营养物质，包括有助于舒缓皮肤潮红的ω脂肪酸，以及加快皮肤修复必需的**锌元素**。

制作2人份　准备用时：6~8分钟

日本酱油

浓郁香醇的日本酱油含盐量低于传统大豆酱油。无麸质日本酱油**富含多种矿物质**和抗氧化成分，有助于促进人体对谷类与蔬菜的消化，**提升**营养摄入量。

材料

1茶匙芝麻籽
1茶匙南瓜籽
1茶匙葵花籽
40克整颗杏仁
40克腰果
1茶匙干辣椒碎
1汤匙日本酱油
1个柠檬取汁

制作方法

1 预热平底锅，放入芝麻籽干焙至其发出爆响声。加入南瓜籽和葵花籽继续加热几分钟。

2 将所有坚果倒入锅内，放入干辣椒碎（根据个人口味，可多加一些辣椒以增加辣度）继续焙3分钟。期间注意随时翻炒以避免食材炒焦。

3 翻炒至锅内坚果与种子烫手时，倒入日本酱油和柠檬汁。倾倒时食材汤汁可能会溅出，需格外注意安全。这款混合坚果碎可作为美味小零食享用，或撒在沙拉上。

变化版

不含麸质版：可使用芥末酱代替干辣椒碎。芥末酱能为这款零食带来另一种辛辣但依然美味的口感。

营养信息（每份）：

热量 298千卡　**脂肪** 24.5克　**饱和脂肪** 3.5克　**碳水化合物** 7克
糖 3克　**钠** 419毫克　**纤维素** 1.5克　**蛋白质** 11.5克
胆固醇 0毫克

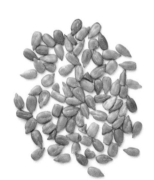

将生葵花籽作为零食能最大限度获取其有益营养物质。

抗衰老　　细腻皮肤　　平衡皮肤　　紧致皮肤　　强化指甲

养颜杏仁球

这款**富含蛋白质**且营养丰富的小点心具有多种益处。杏仁能为人体补充镁和钾。这两种矿物元素协同作用有助于调节体液平衡，**抑制浮肿及水肿**。

制作20个　准备用时：10分钟，额外需要浸泡时间

材料

10个干燥无花果或黑枣，
　大致切碎
140克去皮杏仁
4汤匙奇亚籽
4汤匙干椰丝
4汤匙枸杞
2汤匙玛卡粉
1个香草荚取籽
4汤匙可可粉

制作方法

1 干燥无花果（或黑枣）在清水中浸泡一整夜。

2 将所有食材（可可粉除外）放入食品处理器搅拌至顺滑浓稠。搅拌时注意随时暂停，并将附着在搅拌容器壁上的食材刮下。

3 将搅拌好的混合物揉搓成20个小球，表面撒上可可粉即可享用。可存放在冰箱内，保存期限为1周。

小贴士

可用带皮杏仁代替去皮杏仁：将带皮杏仁提前浸泡一整夜，在使用前剥皮即可。提前浸泡杏仁能激活其含有的酶类物质，从而使其营养更易被人体吸收。

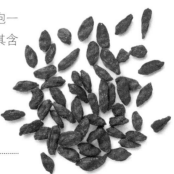

提前浸泡枸杞能提高这款零食的补水功效。

营养信息（每份）：

热量 113千卡　**脂肪** 7.5克　**饱和脂肪** 2.5克　**碳水化合物** 7克
糖 5克　**钠** 7毫克　**纤维素** 3克　**蛋白质** 3.5克　**胆固醇** 0毫克

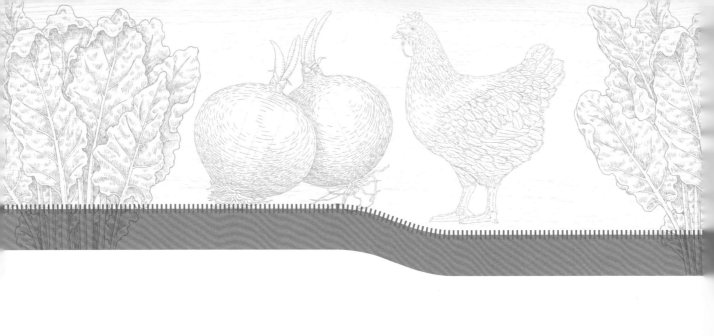

正餐

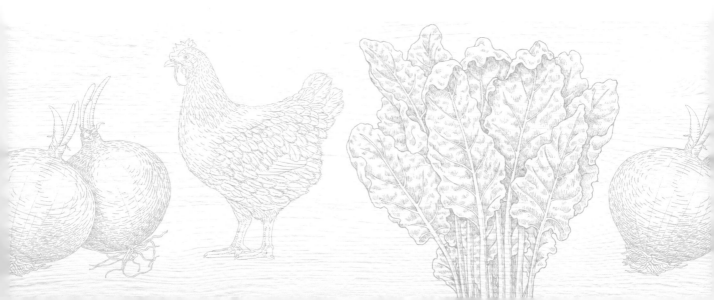

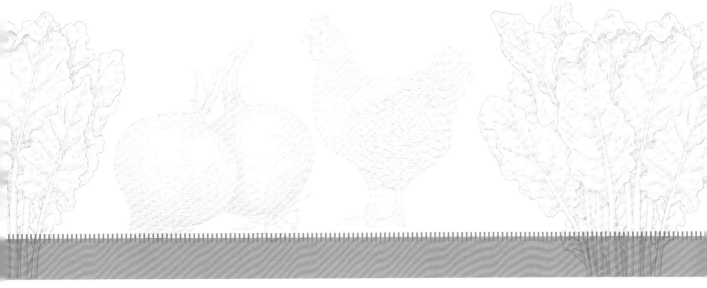

希腊凉拌菜 199

意大利调味大麦饭 200

日式什锦海味米粉 201

夏日蔬果沙拉配大麦古斯古斯 202

烤南瓜藜麦沙拉 203

黑扁豆椰奶咖喱 204

烤什锦蔬菜配大麦古斯古斯 206

蔬菜杂烩 207

摩洛哥香炖羊肉 209

柠檬香草烤鸡胸肉 210

希腊风味烤蔬菜 211

香烤海鲈鱼配番茄沙沙 213

泰式鸡肉汤面 214

柠檬香烤鲑鱼配海蓬子 215

什锦烤蔬菜配玉米饼 216

味噌豆腐配藜麦饭 218

什锦蔬菜配甘薯泥 219

西式坚果米饭沙拉 220

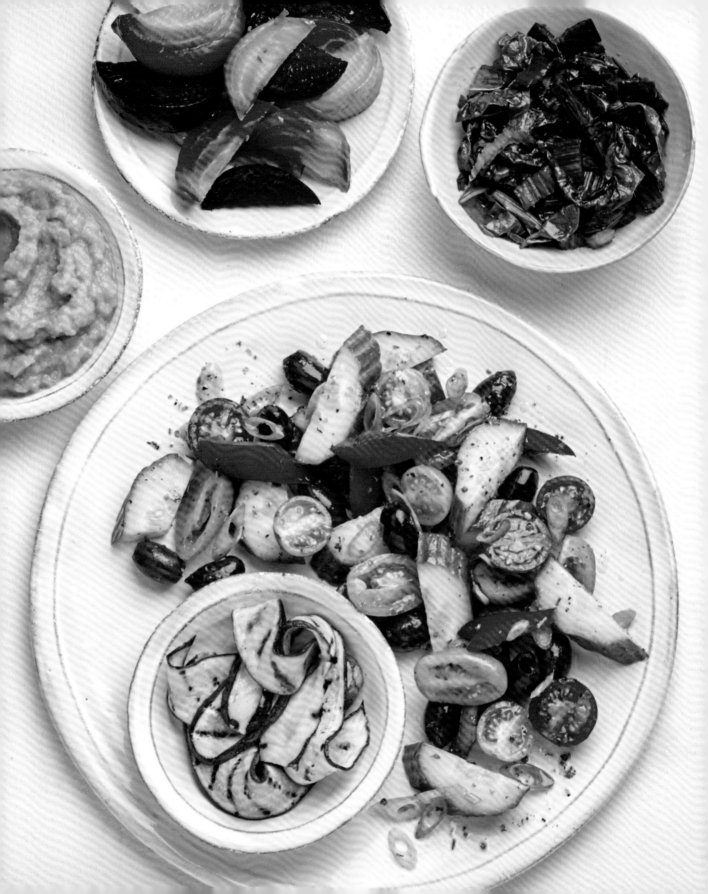

镇静皮肤　平衡皮肤　滋养头发　牙齿&牙龈　强化指甲
健康

希腊凉拌菜

这款**色彩丰富**的菜肴富含多种具有护肤功效的**抗氧化成分**。豌豆能为人体提供蛋白质、B族维生素、铁和锌，有助于**改善肤色**、恢复秀发光泽。

制作4人份　准备用时：30分钟　烹饪用时：50～55分钟

材料

250克甜菜根，去皮煮熟并
　切片
2汤匙橄榄油
现磨黑胡椒
喜马拉雅山粉红盐
12个樱桃番茄，对半切开
½根黄瓜，切块
1个红色甜椒，去籽并切块
3根小香葱，切碎
1把卡拉马塔黑橄榄
1茶匙干牛至
2个小胡瓜，沿纵向切成约
　2厘米薄片
2把混合绿叶蔬菜：青菜、
　甜菜、菠菜、小白菜等
2茶匙柠檬汁

制作豌豆泥

200克黄色豌豆（清水中浸
　泡一整夜）
400毫升蔬菜清汤
3片月桂叶
1个洋葱，切碎
1个完整蒜瓣，去皮

制作方法

1 制作豌豆泥：平底锅内放入豌豆、蔬菜清汤和月桂叶。煮开后转小火煨40分钟，或煮至豌豆柔软。放入洋葱和大蒜，若汤汁过稠可再加少量清水。将豌豆沥出，挑去月桂叶并保留少许水分。将豌豆放入搅拌机搅拌至顺滑细腻，盛在小碗内静置冷却。

2 另取一个碗，放入甜菜根、少量橄榄油和盐，混合均匀。

3 将樱桃番茄、黄瓜、甜椒和小香葱单独在放一个碗内。加入黑橄榄并调味。撒入干牛至和少量橄榄油，混合均匀。

4 煎锅预热。小胡瓜片两面刷上橄榄油放入锅内煎至柔软且色泽金黄。趁热享用或冷却后食用均可。

5 将绿叶蔬菜蒸至断生变软，放在碗内。撒入调味料、少许橄榄油和柠檬汁。趁热享用或冷却后食用均可。

6 将豌豆泥、拌甜菜根和所有蔬菜依次摆放在餐盘上，即可享用。

营养信息（每份）：

热量 589千卡　**脂肪** 13克　**饱和脂肪** 2克　**碳水化合物** 78克
糖 20克　**钠** 302毫克　**纤维素** 18.5克　**蛋白质** 31克　**胆固醇** 0毫克

抗衰老 细腻皮肤 镇静皮肤 紧致皮肤 滋养头发 强化指甲

意大利调味大麦饭

富含多种营养的大麦具有许多美容益处；**藜麦**能提升皮肤**滋润度**；硅元素有助于提升头发与指甲的**健康光泽**。

制作2人份　准备用时：10分钟　烹饪用时：30~35分钟

材料

1汤匙橄榄油（额外准备一些）

1个红色洋葱，切碎（选取体型较大的）

4个蒜瓣，压碎

8~10根芦笋

200克嫩豌豆（新鲜或冷冻）

200克蚕豆（新鲜或冷冻）

200克整粒大麦（或薏米），洗净

500毫升蔬菜清汤

100毫升燕麦乳

4枝莳萝，大致切碎（或2茶匙干莳萝）

现磨黑胡椒

喜马拉雅山粉红盐

1把松子、芝麻菜和西洋菜（用于搭配）

制作方法

1 取一个较大的厚底锅，倒入少量橄榄油中火加热。放入洋葱炒约3分钟直至洋葱变软。放入大蒜继续炒1~2分钟，需注意避免被油溅出的洋葱或大蒜烫伤。将锅从火上移开，放入所有蔬菜和少许清水，利用锅的余热翻炒2分钟。待蔬菜断生后将其盛出，放置一旁备用。

2 将大麦放入锅内，用中火加热，并倒入蔬菜清汤。煮开后转小火煨至大麦柔软即可。注意随时搅拌以免大麦粘锅。期间若水分煮干可再加少许清水。当大麦开始变软时，倒入燕麦乳和莳萝继续搅拌，煮至大麦口感合适（约25分钟）即可。关火并将第一步准备好的蔬菜与大麦饭混合均匀。

3 调味后撒入松子、芝麻菜、西洋菜和少许橄榄油。

营养信息（每份）：

热量 799千卡　**脂肪** 23克　**饱和脂肪** 4克　**碳水化合物** 113克　**糖** 13克　**钠** 34毫克　**纤维素** 18克　**蛋白质** 27克　**胆固醇** 0毫克

莳萝

香味独特的莳萝含有丰富 β-胡萝卜素。这种营养物质能在人体内转化为维生素A。维生素A是构成细胞膜的重要物质，有助于**促进皮肤健康**。

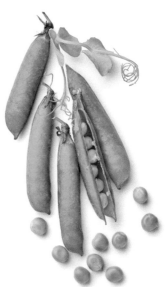

新鲜豌豆荚采摘后尽快烹制能最大限度地保存其香味与甜味。

抗衰老　 细腻皮肤　 体液再平衡　 滋养头发　 牙齿&牙龈健康　 强化指甲

日式什锦海味米粉

这款清凉可口的汤食包括具有补水功效的蔬菜和**富含矿物质**的海藻，有助于调节体液平衡、改善水肿。海藻中的铁元素与B族维生素能够**强韧**发芯、预防脱发。

制作2人份　准备用时：10分钟，额外需要浸泡时间　烹饪用时：20分钟

材料

1汤匙干燥海藻

200克米粉

少许椰子油（可选）

1个洋葱，切片

1头大蒜，去皮

1根韭葱，切片

8颗西蓝花嫩茎

2个小胡瓜，切片

100克法国菜豆（去掉头尾）

2.5厘米生姜，去皮并切成细丝

600毫升蔬菜清汤

2茶匙干辣椒碎（可选）

¼个卷心菜，切成较粗的蔬菜条

8根芦笋，切成5厘米蔬菜段（尽量选择应季芦笋）

1满汤匙大麦味噌酱

300克豆腐，切块

1茶匙生芝麻油

芽类蔬菜（作为搭配）

南瓜籽和芝麻（作为搭配）

制作方法

1　依据包装袋上的说明将海藻提前泡发、洗净，并可根据个人喜好切成小段。依据包装上的说明将米粉煮熟后捞出冷却。可滴少许椰子油以避免米粉粘连。

2　大锅中放入洋葱、大蒜、所有蔬菜（除了卷心菜和芦笋）、生姜和干辣椒碎（可选）。倒入蔬菜清汤煮开后转小火，继续加热5分钟。放入卷心菜和芦笋再煮2分钟。

3　加入味噌、豆腐和海藻，混合均匀。另取一个碗盛装冷却后的米粉。倒入煮好的汤，滴少许芝麻油并撒入芽类蔬菜、南瓜籽和芝麻即可。

小贴士

海藻泡发后体积会成倍增加，需注意用量。

此款汤食可在冰箱内保存几天。

可搭配沙拉和炒菜享用。

营养信息（每份）：

热量 866千卡　**脂肪** 16克　**饱和脂肪** 3克　**碳水化合物** 114克　**糖** 21克　**钠** 279毫克　**纤维素** 28克　**蛋白质** 52克　**胆固醇** 0毫克

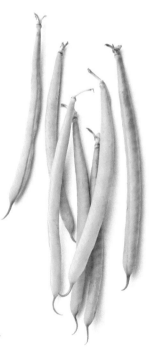

四季豆（菜豆）烹饪过熟会损失大量营养。蒸几分钟待四季豆变软即可。

抗衰老　 细腻皮肤　 镇静皮肤　 平衡皮肤　 强化指甲

美丽轻食食谱

202

夏日蔬果沙拉配大麦古斯古斯

这款地中海式沙拉中的石榴具有养颜功效，是扫除暗沉、**恢复皮肤活力**的关键食材。开心果富含钾元素，有助于调节**体液平衡**、改善浮肿。

制作2人份　准备用时：10分钟　烹饪用时：20~30分钟

材料

1茄子，沿纵向切片

2个红色甜椒，去籽并沿纵向切片

2个小胡瓜，沿纵向切片

现磨黑胡椒

喜马拉雅山粉红盐

1汤匙橄榄油（额外多准备一些）

1把开心果（不含盐且未经烤制）

70克芝麻菜叶或西洋菜叶

欧芹、薄荷和罗勒各3枝，切碎

少许柠檬汁

100克大麦古斯古斯（大麦粗粉）

200毫升热蔬菜清汤

1个石榴取籽

罗勒香蒜酱（可选，见本书p186）

制作方法

1 预热烧烤炉。取½汤匙橄榄油涂抹在茄子、甜椒和小胡瓜两面。将这些蔬菜置于烤架上烤15分钟，或烤至其柔软且色泽金黄。期间注意翻面以使蔬菜两面均匀受热。可分批进行烤制，撒适量调味料和少许橄榄油，静置备用。

2 用杵和臼将开心果捣碎备用。将所有沙拉叶菜和香草放在碗中，撒入调味料、少许柠檬汁和余下的橄榄油，混合均匀。

3 将大麦古斯古斯放在碗中，倒入煮开的蔬菜清汤。盖上碗盖焖5分钟，之后用叉子捣散。待其冷却后拌入开心果碎和石榴籽（各留下少许作为装饰）。将烹制好的所有食材依次摆放在餐盘上，滴少许罗勒香蒜酱（可选）。最后点缀少许开心果碎和石榴籽即可。

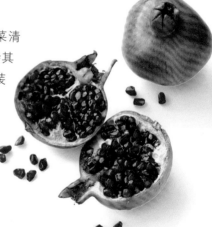

成熟石榴　口感紧致，果皮深红且具有光泽。

营养信息（每份）：

热量 513千卡　**脂肪** 21克　**饱和脂肪** 3克　**碳水化合物** 57克
糖 19克　**钠** 30毫克　**纤维素** 14.5克　**蛋白质** 17克　**胆固醇** 0毫克

镇静皮肤

平衡皮肤

牙齿&牙龈
健康

强化指甲

烤南瓜藜麦沙拉

甜美可口的南瓜是一款超级营养食品，其富含能**紧致皮肤**的维生素A、维生素C和维生素E；还含有丰富的纤维素，有助于促进消化系统健康、促进肠道**排出毒素**。

制作2人份　准备用时：10分钟　烹饪用时：50分钟，额外需要等待时间

材料

1个冬南瓜，纵向对半切开并去籽。
现磨黑胡椒
喜马拉雅山粉红盐
6个蒜瓣，压碎
1汤匙橄榄油
100克藜麦
200毫升热蔬菜清汤
½茶匙姜黄粉
1个洋葱，切碎（选取体型较大的）
1大把香草（莳萝、鼠尾草和韭菜），切碎
50克榛子，大致切碎
25克松子
奶酪碎（可选）
绿色沙拉叶菜（作为搭配）

制作方法

1 烤箱预热至200℃。将南瓜放在烤盘内，撒入调料并在南瓜中心凹陷处填入大蒜，均匀滴上橄榄油。放入烤箱烤40分钟或烤至南瓜柔软。取出待其冷却。

2 烤南瓜的同时清洗藜麦。将藜麦放入平底锅内，倒入蔬菜清汤和姜黄粉，煮开后盖上锅盖，转小火煨10分钟。将锅从火上移开，保持锅盖盖紧，静置10分钟后用叉子将藜麦饭捣散。

3 平底锅中加少许橄榄油，放入洋葱炒至变软。加入香草碎大致翻炒均匀，将锅从火上移开。南瓜肉挖出后放在碗中（保留南瓜外壳），压成南瓜泥并与前几步烹制好的食材混合均匀。将混合后的南瓜泥回填入南瓜外壳。放入烤箱继续烤10分钟，撒少许奶酪（可选）并与绿色沙拉叶菜搭配享用。

营养信息（每份）：

热量 709千卡　**脂肪** 33克　**饱和脂肪** 3克　**碳水化合物** 76克　**糖** 31克　**钠** 64毫克　**纤维素** 18克　**蛋白质** 20克　**胆固醇** 0毫克

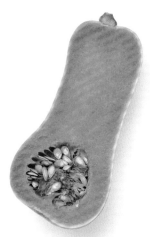

奶油南瓜是冬南瓜中营养最丰富的品种之一。

细腻皮肤　　镇静皮肤　　平衡皮肤　　牙齿&牙龈　　强化指甲
　　　　　　　　　　　　　　　　　　　健康

黑扁豆椰奶咖喱

富含纤维素的扁豆是蛋白质的优质来源。蛋白质是人体合成机体健康胶原蛋白不可或缺的营养物质。扁豆中的**锌元素**还具有抗炎功效，有助于舒缓炎症及皮肤敏感。

制作4人份　准备用时：15分钟　烹饪用时：1小时

材料

1个菜花（将每个小花头独立切下，较大的花头对半切开）

2茶匙固体椰子油

2个洋葱，切碎

5个蒜瓣，捣成泥

生姜，捣碎

香辛料：¼茶匙姜黄粉　少许肉豆蔻碎　8个豆蔻荚　4个丁香　½茶匙干辣椒碎　¼茶匙香菜碎　¼茶匙肉桂粉　½茶匙印度综合香料（什香粉）½茶匙辣椒粉　1茶匙黑芥菜籽

400克罐装樱桃番茄，切小块

600毫升热蔬菜清汤

100克黑扁豆

2个甘薯（选取体型较大的），切成中等大小的块

400克听装椰奶

200克短粒糙米或印度香米

制作酸乳酱

200毫升天然活性酸奶或椰子酸乳

¼根黄瓜，切碎

10片薄荷叶，切碎（根据个人口味，可多准备一些）

少许喜马拉雅山粉红盐

制作方法

1 烤箱预热至200℃。将菜花放在大烤盘内，撒适量椰子油烘烤约30分钟或烤至菜花色泽金黄。取出静置待用，同时利用香辛料调制咖喱酱。

2 大平底锅内放入洋葱、大蒜、生姜和2茶匙椰子油，加热10分钟后放入所有香辛料，转小火继续加热几分钟。

3 锅内放入樱桃番茄、扁豆和甘薯，倒入蔬菜清汤盖上锅盖。降低火温继续煨约30分钟，期间注意随时搅拌以免粘锅或汤汁煮干。若汤汁过少可加入适量清水。倒入椰奶继续煮至扁豆和甘薯非常柔软即可。最后放入烤好的菜花。

4 煮米饭：将米洗净放入平底锅，倒入400毫升开水。煮开后转小火煨约20分钟。

5 制作酸酱：将制作酸奶酱所需的全部食材放入小碗中并混合均匀。盖上碗盖放入冰箱内以供随时使用。将咖喱、米饭与酸奶酱搭配一同享用。

营养信息（每份）：

热量 758千卡　脂肪 24克　饱和脂肪 17.5克　碳水化合物 105克　糖 28克　钠 238毫克　纤维素 16克　蛋白质 24克　胆固醇 6毫克

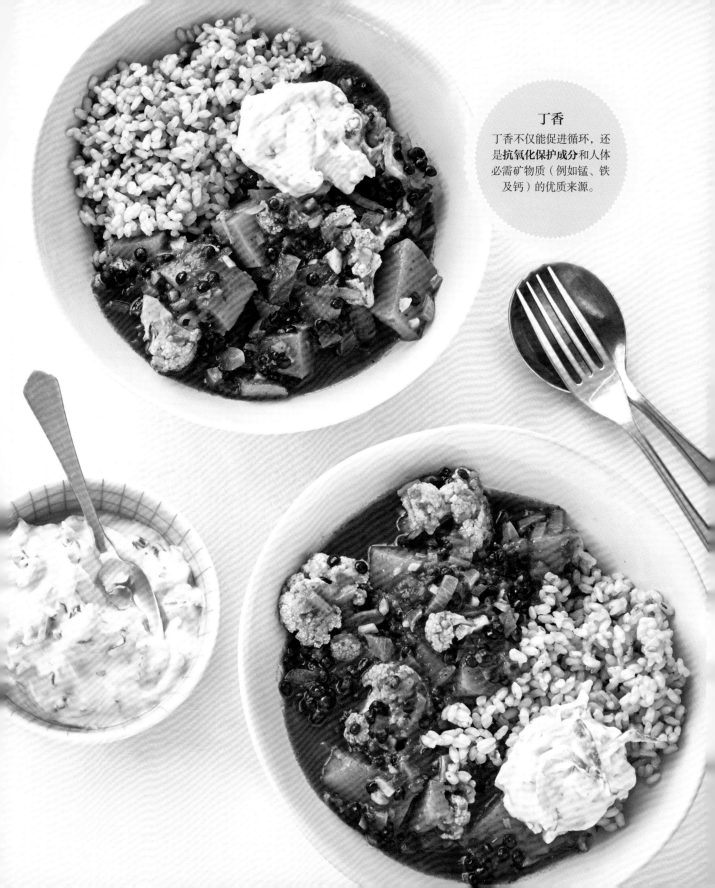

丁香

丁香不仅能促进循环，还是**抗氧化保护成分**和人体必需矿物质（例如锰、铁及钙）的优质来源。

抗衰老　　体液再平衡　　镇静皮肤　　平衡皮肤　　滋养头发　　牙齿&牙龈
健康

烤什锦蔬菜配大麦古斯古斯

这款具有**舒缓**作用的菜肴有助于为皮肤和头发补水。西蓝花中具有抗炎功效的**抗氧化成分**含量非常丰富，是皮肤敏感人群的理想食物。

制作4人份　准备用时：20分钟　烹饪用时：30~40分钟

材料

1茶匙椰子油

½个西蓝花

½个菜花

1个小胡瓜，切片

140克嫩豌豆

200克蚕豆（新鲜或冷冻）

200克嫩豌豆荚或荷兰豆

现磨黑胡椒

喜马拉雅山粉红盐

250克樱桃番茄

少许橄榄油

100克大麦古斯古斯（大麦粗粉）

15根藏红花蕊（可选）

200毫升热蔬菜清汤

1大把羽衣甘蓝，切丝

20个橄榄，去核并对半切开

½个石榴取籽

1把核桃，大致切碎

2茶匙干辣椒碎

制作方法

1 烤箱预热至200℃。烤盘内壁涂抹椰子油，放入所有蔬菜（樱桃番茄和羽衣甘蓝除外），撒上调料。放置时注意每块蔬菜均需接触到椰子油，烤30~40分钟直至蔬菜色泽呈金黄色略棕。

2 将樱桃番茄放入另外一个烤盘，撒少许橄榄油和调料，放入烤箱烤20~30分钟。烤制樱桃番茄的同时准备一个耐热碗，放入大麦古斯古斯和藏红花（可选）。倒入蔬菜热汤，搅拌均匀后盖上碗盖焖约5分钟即可。食用前用叉子将碗内食材捣散。

3 将羽衣甘蓝蒸5分钟，放在大碗内。加入橄榄、石榴籽、核桃、干辣椒碎和其他烹制好的所有食材，混合均匀即可享用。

营养信息（每份）：

热量 341千卡　**脂肪** 9克　**饱和脂肪** 3克　**碳水化合物** 39克
糖 12克　**钠** 233毫克　**纤维素** 16克　**蛋白质** 18克　**胆固醇** 0毫克

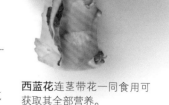

西蓝花连茎带花一同食用可获取其全部营养。

抗衰老

细腻皮肤

平衡皮肤

牙齿&牙龈
健康

强化指甲

蔬菜杂烩

这款颜色丰富的经典菜品含有极丰富的**抗氧化保护成分**。红色洋葱是硫元素的优质来源。硫是人体合成**健康胶原蛋白**与维护指甲坚固的关键营养元素。

> **甜椒**
>
> 尝试选择不同颜色的甜椒以获取多种营养成分。口感清甜的红色、黄色和橙色甜椒含有极丰富的**维生素C**；绿色甜椒是**维生素A**的优质来源。

制作4人份　准备用时：15分钟　烹饪用时：50分钟

材料

2汤匙橄榄油（可额外多准备一些）

1个茄子，切小块

3个小胡瓜，切小块

3个红色、黄色或橙色甜椒，去籽并切成楔形

2个红色洋葱，去皮并切成楔形

4个蒜瓣，去皮并大致切碎

3~4枝新鲜牛至或百里香

6个成熟番茄，切小块

400克罐装樱桃番茄，切小块

1把黑橄榄，去核

1汤匙意大利香醋

现磨黑胡椒

喜马拉雅山粉红盐

1束新鲜罗勒，只留叶片

1/4个柠檬取皮

25克菲达奶酪或帕尔玛奶酪（可选）

1/2茶匙干辣椒碎（可选）

荞麦或大麦古斯古斯（用于搭配）

1个水煮蛋（可选，用于搭配）

制作方法

1 厚底锅或砂锅中放2汤匙橄榄油，中火加热。放入茄子、小胡瓜和甜椒炸约5分钟直至蔬菜色泽金黄且柔软，但并未熟透。将蔬菜捞出放在大碗内备用。

2 锅内放少许橄榄油，放入洋葱、大蒜和牛至叶（或百里香叶）中火炒10分钟，直至锅内食材变软且色泽金黄。将炸好的蔬菜倒入锅内翻炒，继续加入新鲜番茄、罐装樱桃番茄、橄榄、香醋和调味料，翻炒均匀。

3 盖上锅盖小火煨30~35分钟或煮至锅内汤汁减少变浓、口感甜美。撒入柠檬皮和撕碎的罗勒叶，检查咸淡是否合适。

4 滴少许橄榄油。可根据个人喜好，撒入适量菲达奶酪或帕尔玛奶酪。搭配荞麦或大麦古斯古斯一同享用。也可在菜肴顶端摆放1个水煮蛋。

营养信息（每份）：

热量 176千卡　**脂肪** 4克　**饱和脂肪** 1克　**碳水化合物** 23克　**糖** 22克　**钠** 143毫克　**纤维素** 10克　**蛋白质** 7克　**胆固醇** 4.5毫克

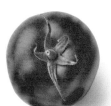
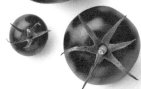

番茄随烹制时间加长而能释放更多抗氧化成分——番茄红素。

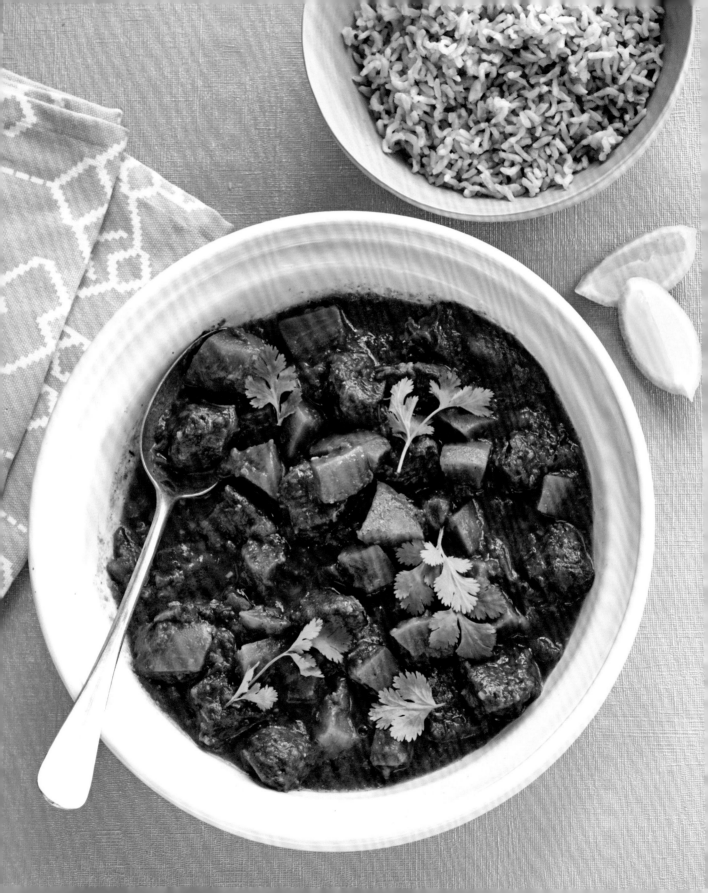

细腻皮肤　　镇静皮肤　　紧致皮肤　　滋养头发

生姜

具有辛辣味道的生姜不仅可以作为调味料，还是一款顶级养颜食材。生姜作为一款天然抗炎剂能**促进循环**，从而提升皮肤的健康光泽。

摩洛哥香炖羊肉

富含**铁元素**和**B族维生素**的羊肉因其具有优质的**营养价值**而从红肉中脱颖而出。B族维生素能提升头皮的健康状况，有助于改善头皮问题，例如头皮屑。

制作4人份　准备用时：10分钟　烹饪用时：2小时15分钟

材料

2汤匙橄榄油

1个洋葱，切丁

2个胡萝卜，去皮并切丁

500克羔羊腿，切丁

2个蒜瓣，压碎

½茶匙孜然粉

½茶匙生姜粉

¼茶匙藏红花粉

1茶匙肉桂粉

1汤匙液体蜂蜜

100克软杏干，对半切成四份

500毫升热蔬菜清汤

1小块奶油南瓜，去皮去籽并切成1厘米小块

香菜、柠檬块和糙米（作为搭配）

制作方法

1 厚底锅内放入橄榄油中火加热。放入洋葱和胡萝卜翻炒3～4分钟直至蔬菜变软。

2 放入羊肉炒至色泽变棕。加入大蒜、孜然粉、生姜粉、藏红花粉和肉桂粉继续翻炒2分钟或炒至羊肉散发出香气。

3 加入蜂蜜、杏干和蔬菜清汤。根据实际情况，可再倒入适量开水没过羊肉。所有食材混合均匀，待汤汁煮开后转小火，盖上锅盖炖1小时。

4 打开锅盖继续炖30分钟。放入南瓜再炖20～30分钟或直至南瓜变软、羊肉熟烂。

5 撒入香菜作为点缀，将柠檬块摆放在旁边作为搭配。可与摩洛哥面包或米饭一同享用。

营养信息（每份）：

热量 423千卡　**脂肪** 16克　**饱和脂肪** 5克　**碳水化合物** 35克
糖 27克　**钠** 145毫克　**纤维素** 9克　**蛋白质** 29.5克
胆固醇 92.5毫克

细腻皮肤　　体液再平衡　　镇静皮肤　　紧致皮肤　　滋养头发

牛至

这种具有**修复皮肤**功效的地中海香草含有**抗菌**化合物百里香酚，它有助于缓解口唇疱疹的疼痛感。

柠檬香草烤鸡胸肉

美味多汁的鸡肉是健康**蛋白质**的顶级来源之一。蛋白质是**皮肤细胞再生**不可或缺的营养物质。同时，鸡肉还具有抗炎功效，特别有利于缓解皮肤问题，例如红斑痤疮。

制作2人份　准备用时：10分钟　烹饪用时：45分钟

材料

½个柠檬取皮

2汤匙橄榄油

1茶匙牛至，大致切碎（额外准备2枝）

1茶匙百里香，大致切碎（额外准备2枝）

1茶匙迷迭香，大致切碎（额外准备2枝）

2个蒜瓣，压碎

现磨黑胡椒

2块鸡胸肉，保留鸡皮

8个嫩土豆，对半切开

2个胡萝卜，去皮并切成条

2个红色甜椒（选取体型较小的），去籽并切片

2个红色洋葱（选取体型较小的），切成楔形

300毫升蔬菜清汤或清水

制作方法

1 烤箱预热至200℃。将柠檬皮、橄榄油、牛至、百里香、迷迭香放在碗中，用适量黑胡椒调味并将其混合均匀。

2 将混合好的香草柠檬酱抹在鸡胸肉上放入烤盘，周围摆放土豆、胡萝卜、甜椒、洋葱和新鲜香草枝。倒入蔬菜清汤（或清水），放入烤箱烤约45分钟，待鸡肉被扎时汁水析出且蔬菜边缘呈棕色即可。

3 将烤盘从烤箱取出。去掉鸡皮和香草枝即可享用鸡肉与蔬菜。

营养信息（每份）：

热量 383千卡　脂肪 13.5克　饱和脂肪 2克
碳水化合物 22克　糖 15.5克　钠 150毫克
纤维素 8克　蛋白质 39克　胆固醇 105毫克

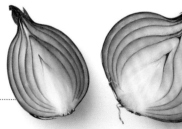

剥皮时尽量保留洋葱的外层苞片，因其含有的抗氧化成分（例如黄酮类化合物）大部分集中在洋葱靠外层的皮中。

细腻皮肤　　平衡皮肤　　滋养头发

希腊风味烤蔬菜

这道简单易做的快手烤蔬菜是一款希腊传统菜肴"briam"。**富含营养的菠菜**能为人体提供具有天然排毒功效的叶绿素，有助于净化肝脏。

制作2人份　准备用时：10分钟　烹饪用时：1小时30分钟，额外需要冷却时间

材料

3个小胡瓜，切片（厚约1
　厘米）

1个茄子，切薄片

2个红色洋葱，切片

3个甜椒（红色、黄色和橙
　色各1个），去籽并切成
　厚楔形

4~6个土豆，切片（厚约
　½厘米）

1头大蒜，去皮并分成独
　立的蒜瓣

现磨黑胡椒

喜马拉雅山粉红盐

3½汤匙橄榄油

200克菠菜

1把橄榄

8~10个晒干的番茄

莳萝和罗勒各1把，大致
　切碎

少许菲达奶酪（可选，用
　于搭配）

制作方法

1 烤箱预热至190℃。将所有蔬菜（菠菜及番茄干除外）和大蒜放入大烤盘，撒入调味料并用手混合均匀，倒入橄榄油再次混合均匀。

2 将烤盘放入烤箱烤1小时，加入菠菜、番茄干、莳萝和罗勒继续烤30分钟，或烤至蔬菜边沿微脆、茄子软绵多汁。

3 取出烤盘静置冷却5分钟即可享用。可根据个人喜好，撒少许菲达奶酪以提升口感。

变化版

根据个人口味，可用韭葱替换菜品中的洋葱。韭葱富含具有护肤功效的维生素A、维生素C和维生素E，有助于对抗阳光中紫外线对皮肤的损伤。另外，还可将土豆替换为甘薯。

营养信息（每份）：

热量 896千卡　**脂肪** 35克　**饱和脂肪** 5克　**碳水化合物** 109克
糖 30克　**钠** 467毫克　**纤维素** 28克　**蛋白质** 22克　**胆固醇** 0毫克

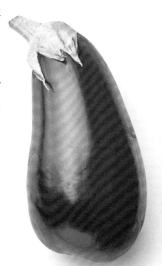

新鲜茄子 表皮光泽，无变色及斑点。

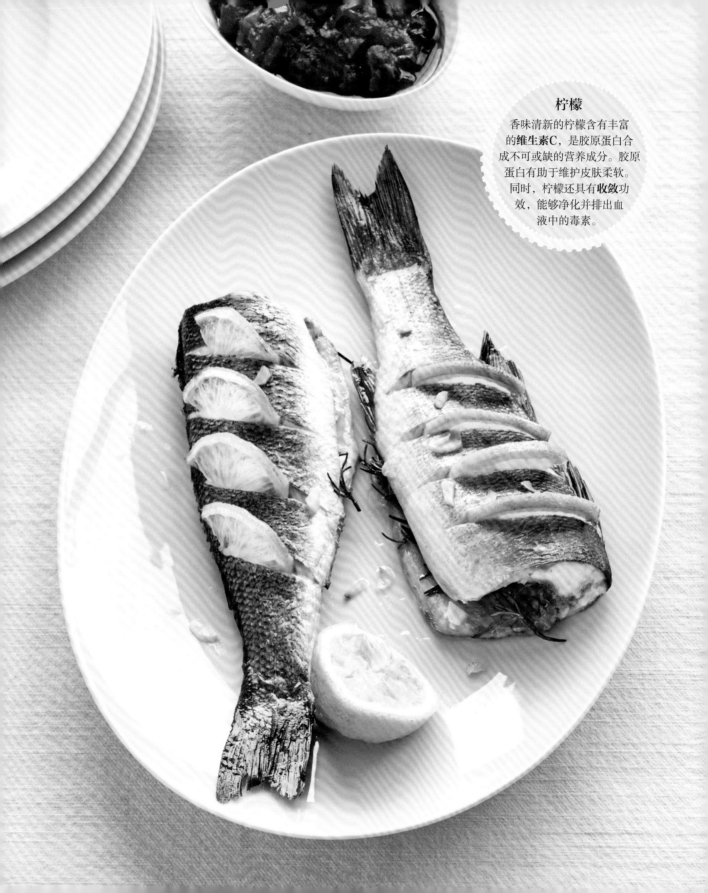

柠檬

香味清新的柠檬含有丰富的**维生素**C，是胶原蛋白合成不可或缺的营养成分。胶原蛋白有助于维护皮肤柔软。同时，柠檬还具有**收敛**功效，能够净化并排出血液中的毒素。

抗衰老　　体液再平衡　　镇静皮肤　　紧致皮肤　　滋养头发　　强化指甲

香烤海鲈鱼配番茄沙沙

鲜美的海鲈鱼（黑鲈）能为人体提供促进细胞修复的ω-3脂肪酸。番茄沙沙含有的**抗氧化成分**番茄红素有助于强化血管、维护颈部与手部的皮肤健康并使其具有光泽。

制作2人份　　准备用时：30分钟　　烹饪用时：15分钟

材料

1汤匙海盐

2条500克海鲈鱼，去鳞去
　头并洗净

1个柠檬，切片

1个柠檬取汁

2枝迷迭香

4汤匙椰子油

2个蒜瓣，大致切碎

制作番茄沙沙

1个红色洋葱，切碎

2个蒜瓣，切碎

1个红辣椒，去籽并切碎

1汤匙橄榄油

400克罐装番茄

210克罐装肾豆，洗净并
　控干

2汤匙香菜叶

1个青柠取皮取汁

现磨黑胡椒

喜马拉雅山粉红盐

制作方法

1 烤箱预热至220℃。海鲈鱼腹内涂抹海盐，静置20分钟后洗净并拭干。鱼身上切3~4条斜口插入柠檬片。烤盘内壁涂抹一层椰子油。鱼腹内填入迷迭香并转移至烤盘中。

2 制作番茄沙沙：将洋葱、大蒜和辣椒放入锅内。加适量橄榄油小火加热10分钟。放入番茄小火煨10~15分钟。继续放入肾豆、香菜、青柠皮和青柠汁，最后用调味料调味即可。

3 将椰子油倒入小平底锅内中火加热。放入大蒜炒1~2分钟出香。将油和大蒜倒在鱼身上，放入烤箱烤约15分钟。期间注意打开烤箱给鱼身涂抹椰子油。烤至鱼肉易分离且鱼皮微脆即可。将柠檬汁倒在海鲈鱼上，搭配番茄沙沙享用。

营养信息（每份）：

热量 411千卡　脂肪 26克　饱和脂肪 10克　碳水化合物 7.5克
糖 4克　钠 386毫克　纤维素 3克　蛋白质 36克　胆固醇 118毫克

平衡皮肤　 紧致皮肤　 滋养头发　 强化指甲

泰式鸡肉汤面

这款简单但美味的汤食能为人体提供促进细胞新生的**蛋白质**，也是必需矿物质**硒**的优质来源。硒元素有助于促进头皮健康、滋养干燥脆弱的头发。

制作4人份　准备用时：15分钟　烹饪用时：20分钟

材料

115克鸡蛋面

225克鸡肉片

1汤匙椰子油

5厘米生姜，去皮并切碎

2个蒜瓣，压碎

1个绿辣椒，去籽并切小块

1根柠檬草

½茶匙姜黄粉

400毫升罐装椰奶

600毫升鸡汤

50克四季豆

1个胡萝卜，去皮并切丝
（粗细类似火柴棍）

3根小香葱，切碎

75克豆芽

2汤匙日本酱油

香菜叶（作为装饰）

制作方法

1 将鸡蛋面依据包装说明煮熟。鸡肉切成适口大小。大炖锅内倒入油中火加热，放入鸡肉、生姜、大蒜、辣椒、柠檬草和姜黄，翻炒2分钟。

2 倒入椰奶和鸡汤。煮开后转小火煨10分钟。放入四季豆和胡萝卜，搅拌均匀继续煮5分钟。

3 放入小香葱和豆芽煮1～2分钟，或直至豆芽变软。放入面条和日本酱油，混合均匀。点缀少许香菜叶即可。

大蒜

作为厨房中不可缺少的食材，大蒜是多种**护肤营养物质**的有效来源。例如促进胶原蛋白合成必需的维生素C、锰和维生素B_6。

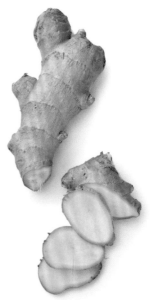

仅少量新鲜生姜碎即可促进消化，有助于排出体内毒素。

营养信息（每份）：

热量 409千卡　**脂肪** 21克　**饱和脂肪** 17.5克　**碳水化合物** 28克
糖 6.5克　**钠** 707毫克　**纤维素** 4克　**蛋白质** 25克　**胆固醇** 40毫克

体液再平衡　　滋养头发　　牙齿&牙龈　　强化指甲
　　　　　　　　　　　　　　健康

柠檬香烤鲑鱼配海蓬子

富含人体必需ω-3脂肪酸的鲑鱼能滋养干硬粗糙的皮肤。海生蔬菜海
蓬子含有丰富的硅、铁、锌、锰和多种维生素。这些营养元素均有助
于维护皮肤、头发和指甲健康。

制作2人份　　准备用时：10分钟　　烹饪用时：20分钟

材料

85克短粒糙米
2块140克鲑鱼
1个柠檬取汁
1个青柠取汁
2个蒜瓣，切碎
2茶匙椰子油
100克海蓬子

制作方法

1 烤箱预热至200℃。将糙米依据包装说明煮熟并保温。

2 每块鲑鱼肉放在单独的防油纸上（大小可包裹住鲑鱼）。将鲑鱼和防油纸放在箔纸上，箔纸大小需能包裹住鱼块。将柠檬汁和青柠汁倒在鲑鱼上。蒜末与椰子油搅拌均匀，涂抹在鱼肉上。将箔纸四周向上折叠包裹住鲑鱼，形成一个较松的包裹。

3 放入烤箱烤18~20分钟直至鱼肉易用小刀分离。海蓬子蒸2~3分钟直至柔软。将鲑鱼肉置于糙米饭上，旁边摆放海蓬子即可享用。

变化版

烹制口感更香醇的版本：选择具有滋润皮肤功效的椰子，将椰奶和清水混合后烹制米饭。45克印度香米、清水和椰奶各60毫升，依据包装袋上的说明将米饭煮熟。若海蓬子难以购买，可替换为花椰菜和甜豌豆荚。

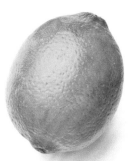

香味浓郁的青柠皮和青柠汁均
含有维生素C和β-胡萝卜素。

营养信息（每份）：

热量 523千卡　　**脂肪** 27克　　**饱和脂肪** 7克　　**碳水化合物** 32.5克
糖 1.5克　　**钠** 65毫克　　**纤维素** 3克　　**蛋白质** 36克　　**胆固醇** 101毫克

细腻皮肤

牙齿&牙龈
健康

强化指甲

罗勒

香气浓郁的罗勒是抗衰老抗氧化成分的优质来源。罗勒油还含有**抗菌**成分，有助于抑制痤疮并均匀肤色。

什锦烤蔬菜配玉米饼

这款如彩虹般色彩丰富的菜肴富含多种抗氧化成分，包括黄酮类化合物槲皮素。红色甜椒含有的槲皮素有助于促进皮肤细胞**再生**、使皮肤光滑细腻。

制作4人份　准备用时：10分钟，额外需要静置时间　烹饪用时：20分钟

材料

750毫升蔬菜清汤

160克玉米糊（速食）

25克新鲜罗勒（只取叶片），大致撕碎

25克（不足1oz）帕尔玛奶酪（可选）

1汤匙橄榄油

2个小胡瓜，切条（粗约3~4毫米）

1个茄子，切条（粗约3~4毫米）

2个红色甜椒，去籽并切条

10个樱桃番茄

现磨黑胡椒

喜马拉雅山粉红盐

芝麻菜叶，作为搭配

少许橄榄油或香蒜酱（见本书p180），作为搭配

制作方法

1 将蔬菜清汤煮开，放入玉米糊加热5分钟。不断搅拌直至汤汁完全吸收且质感浓稠。放入罗勒和帕尔玛奶酪（可选），搅拌30秒。大烤盘内壁涂抹橄榄油，将混合物倒入烤盘。

2 用黄油刀将玉米混合物抹平至约1厘米厚，静置约20分钟。将烤盘倒转扣在案板上，倒出已凝固的玉米糊并将其切成长方形的玉米块。将玉米块涂抹一层橄榄油放入烤箱烤至外皮金黄且松脆为止。放置一旁备用。

3 所有蔬菜抹上橄榄油，调味后低温烤约15分钟直至蔬菜柔软。将蔬菜摆放在玉米块上，上方撒一些芝麻菜并滴少许橄榄油（或香蒜酱）即可。

营养信息（每份）：

热量 472千卡　脂肪 8.5克　饱和脂肪 3克　碳水化合物 73.5克
糖 14克　钠 128毫克　纤维素 13克　蛋白质 19克
胆固醇 12毫克

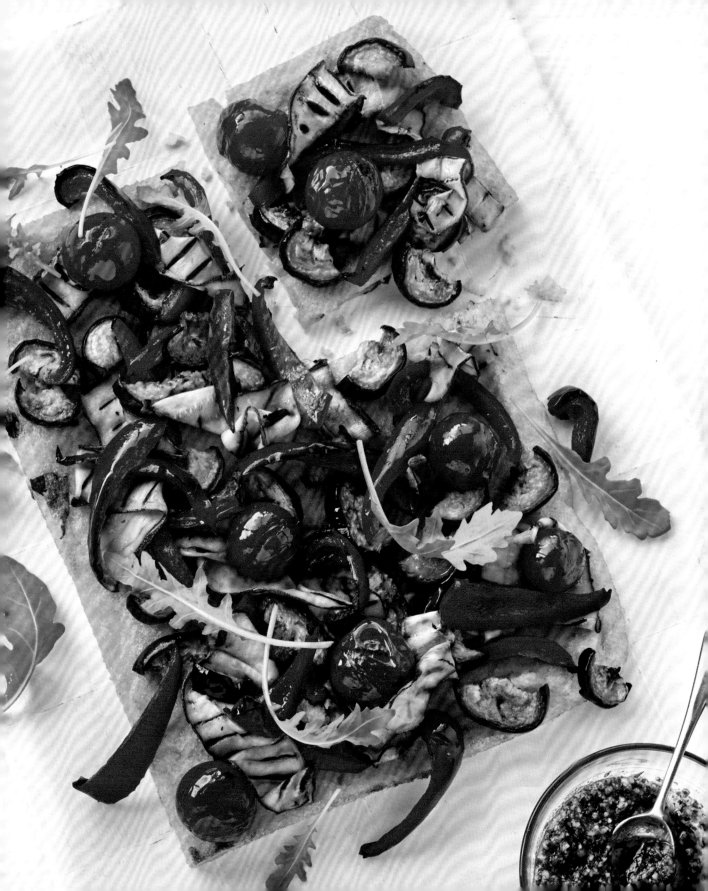

抗衰老　 平衡皮肤　 紧致皮肤　 牙齿&牙龈健康　 强化指甲

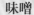

味噌

这款美味的酱料含有丰富抗氧化成分，有助于促进**肠道有益菌群**生长，从而提升人体对维护皮肤健康必需营养物质的吸收率。

美丽轻食食谱

218

味噌豆腐配藜麦饭

芝麻籽和芝麻油含有人体必需ω脂肪酸，有助于**滋润**皮肤，使皮肤**柔软细腻**。日本酱油含有B族维生素烟酸，能促进循环、持续为皮肤供给养分。

制作4人份　准备用时：10分钟，额外需要腌制时间
烹饪用时：15分钟，额外需要静置时间

材料

1汤匙味噌

1个橙子取汁（保留一些橙皮）

1茶匙芝麻油

1茶匙日本酱油

2茶匙淡芝麻酱

½茶匙枫糖浆

¼茶匙干辣椒碎（可选）

2个蒜瓣，去皮并压碎

现磨黑胡椒

喜马拉雅山粉红盐

250克老豆腐，切成三角形（约1厘米厚）

少许橄榄油

100克藜麦，洗净

200毫升热蔬菜清汤

2汤匙芝麻

制作方法

1 将味噌、橙汁和橙皮放在小碗内，搅拌至酱料顺滑无结块。加入芝麻油、芝麻酱、日本酱油、枫糖浆、干辣椒碎（可选）、大蒜和调味料，混合均匀。豆腐放在餐盘中，淋上酱料将豆腐完全覆盖。静置腌制1～2小时。

2 平底锅倒少许油，放入豆腐（可分批）每面煎几分钟。将腌豆腐剩余的酱料也倒入锅内，转小火加热至酱汁减少变稠。保温备用。

3 另取一个带盖锅，放入藜麦和蔬菜清汤。煮开后转小火煨约10分钟，或直至汤汁完全吸收。关火且不要打开锅盖，再焖10分钟。

4 用叉子将藜麦饭打散，搭配味噌豆腐一同享用。可撒适量芝麻作为点缀。

营养信息（每份）：

热量 241千卡　**脂肪** 12.5克　**饱和脂肪** 2克　**碳水化合物** 17克
糖 4.5克　**钠** 170毫克　**纤维素** 4克　**蛋白质** 14克　**胆固醇** 0毫克

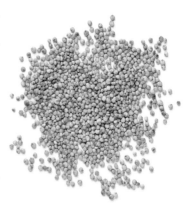

三种藜麦（黑色、红色和白色藜麦）含有类似的营养成分。

抗衰老 细腻皮肤 镇静皮肤 平衡皮肤 强化指甲

什锦蔬菜配甘薯泥

肉质呈橙色的甘薯富含抗氧化成分β-胡萝卜素。β-胡萝卜素能在人体内转换为皮肤不可或缺的营养物质**维生素A**，有助于加快疤痕愈合。

制作4人份　准备用时：10分钟　烹饪用时：15~20分钟

材料

1把甜菜、菠菜或羽衣甘
　蓝，大致切碎
2个甘薯（选取体型较大
　的），去皮并切块
2个欧洲防风草（选取体型
　较大的），去皮并切片
2个胡萝卜（选取体型较大
　的），去皮并切片
1汤匙橄榄油（可额外准
　备少许）
现磨黑胡椒
喜马拉雅山粉红盐
1把综合芽类蔬菜，用于
　搭配
1汤匙混合种子（南瓜籽、
　葵花籽和芝麻），用于搭配

制作蒸蔬菜

选取以下蔬菜：
100克豌豆
1个洋葱，大致切碎
1个韭葱，大致切碎
100克四季豆，去蒂去尾
4~5个菜花小花头
1把抱子甘蓝，对半切开
4~5个西蓝花小花头或紫
　色西蓝花芽，大致切碎

制作方法

1 将蔬菜分层摆放在蒸锅内，质地较硬的置于底部，例如菜花。蒸7~10分钟直至蔬菜口感微硬紧致。将绿叶蔬菜在蒸制的最后几分钟放入蒸锅。

2 蒸蔬菜的同时，另取一个锅。放入甘薯、欧洲防风草和胡萝卜煮15~20分钟直至蔬菜柔软。滤去锅内水分，拌入橄榄油和调料将蔬菜压成泥。盖上锅盖保温备用。

3 将蒸蔬菜摆放在蔬菜泥上。撒适量调味料、芽类蔬菜和混合种子，滴少许橄榄油即可享用。

变化版

提升菜肴的ω脂肪酸含量：用鲭鱼替代胡萝卜和欧洲防风草。烤箱预热至200℃。将2块鲭鱼片用防油纸包好，外部再包一层烘焙箔。放入烤箱烤16~18分钟。碗内放入甘薯和切碎的香菜，加入两勺橄榄油。调味后将蔬菜压成泥即可。

营养信息（每份）：

热量 483千卡　**脂肪** 13克　**饱和脂肪** 2克　**碳水化合物** 67.5克　**糖** 27克　**钠** 146毫克　**纤维素** 22克　**蛋白质** 12.5克　**胆固醇** 0毫克

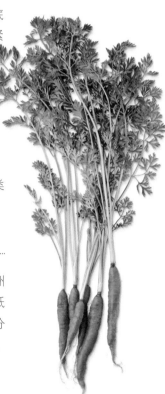

胡萝卜叶子也富含多种营养成分。可将其与橄榄油和大蒜一同快炒，即为一道可口的配菜。

体液再平衡　镇静皮肤　平衡皮肤　紧致皮肤　牙齿&牙龈健康　强化指甲

西式坚果米饭沙拉

这道米饭沙拉包括具有**补水保湿**功效的甜椒和沙拉叶类菜，以及富含人体必需脂肪酸**ω-3**的牛油果，有助于**滋养**及修护干燥易断的指甲。

制作4人份　准备用时：10分钟　烹饪用时：20分钟

材料

185克短粒糙米
300毫升热鸡汤或蔬菜清汤
1个洋葱，切碎
1个蒜瓣，压碎
1个牛油果，切片
1把烤腰果或烤杏仁
1把无核葡萄干（可选）
1个红色（或绿色）甜椒，
　去籽并切丁
1把西洋菜或芝麻菜
1把菠菜
75克口蘑，切片
1汤匙橄榄和澳洲坚果（或
　核桃油和罗勒叶），用于
　搭配

制作方法

1 依据包装袋上的说明，将短粒糙米用鸡汤（或蔬菜清汤）煮熟，保持口感略带嚼劲即可。静置冷却备用。

2 煮米饭的同时，将洋葱用小火炒约10分钟直至柔软半透明。加入大蒜继续炒几分钟。

3 将冷却好的米饭放入碗内。加入洋葱和其余食材混合均匀。享用时，滴少量橄榄油并撒少许罗勒叶即可。

变化版

提升补水功效：将糙米如上方步骤煮熟并冷却。加入南瓜籽、葵花籽、亚麻籽、大麻籽和烤松子各1汤匙，以及½茶匙蒜末、2根小香葱碎、¼个黄瓜、½个小胡瓜（切成类似火柴棒粗的蔬菜条）和2汤匙新鲜香草碎（例如罗勒、薄荷、迷迭香、香菜或马郁兰）。
制作料汁：75毫升橄榄油、2汤匙柠檬汁和1汤匙酱油。将料汁倒在米饭沙拉上，混合均匀即可享用。

营养信息（每份）：

热量 354千卡　**脂肪** 14克　**饱和脂肪** 3克　**碳水化合物** 44克
糖 9克　**钠** 18毫克　**纤维素** 5.5克　**蛋白质** 9克　**胆固醇** 0毫克

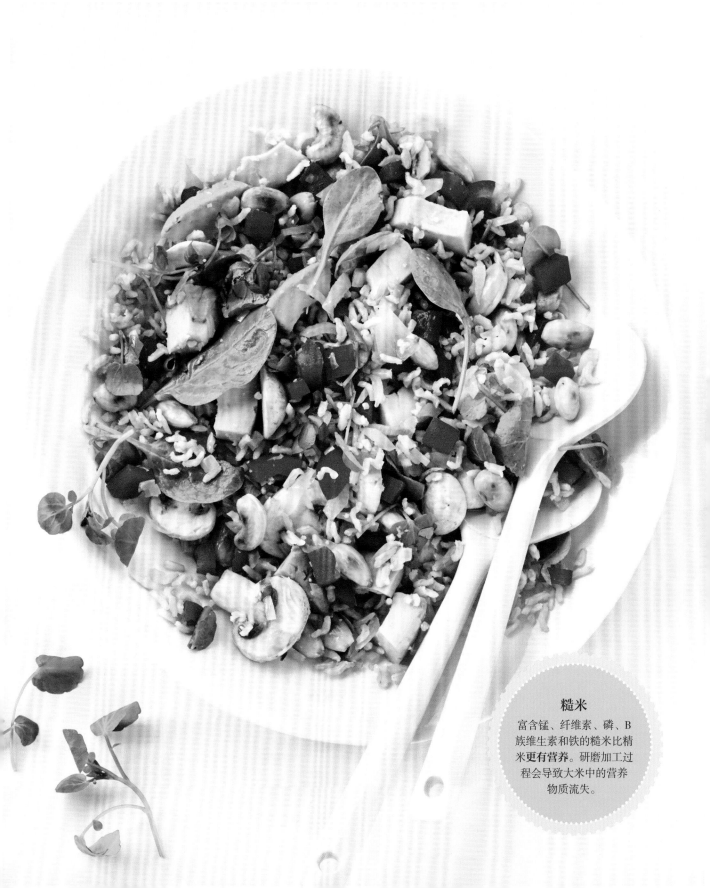

糙米

富含锰、纤维素、磷、B
族维生素和铁的糙米比精
米**更有营养**。研磨加工过
程会导致大米中的营养
物质流失。

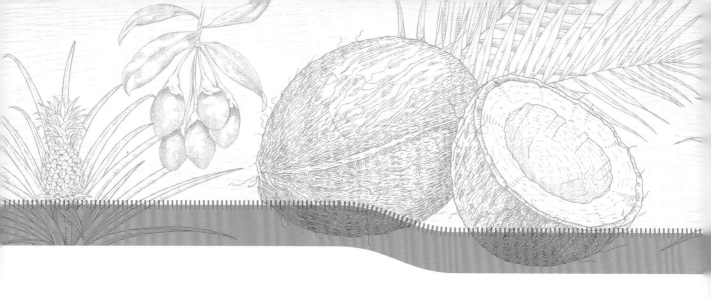

甜品

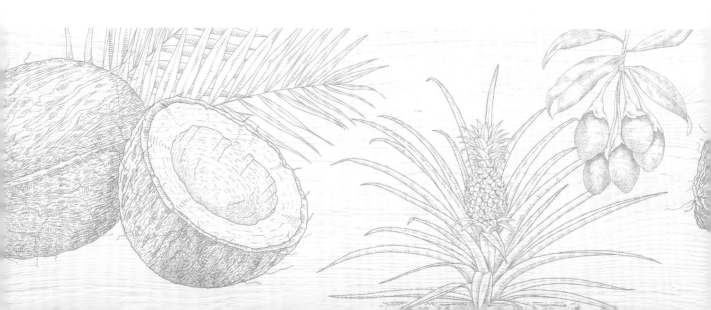

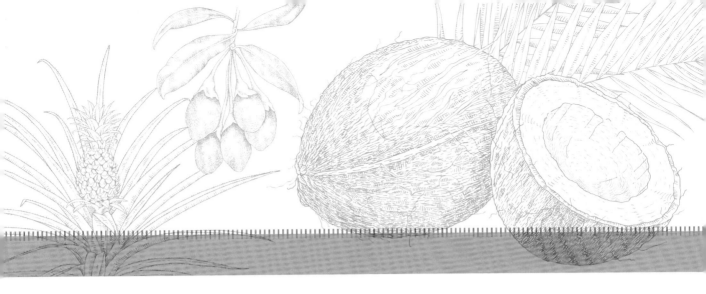

盐渍黄金果巧克力杯 225

猴面包椰子酸奶配黄金果 226

烤菠萝佐椰子可可酱 228

健康果蔬冰淇淋 229

枸杞腰果"芝士蛋糕"231

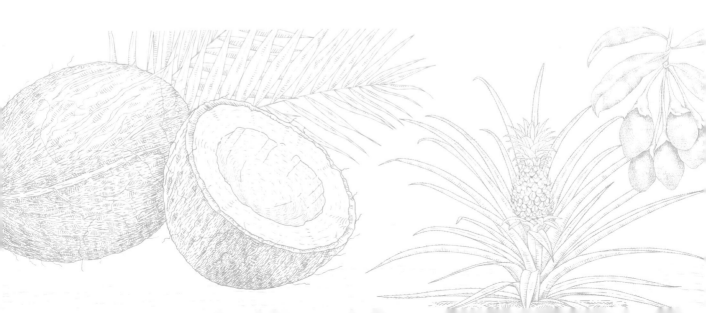

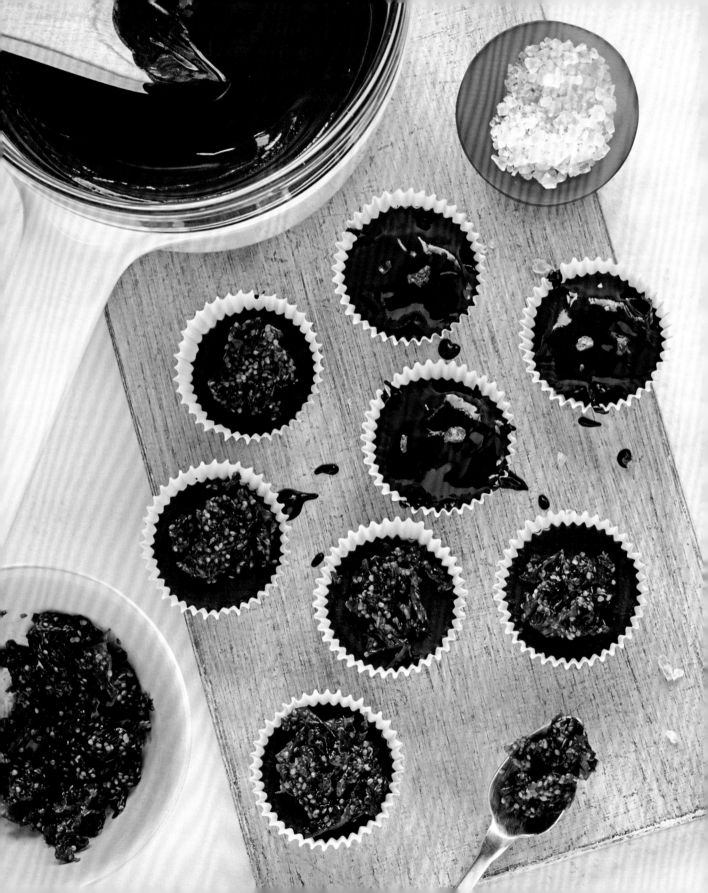

抗衰老　　细腻皮肤　　紧致皮肤　　牙齿&牙龈健康　　强化指甲

盐渍黄金果巧克力杯

这款不含麸质的甜品采用**营养丰富**的椰子油，不仅能**滋润**皮肤，还具有抗真菌功效，有助于改善多汗并促进口腔健康。

制作12个　准备用时：10~15分钟，额外需要浸泡和冷冻时间

材料

制作盐渍黄金果泥

50克黄金果（灯笼果），
　浸泡2~4小时
¼茶匙喜马拉雅山粉红盐
2茶匙黄金果水

制作手工巧克力

100克椰子油
100克生可可粉
4汤匙枫糖浆
1个香草荚取籽
¼茶匙喜马拉雅山粉红盐
（作为装饰）

制作方法

1 制作黄金果泥：黄金果倒掉多余水（仅保留2茶匙黄金果水）。全部放入食品处理器并加入喜马拉雅山粉红盐，搅拌成酱。

2 制作巧克力：椰子油放在碗内。将碗置于平底锅内隔水加热，直至椰子油呈液体状。将其他食材（盐除外）放入碗中，混合均匀。将碗置于热水中以免椰子油凝固。将少量巧克力液舀在迷你纸杯中作为打底，放入冰箱冷却约15分钟直至巧克力呈固体即可。将剩余的巧克力液保温备用。

3 将少许黄金果泥舀在每个巧克力杯中。再倒入剩余巧克力液填满纸杯，撒上喜马拉雅山粉红盐点缀并放入冰箱，凝固后即可享用。

香草

这种超级甜美的香料是**镁元素**的良好来源。镁有助于人体吸收营养物质。同时，香草中的**B族维生素**能延缓衰老迹象，例如预防老年斑。

营养信息（每份）：
热量 124千卡　脂肪 8.5克　饱和脂肪 7克　碳水化合物 9克
糖 7克　钠 75毫克　纤维素 1.5克　蛋白质 2.2克　胆固醇 0毫克

抗衰老　　细腻皮肤　　镇静皮肤　　平衡皮肤　　滋养头发　　强化指甲

美丽轻食食谱

226

猴面包椰子酸奶配黄金果

"超级水果"黄金果和猴面包**富含**多种矿物质与抗氧化成分。这道口感醇美的甜品能**促进**胶原蛋白合成，有助于**对抗橘皮组织**并提升头发及指甲的健康光泽。

制作2人份　准备用时：5分钟，额外需要浸泡时间　烹饪用时：6分钟

材料

4个杏（或2个桃子），对半切开并去核

2茶匙椰子油

1个橙子取皮

2茶匙猴面包粉

152毫升椰子酸奶（或天然活性酸奶）

1茶匙花粉

2茶匙奇亚籽

2茶匙天然蜂蜜

10个腌制黄金果（或新鲜酸浆），每个对半切为4份

制作方法

1 预热烤炉。将杏（或桃子）平面向上放置在耐热盘中，淋少量椰子油并撒上橙皮。烤约6分钟或烤至果肉柔软且色泽金黄。

2 烤水果的同时，将猴面包粉和酸奶放入碗内混合均匀。水果烤好后将其取出，待其稍微冷却后转移至另一个碗内，水果凹陷向上。

3 将混合好的酸奶舀在水果凹陷处。将花粉和奇亚籽撒在水果上方并淋少许蜂蜜。搭配黄金果即可享用。

未加工蜂蜜

未加工且未高温消毒的天然蜂蜜保留了**有益健康**的营养物质。这些营养物质通常会被制作巴氏杀菌蜂蜜的加热工序破坏。

营养信息（每份）：

热量276千卡　**脂肪**17克　**饱和脂肪**13.5克　**碳水化合物**24.5克
糖22克　**钠**29毫克　**纤维素**4克　**蛋白质**5克　**胆固醇**0毫克

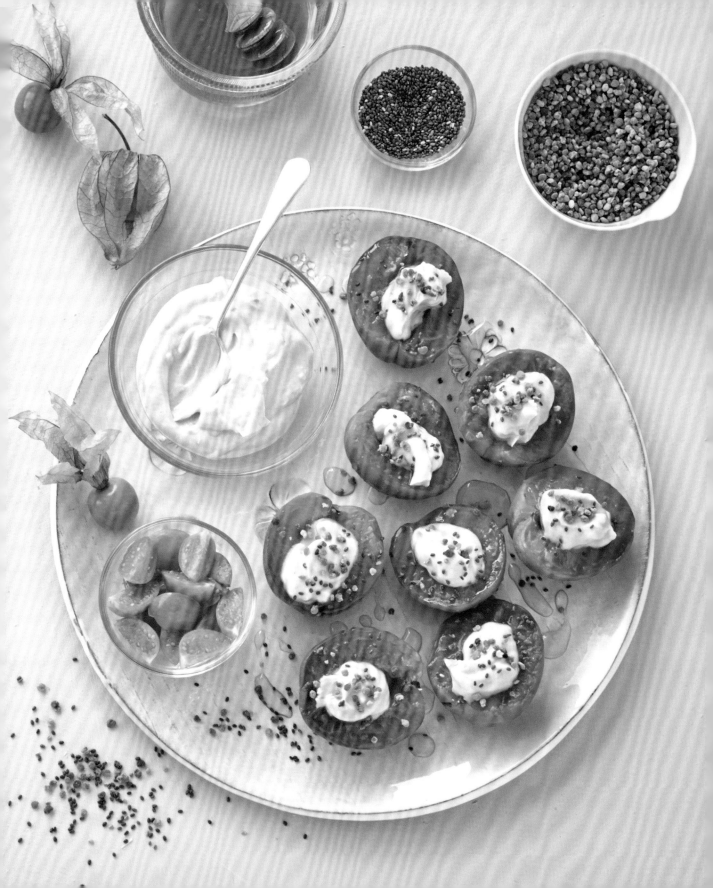

抗衰老　 细腻皮肤　 镇静皮肤　 平衡皮肤　 滋养头发　 强化指甲

烤菠萝佐椰子可可酱

甜蜜可口的菠萝常用于制作甜品。菠萝是维生素C的优质来源，有助于**修复皮肤损伤**。椰子油则具有**深度滋养**功效，能软化干硬龟裂的皮肤。

澳洲坚果

澳洲坚果是不可或缺的美容食品，含有丰富的硒、锌、多种抗氧化成分和脂肪酸，能由**内而外滋养**并维护皮肤、秀发和指甲健康。

制作4人份　准备用时：20分钟　烹饪用时：20分钟，额外需要冷却时间

材料

1个菠萝，去皮并切片（约1厘米厚）
1汤匙椰子油
少许豆蔻粉

制作澳洲坚果酱

100克澳洲坚果
1汤匙枫糖浆（若喜甜可多备一些）
1茶匙椰子油
少许喜马拉雅山粉红盐
180毫升清水

制作酱汁

25克生可可粉
4汤匙液体椰子油（将固体椰子油置于碗内隔热水融化），可额外多准备一些
1茶匙枫糖浆

制作方法

1 制作澳洲坚果酱：将所有相关食材（清水除外）放入搅拌机，分几次加少量清水搅拌至顺滑。倒入冰箱冷藏备用。

2 预热烤炉。将菠萝片放在烤盘内，表面刷椰子油并撒上豆蔻粉。放入烤炉烤约20分钟直至菠萝外层果肉色泽金黄为止。

3 制作酱汁：将耐热碗置于一锅煮开的热水中。将所有相关食材放入碗内，混合均匀直至可可粉无结块。这款料汁降温后即会凝固，因此需将酱料碗放在热水中隔水保温备用。

4 将菠萝摆放在餐盘内冷却几分钟。淋上椰子可可酱，搭配澳洲坚果酱即可享用。

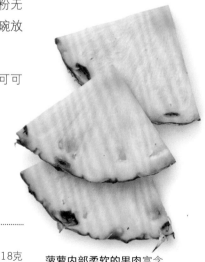

菠萝内部柔软的果肉富含多种营养成分。

营养信息（每份）：

热量 419千卡　**脂肪** 36克　**饱和脂肪** 17克　**碳水化合物** 18克　**糖** 17克　**钠** 126毫克　**纤维素** 4克　**蛋白质** 4克　**胆固醇** 0毫克

抗衰老　　细腻皮肤　　镇静皮肤　　滋养头发

健康果蔬冰淇淋

这款健康冰淇淋包括具有补水保湿功效的黄瓜、锁水滋润的椰奶以及富含维生素C的菠萝。能改善皮肤干燥并有助于滋养并强韧脆弱稀少的秀发。

制作8人份　准备用时：15~20分钟，额外需要冷藏时间

材料

400毫升罐装椰奶

1大把菠菜

400克菠萝块，保留内芯部分

4茶匙猴面包粉

1个牛油果

¼个黄瓜

½个柠檬取汁

½茶匙瓜尔胶或黄原胶

150克腰果

制作方法

1 将所有食材放入食品处理器彻底搅拌均匀。倒在带盖的耐冻容器内，或将容器用保鲜膜封口。

2 将冰淇淋混合物放入冰箱冷藏，每半个小时取出并搅拌均匀，直至混合物完全冻住（大致需要取出搅拌4~5次），以免冰淇淋结晶。将冻好的冰淇淋保存在冰箱内。

3 享用时，将冰淇淋提前从冰箱取出。置于室温下约10分钟待其变软即可。

变化版

制作时，可加入2茶匙抹茶粉以提升冰淇淋的抗氧化功效，有助于维护皮肤健康。

营养信息（每份）：

热量 135千卡　脂肪 12克　饱和脂肪 8克　碳水化合物 4克

糖 3克　钠 11毫克　纤维素 1.8克　蛋白质 1.5克　胆固醇 0毫克

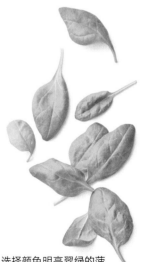

选择颜色明亮翠绿的菠菜叶而非泛白的菠菜叶。色泽更绿的菠菜叶含有更多维生素C。

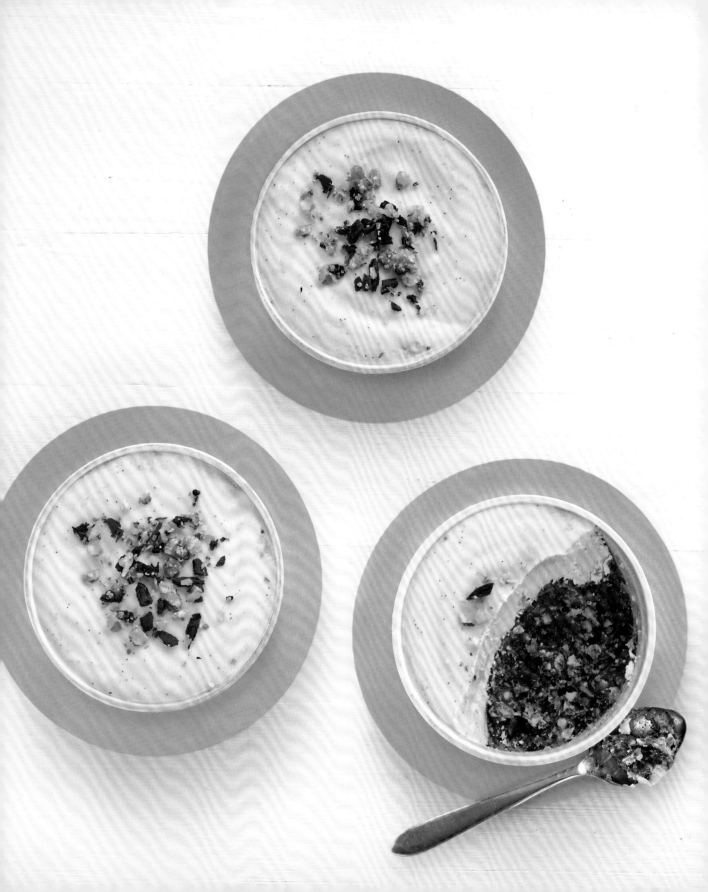

抗衰老　　细腻皮肤　　滋养头发　　牙齿&牙龈　　强化指甲
　　　　　　　　　　　　　　　　　　健康

枸杞腰果 "芝士蛋糕"

这道**不含蔗糖及可可**的甜品是完美的宴席餐品。腰果能为人体提供铜元素，有助于**促进黑色素合成**，延缓秀发变灰。

制作8人份　准备用时：10~15分钟，额外需要浸泡、冷冻和冷却时间。

材料

制作蛋糕胚

2汤匙枸杞（额外准备1茶
　匙干枸杞，最后点缀于
　蛋糕顶端）
核桃、杏仁、南瓜籽和去
　壳大麻籽各1把
2茶匙椰子油
8个黑枣（椰枣为佳），大
　致切碎

制作"芝士"层

250克腰果，至少浸泡4小时
200克椰子油
120毫升柠檬汁、青柠汁
　或橙汁
1个香草荚取籽
4~6汤匙枫糖浆

制作方法

1 将2汤匙枸杞浸泡在少量清水中直至枸杞果实饱满变大。将所有制作蛋糕胚的食材（保留3~4个核桃）放入食品处理器搅拌至均匀成块。搅拌过程中可根据实际情况暂停搅拌，并将黏在内壁上的食材清回食品处理器。

2 将处理好的蛋糕胚混合物压入小模具内。放入冰箱30分钟直至其凝固定型。

3 制作"芝士"层：将所有相关食材放入食品处理器搅拌至细腻浓稠，舀在蛋糕胚上。将1茶匙干枸杞和之前保留的核桃切碎撒在蛋糕上。放入冰箱至少冷却3小时直至蛋糕彻底定型。这款甜品保存期限为2天。

黑枣

这款天然的甜味剂含有丰富的养颜营养成分。黑枣不仅富含**皮肤健康必需的维生素**B和维生素C，还能为人体补充钙元素，有助于**坚固牙齿并强韧秀发**。

营养信息（每份）：

热量 490千卡　**脂肪** 41克　**饱和脂肪** 20克　**碳水化合物** 19克
糖 14克　**钠** 12毫克　**纤维素** 2.5克　**蛋白质** 10克　**胆固醇** 0毫克

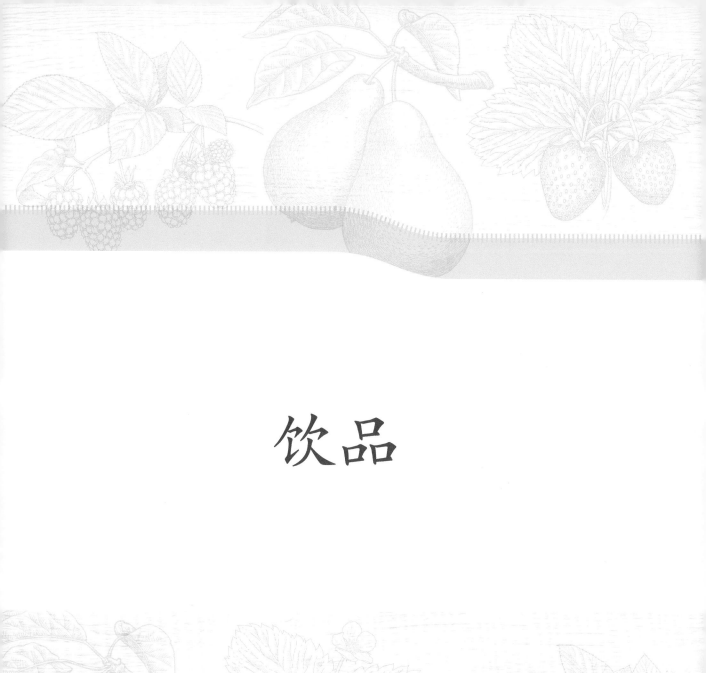

饮品

红莓思慕雪 235

椰子思慕雪 235

冬日暖身热饮 236

丽肤浆果饮 238

菠萝思慕雪 239

抹茶水果奶昔 240

自制燕麦乳 241

香梨西柚汁 243

综合蔬果汁 243

绿色思慕雪 244

维生素C加油站 245

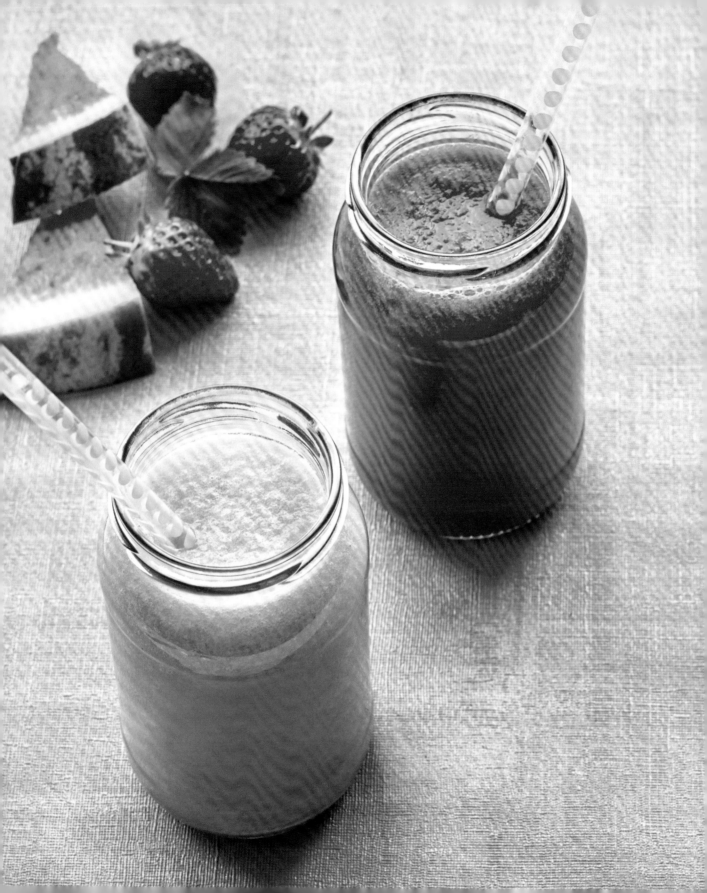

抗衰老　　体液再平衡　镇静皮肤　紧致皮肤　牙齿&牙龈
　　　　　　　　　　　　　　　　　　　　　健康

红莓思慕雪

这款富含β-胡萝卜素、具有护肤功效的思慕雪有助于抵御衰老迹
象，例如预防老年斑。

饮
品

枸杞

低糖的超级食品枸杞具有
强效抗氧化功效。其含有的
抗氧化成分（例如槲皮素和
白藜芦醇）能**保护**血管、
滋养皮肤。

制作2人份　准备用时：5分钟，额外需要浸泡时间。

材料

2茶匙粉色玫瑰花蕾或花瓣
¼个冰镇西瓜，去籽并大
　　致切碎
5个草莓（可选）
6茶匙枸杞，浸泡复水后捣
　　成泥

制作方法

1 首先，浸泡玫瑰：粉色玫瑰花蕾（或花瓣）放在开水中。浸泡
5~10分钟，冷却后倒去水分。

2 将所有食材放入搅拌机并加入至少12个冰块，搅拌后立即享用。

营养信息表/每份：

热量 181千卡　**脂肪** 1.5克　**饱和脂肪** 0.5克　**碳水化合物** 39克
糖 39克　**钠** 17毫克　**纤维素** 2克　**蛋白质** 2克　**胆固醇** 0毫克

抗衰老　　体液再平衡　镇静皮肤　平衡皮肤　紧致皮肤

椰子思慕雪

这种椰子水制成的思慕雪是一款终极**止渴剂**，有助于为干燥的皮肤与
头发**补充水分**并有调节汗液分泌的作用。

制作2人份　准备用时：5分钟

材料

600毫升椰子水
1个葡萄柚取汁
3茶匙猴面包粉
½个蜜瓜，只保留果肉

制作方法

所有食材放入搅拌机，搅拌1分钟立即享用。

营养信息（每份）：

热量 184千卡　**脂肪** 1.5克　**饱和脂肪** 0.5克　**碳水化合物** 37克
糖 37克　**钠** 400毫克　**纤维素** 5克　**蛋白质** 3.5克　**胆固醇** 0毫克

冬日暖身热饮

用这些具有暖身功效的饮品作为新一天的开始。具有**舒缓镇静**作用的抹茶能为人体提供多种强效**抗氧化成分**；可可则可用于制作能促进循环的热可可饮品，使皮肤**容光焕发**。

 抗衰老　 细腻皮肤　 体液再平衡　 平衡皮肤

抹茶拿铁

制作2人份　准备用时：5分钟　制作用时：10分钟

1茶匙**抹茶粉**与少许**热水**调成抹茶酱，再倒入100毫升热水冲开。平底锅内倒入500毫升**燕麦乳**小火加热。放少许**肉豆蔻碎**、少许**豆蔻粉**和1茶匙**椰子油**，加热10分钟。期间注意燕麦乳不要过热以免其失去乳化质地。将燕麦乳缓慢倒入抹茶水中并搅拌均匀（最好使用竹制抹茶刷），或全部倒入搅拌机搅拌。加入2茶匙**枫糖浆**，立即享用。

营养信息（每份）：

热量 147千卡　脂肪 5克　饱和脂肪 2克　碳水化合物 21克
糖 14克　钠 101毫克　纤维素 0.3克　蛋白质 2.5克
胆固醇 0毫克

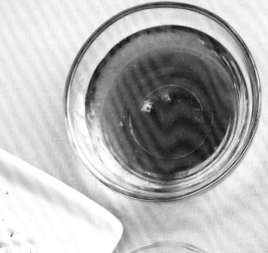

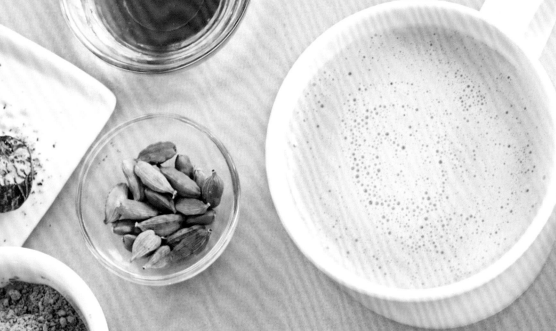

抗衰老　　细腻皮肤　　紧致皮肤

抗衰老　体液再平衡　平衡皮肤　紧致皮肤

舒缓热可可

制作2人份　准备用时：5分钟　制作用时：5~10分钟

炖锅内加入6茶匙**生可可粉**、1茶匙**玛卡粉**和少许**燕麦乳**（总计需准备250毫升燕麦乳）调制成酱。待可可酱顺滑无结块后倒入剩余燕麦乳，搅拌均匀。加入2茶匙**蛋黄果粉**、1个**橙子**取皮、1个**香草荚**取籽、1~2汤匙**枫糖浆**和100毫升**椰奶**。小火加热（避免煮开）后立即享用。

营养信息（每份）：

热量 222千卡　**脂肪** 13.5克　**饱和脂肪** 9.5克　**碳水化合物** 18克　**糖** 11.5克　**钠** 51毫克　**纤维素** 3.5克　**蛋白质** 5.5克　**胆固醇** 0.8毫克

养颜抹茶饮

制作1人份　准备用时：5分钟

小碗内放入½茶匙**抹茶粉**。倒入100毫升**热水**和适量**新鲜柠檬汁**。搅拌直至饮品表层泛起漂亮的绿色泡沫。可根据个人喜好加少许**枫糖浆**调味，即可享用。

营养信息（每份）：

热量 21千卡　**脂肪** 0克　**饱和脂肪** 0克　**碳水化合物** 5克　**糖** 4.5克　**钠** 1毫克　**纤维素** 0克　**蛋白质** 0克　**胆固醇** 0毫克

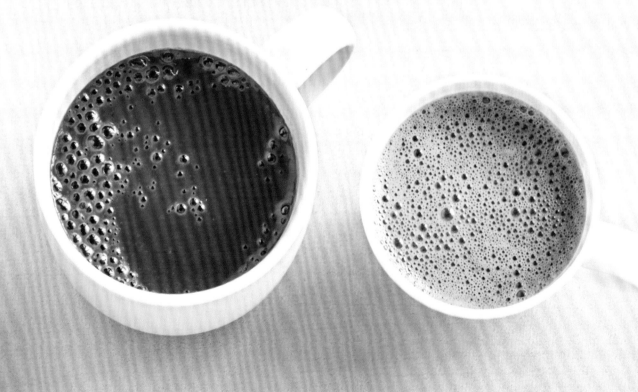

抗衰老　　细腻皮肤　　镇静皮肤　　紧致皮肤　　强化指甲

丽肤浆果饮

带有天然甜味的浆果富含多种抗氧化成分，有助于促进眼周皮下毛细血管微循环，改善黑眼圈并维护双眼明亮健康。

制作2人份　准备用时：5分钟

材料

100毫升椰子酸奶
75克蓝莓
75克覆盆子或草莓
1个香蕉
½个菠萝，去皮并切片
1满茶匙椰子油
2½汤匙奇亚籽
400毫升清水

制作方法

将所有食材放入搅拌机（保留少许浆果和奇亚籽），搅拌至顺滑细腻。享用时撒少许浆果和奇亚籽即可。

营养信息（每份）：

热量 401千卡　**脂肪** 17.5克　**饱和脂肪** 10.5克　**碳水化合物** 47克
糖 38克　**钠** 30毫克　**纤维素** 13.5克　**蛋白质** 7克　**胆固醇** 0毫克

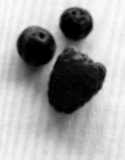

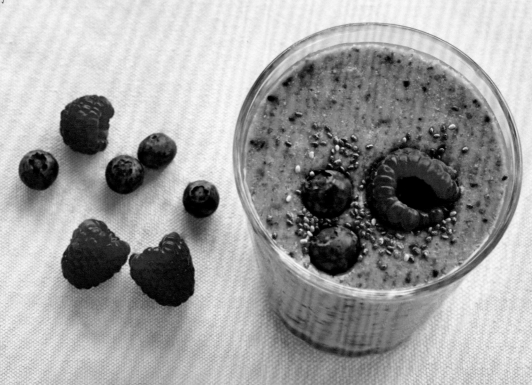

抗衰老　　细腻皮肤　　镇静皮肤　　平衡皮肤　　滋养头发

菠萝思慕雪

这款奶香浓郁的印度饮品"拉西"（Lassi）富含来自于菠萝、芒果和木瓜的多种有益酶，有助于促进消化并能促进肠道有效排毒。

制作2人份　准备用时：5分钟

材料

1把芒果片

1把菠萝片

125毫升天然活性酸奶（或椰子酸奶）

12根藏红花蕊（可选）

½茶匙姜黄粉

1茶匙生姜粉

4茶匙猴面包粉

¼茶匙豆蔻粉

300毫升清水

少许喜马拉雅山粉红盐

少许花粉

制作方法

将所有食材放入搅拌机（除了花粉）搅拌至顺滑。撒少许花粉即可享用。

变化版

根据个人喜好，可用木瓜替换这款思慕雪中的芒果。甜美可口的木瓜含有丰富水分，有助于为皮肤补水。

豆蔻

这款香料具有优秀的美容功效。豆蔻是**纤维素**的良好来源，能协助身体排毒。同时，豆蔻还能为人体补充有助于促进皮肤组织供氧的**铁元素**。

营养信息（每份）：

热量 257千卡　**脂肪** 22克　**饱和脂肪** 19克　**碳水化合物** 10.5克

糖 9.5克　**钠** 244毫升　**纤维素** 2.5克　**蛋白质** 4克　**胆固醇** 0毫克

抗衰老   细腻皮肤   体液再平衡   镇静皮肤   平衡皮肤   紧致皮肤

美丽轻食食谱

240

抹茶水果奶昔

富含多种**抗氧化成分**的抹茶是顶级**抗衰老**食品之一。这款简单易做、甜美可口的奶昔能促进循环，有助于**改善**肤色的暗沉与蜡黄。

制作2人份　准备用时：5分钟

材料

1茶匙抹茶
300毫升燕麦乳
1茶匙椰子油
1大把芒果片
2茶匙猴面包粉
1~2茶匙枫糖浆
4茶匙干椰丝

制作方法

将所有食材放入搅拌机并加入几把冰块。搅拌后即可享用。

变化版

根据个人喜好，可用菠萝片替换这款饮品中的芒果。富含维生素C的菠萝能促进胶原蛋白的合成，有助于紧致肌肤。

> **芒果**
>
> 作为水果中的"超级食品"，芒果是益生元膳食纤维的优质来源。同时，芒果还富含多种维生素（包括有益**眼睛健康**的维生素A）、矿物质以及抗氧化成分黄酮类化合物。

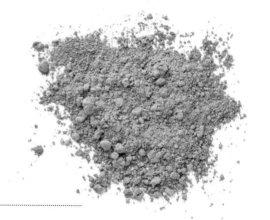

抹茶比普通绿茶含有更多抗氧化成分。

营养信息（每份）：

热量 178千卡　**脂肪** 10克　**饱和脂肪** 7克　**碳水化合物** 18克
糖 13.5克　**钠** 64毫克　**纤维素** 4克　**蛋白质** 2.3克　**胆固醇** 0毫克

镇静皮肤　 平衡皮肤　 紧致皮肤　 滋养头发　 牙齿&牙龈健康　 强化指甲

自制燕麦乳

具有**舒缓镇静**功效的燕麦对干燥皮肤有多种益处。燕麦能为人体提供有助于**修复皮肤**的硅元素、B族维生素和**必需脂肪酸**。自制燕麦乳是获取燕麦全部营养的最佳方式。

制作4人份　准备用时：10分钟，额外需要浸泡时间

材料

100克大燕麦片
600毫升清水
1个香草荚取籽
4个椰枣
¼茶匙肉桂粉

制作方法

1 将燕麦置于清水中浸泡20分钟，用筛子洗净。将燕麦、清水和其他食材放入搅拌机高速搅拌至顺滑。

2 将燕麦乳用坚果乳过滤袋（或棉布）过滤到罐子或碗内。可用手挤压过滤袋滤出袋内多余燕麦乳。

3 燕麦乳可在冰箱内保存2~3天，使用前需摇匀。注意不要加热以免其变稠或凝固。燕麦乳过滤出的残渣可用于堆制肥料。

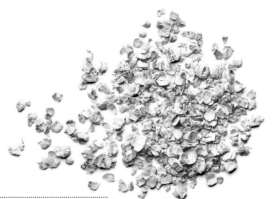

将燕麦粒擀成燕麦片有助于稳固其含有的健康油脂。

营养信息（每份）：

热量 112千卡　**脂肪** 2克　**饱和脂肪** 0.3克　**碳水化合物** 19克
糖 2.5克　**钠** 1毫克　**纤维素** 2.5克　**蛋白质** 3克　**胆固醇** 0.1毫克

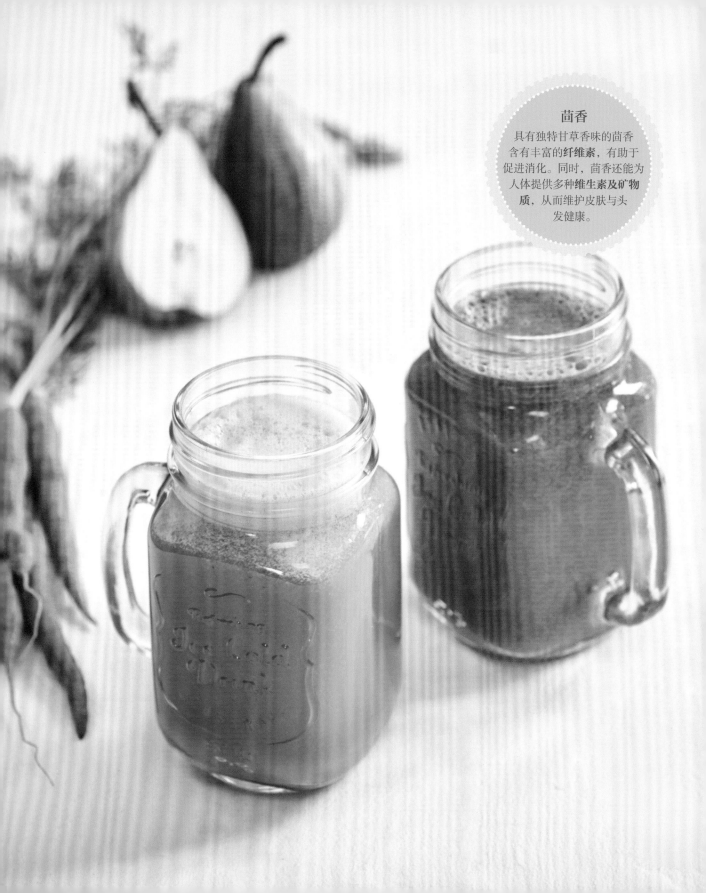

茴香

具有独特甘草香味的茴香
含有丰富的**纤维素**，有助于
促进消化。同时，茴香还能为
人体提供多种**维生素及矿物
质**，从而维护皮肤与头
发健康。

抗衰老　　体液再平衡　　平衡皮肤　　紧致皮肤　　强化指甲

香梨西柚汁

这款能提神清脑并**恢复活力**的解渴饮品将具有**排毒**功效的西柚（葡萄柚）与具有独特香气的茴香进行了巧妙搭配。

制作1人份　准备用时：5分钟

材料

1个葡萄柚，去皮
2个梨
½个茴香根
½个黄瓜
3个胡萝卜
1厘米新鲜姜黄（可选）

制作方法

将所有食材放入榨汁机或搅拌机进行搅拌。若使用离心式榨汁机，则需将葡萄柚单独榨汁，再将葡萄柚汁与其他果汁混合。尽快饮用。

营养信息表/每份：

热量 308千卡　**脂肪** 2.5克　**饱和脂肪** 0.5克　**碳水化合物** 53克
糖 52克　**钠** 147毫克　**纤维素** 23克　**蛋白质** 6.5克　**胆固醇** 0毫克

细腻皮肤　　体液再平衡　　平衡皮肤　　紧致皮肤

综合蔬果汁

这款芳香甜美的超级健康蔬果汁采用具有排毒功效的绿叶蔬菜，有助于排出体内毒素并缓解水肿。

制作1人份　准备用时：5分钟

材料

½个黄瓜（选取体型较大的）
½个茴香根
1大把羽衣甘蓝
2个苹果，去皮去核
3根芹菜茎
½个柠檬（或青柠）取汁
1厘米新鲜生姜

制作方法

将所有食材放入榨汁机或搅拌机，搅拌后立即享用。

营养信息（每份）：

热量 140千卡　**脂肪** 0克　**饱和脂肪** 0克　**碳水化合物** 29克
糖 29克　**钠** 40毫克　**纤维素** 1克　**蛋白质** 3克　**胆固醇** 0毫克

抗衰老　　细腻皮肤　　体液再平衡　　平衡皮肤　　滋养头发　　牙齿&牙龈健康

绿色思慕雪

这款**营养丰富**的思慕雪富含人体必需脂肪酸、维生素C和多种抗氧化成分。可作为一款理想的早餐或健康轻食，从而满足皮肤、头发及指甲的**完整营养需求**。

制作1人份　准备用时：5分钟

材料

1个牛油果，去皮去核
1大把菠菜
¼个黄瓜
1把蓝莓
6个草莓
适量柠檬汁
240毫升椰子水

制作方法

将所有食材放入搅拌机搅拌至顺滑，立即享用。

变化版

用羽衣甘蓝或生菜代替菠菜，使这款思慕雪呈现绿色。在热量相同的情况下，绿色叶类菜比其他食材的营养含量更多。羽衣甘蓝含有极丰富的钙，有助于维护牙齿健康坚固。

蓝莓
饱满多汁的蓝莓因其能提升眼部健康而闻名于世。蓝莓含有抗氧化成分**叶黄素**，有助于保护眼周血管健康。

营养信息（每份）：

热量 419千卡　脂肪 31.5克　饱和脂肪 7克　碳水化合物 20.5克
糖 18.5克　钠 383毫克　纤维素 12克　蛋白质 7克　胆固醇 0毫克

抗衰老 细腻皮肤 镇静皮肤 平衡皮肤 紧致皮肤

维生素C加油站

采用多种"超级食品",这款能恢复元气的思慕雪含有丰富**维生素C**。
这种对皮肤非常重要的维生素有助于促进**皮肤愈合**并抑制**炎症**。

制作2人份 准备用时: 5分钟

材料

½个菠萝,去皮去眼并去
  内芯,大致切碎
1个粉色葡萄柚取汁
½茶匙姜黄粉
1满茶匙卡姆果粉
2满茶匙猴面包粉
3茶匙浸泡过的黄金果(灯
  笼果)
1茶匙椰子油
4满茶匙椰子奶油
500毫升清水

制作方法

将所有食材放入搅拌机搅拌至顺滑细腻,尽快享用。

营养信息(每份):

热量 227千卡 **脂肪** 9克 **饱和脂肪** 7克 **碳水化合物** 31克
糖 31克 **钠** 8.5毫克 **纤维素** 5.5克 **蛋白质** 2.5克 **胆固醇** 0毫克

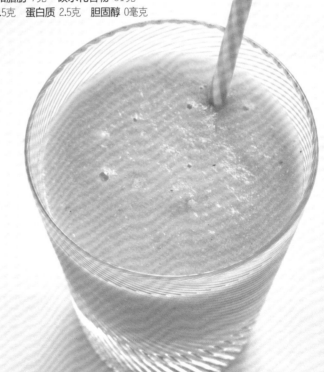

营养参考表

保持膳食多样性是为人体补充所需营养、维持身体各器官功能健康，并且提升自然美最重要的手段。下方表格显示了本书涉及的每种养颜食品的营养信息，可据此选择最佳食品以满足身体所需。

养颜食物营养成分表

本书涉及的每种食物均含有多种美容成分。下方表格列出了每种食物所含的关键营养成分：各种维生素、矿物质、植物营养素以及常量元素。

> **参考摄入量（RIs）**
>
> 参考摄入量（RIs）过去常被称为每日推荐摄入量（GDAs），是人体每日对各种营养成分的大致消耗量参考。RIs的制定基于官方指南，但个体间因不同因素影响而存在较大差异，例如年龄和遗传均会影响人体对能量及营养元素的需求。

食物	营养成分
紫苜蓿种子	维生素K，B族维生素，镁，硅
杏仁	维生素E，B族维生素，生物素，钙，铜，铁，镁，锰，钾，硒，锌，ω-6
芦荟汁	维生素A、维生C和维生E，钙，铬，镁，多糖，钾，硒，锌，β-胡萝卜素，水杨酸
苹果	维生素C
天然苹果醋	乙酸维生素
芦笋	维生素B$_1$、维生素B$_3$、维生素B$_6$、维生素C和维生素K，钙，胆碱，铜，纤维素，叶酸，铁，钾，磷，锰，硒，锌
牛油果	维生素A、维生素C、维生素E和维生素K，B族维生素，叶酸，铜，铁，叶黄素，镁，钾，β-胡萝卜素，脂肪酸，ω-3、ω-6和ω-9
香蕉	维生素B$_6$和维生素C，生物素，铜，锰，钾，纤维素，叶黄素
猴面包	维生素A、维生素B$_1$、维生素B$_6$和维生素C，钙，镁，锌，纤维素，生物类黄酮
大麦	维生素B$_1$和维生素B$_3$，铬，镁，磷，硒，纤维素
花粉	B族维生素，氨基酸，脂肪酸，蛋白质
甜菜根	维生素A、维生素B$_1$、维生素B$_6$和维生素C，叶酸，镁，甜菜素
黑豆	维生素B$_1$，叶酸，铁，镁
黑眼豆	维生素C，B族维生素，叶酸，铁，锌
蓝莓	维生素C和维生素K，锰，花青素，叶黄素，ω-3，槲皮素

食物	营养成分
西蓝花	维生素A、维生素C、维生素E和维生素K，B族维生素，铬，胆碱，叶酸，钙，铁，锰，磷，钾，硒，锌，ω-3，蛋白质，萝卜硫素
巴西坚果	钙，铜，铁，镁，锰，钾，磷，硒，锌
糙米	B族维生素，锌，纤维素
抱子甘蓝	维生素A、维生素B$_1$、维生素B$_6$和维生素C，叶酸，ω-3
荞麦	镁，槲皮素，芦丁，纤维素，蛋白质
牛蒡茶	维生素C和维生素E，钾
奶油豆	维生素B$_1$和维生素B$_6$，叶酸，铁，镁，钾，纤维素，蛋白质
生可可	维生素B$_1$和维生素B$_2$，钙，铬，铜，铁，镁，硫，胡萝卜素，脂肪酸，黄酮类化合物，蛋白质
卡姆果	维生素C，铜，锰，锌，β-胡萝卜素
胡萝卜	维生素A、维生素C、维生素E和维生素K，B族维生素，生物素，铁，镁，锌，磷，β-胡萝卜素，类胡萝卜素，纤维素，叶黄素，钼，钾
卡宴辣椒	维生素C和维生素E，β-胡萝卜素，辣椒素
芹菜	维生素A和维生素C，镁，钾，硅，钠，纤维素，槲皮素
洋甘菊茶	维生素A，钙，镁，锌
奇亚籽	维生素D和维生素E，B族维生素，钙，镁，锰，铁，锌，ω-3，纤维素，蛋白质
鸡肉	维生素B$_6$和维生素B$_{12}$，磷，硒，蛋白质

食物	营养成分
鹰嘴豆	维生素B_6，叶酸，铜，铁，锌，纤维素，蛋白质，槲皮素
小球藻	B族维生素，钙，脂肪酸，蛋白质
肉桂	钙，铁，锰
椰子	维生素B_6，锰，钾，纤维素，中链甘油三酯
椰子油	维生素E、维生素D和维生素K，铁，脂肪酸，中链甘油三酯，ω-3
椰子水	B族维生素，钾，钠
香菜	维生素A、维生素B_1、维生素C和维生素E，锌
小胡瓜	维生素B_6和维生素C，叶酸，镁，钾，类胡萝卜素，ω-3，ω-9
黄瓜	维生素A、维生素B_5、维生素B_6、维生素C、维生素E和维生素K，生物素，镁，磷，钾，硅，硫
蒲公英	维生素A和维生素C，钙，铁，镁，锰，钾
蛋类	维生素A、维生素B_2、维生素B_5、维生素B_{12}和维生素D，生物素，胆碱，碘，磷，硒，硫，锌，胡萝卜素，叶黄素，ω-3，蛋白质
无花果	维生素A和维生素E，B族维生素，铜，铁，镁，钾，纤维素
亚麻籽	维生素B_1和维生素B_6，铜，铁，镁，锰，磷，钾，硒，锌，ω-3
大蒜	维生素B_6和维生素C，硒，硫，大蒜素
生姜	姜辣素，挥发油类
枸杞	维生素C，B族维生素，钙，铜，铁，硒，锌，氨基酸，β-胡萝卜素，多糖，玉米黄质
雷公根茶	维生素B_1、维生素B_2和维生素C，钙，β-胡萝卜素，皂苷
葡萄	维生素A、维生素B_6、维生素C和维生素K，叶酸，铜，镁，硒，白藜芦醇
四季豆	维生素C和维生素K，B族维生素，叶酸，铁，钾，硅，锌，β-胡萝卜素，纤维素，透明质酸，蛋白质
绿茶	维生素A、维生素B_1和维生素B_2，镁，钾，儿茶素，表没食子儿茶素没食子酸酯，L-茶氨酸
大麻籽	γ-亚麻酸，ω-3、ω-6和ω-9

食物	营养成分
羽衣甘蓝	维生素A、维生素C和维生素E，B族维生素，叶酸，钙，铁，镁，磷，钾，ω-3
开菲尔	B族维生素，钙，钾，ω-3，蛋白质
海带	叶酸，维生素B_2和维生素B_5，铁，镁，锌，L-赖氨酸
花豆	维生素B_1，铁，镁，锰，磷，钾，蛋白质
猕猴桃	维生素C、维生素E和维生素K，叶酸，铜，锰，钾，纤维素
柠檬	维生素C，叶酸
扁豆	B族维生素，铁，钾，锌，纤维素，蛋白质
生菜	维生素C、维生素E和维生素K，生物素，叶酸，铁，钾，纤维素
澳洲坚果	钙，铁，镁，锰，硒，锌，脂肪酸
豌豆荚	B族维生素，铁，钾，锌，纤维素，蛋白质
芒果	维生素A、维生素B_2和维生素C，叶酸，硅
金盏花茶	叶黄素，番茄红素，玉米黄质
抹茶	维生素A和维生素K，儿茶素，表没食子儿茶素没食子酸酯，L-茶氨酸，多酚
奶蓟草	维生素C和维生素E
味噌	维生素K，磷，锌，脂肪酸，曲酸，ω-3，蛋白质
桑葚	维生素A、维生素B_1、维生素B_2和维生素C，花青素，蛋白质，白藜芦醇
荨麻	维生素A、维生素D和维生素K，钙，铁，钾，硅
紫菜	叶酸，维生素B_2和维生素B_5，碘，铁，镁，锌
燕麦	维生素E，B族维生素，生物素，钙，铬，铜，铁，镁，硅，锌，纤维素，多糖，蛋白质

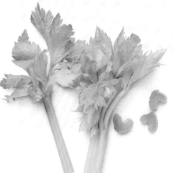

芹菜富含硅元素，有助于促进胶原蛋白再生。

食物	营养成分
橄榄叶	榄香醇酸，橄榄苦苷
橄榄油	维生素E和维生素K，黄酮类化合物，ω-9，槲皮素
洋葱	维生素B$_1$、维生素B$_2$、维生素C和维生素E，生物素，叶酸，铜，镁，钾，硫，纤维素，黄酮类化合物，菊粉，槲皮素
橙子	维生素B$_1$和维生素C，叶酸，钾
木瓜	维生素A、维生素C、维生素E和维生素K，B族维生素，叶酸，铜，镁，钾
辣椒粉	维生素B$_2$、维生素B$_6$、维生素C和维生素E，β-胡萝卜素
欧芹	维生素A、维生素C和维生素E，B族维生素，钾，类胡萝卜素，叶绿素
梨	B族维生素，维生素C和维生素K，叶酸，铁，钾，锌，纤维素，蛋白质
橙色甜椒	维生素C，B族维生素，类胡萝卜素，黄酮类化合物
红色甜椒	维生素B$_2$和维生素C，叶酸，β-胡萝卜素，番茄红素
菠萝	维生素B$_1$、维生素B$_2$、维生素B$_5$、维生素B$_6$和维生素C，叶酸，铜，锰，钾
喜马拉雅粉红盐	钙，铁，镁，钾
石榴	维生素B$_6$、维生素C和维生素E，叶酸，镁，锌，纤维素，多酚
南瓜籽	铜，铁，镁，锰，磷，锌，脂肪酸，纤维素，植物固醇，蛋白质
藜麦	维生素B$_1$、维生素B$_2$、维生素B$_6$和维生素E，叶酸，铜，镁，锰，磷，硅，锌，赖氨酸，蛋白质，槲皮素
萝卜	维生素A、维生素B$_3$、维生素B$_6$和维生素C，叶酸，硫
芝麻菜	维生素C，叶酸，钙，铁，硫
鲑鱼	维生素B$_{12}$和维生素D，生物素，镁，钾，硒，ω-3，蛋白质
沙丁鱼	维生素B$_{12}$和维生素D，硒，ω-3
酸菜	维生素C和维生素K，B族维生素，钙，纤维素
沙棘果油	维生素C和维生素E，β-胡萝卜素，ω-7
芝麻	维生素B$_1$，钙，铁，镁，磷，硒，锌
大豆	维生素B$_2$和维生素K，生物素，叶酸，铁，镁，钾，ω-3

食物	营养成分
菠菜	维生素A、维生素B$_1$、维生素B$_2$、维生素B$_6$、维生素C、维生素E和维生素K，叶酸，钙，铁，镁，钾
螺旋藻	B族维生素，钙，硫，β-胡萝卜素，叶绿素，脂肪酸，γ-亚麻酸，蛋白质
芽类蔬菜	维生素A、维生素C、维生素E和维生素K，B族维生素，钙，铁，硒，硫，纤维素，ω-3，蛋白质
草莓	维生素C和维生素E，镁，钾，花青素，黄酮类化合物，ω-3
葵花籽	维生素B$_1$、维生素B$_2$、维生素B$_3$、维生素B$_6$和维生素E，叶酸，铁，镁，锰，磷，硒，锌，ω-3
甘薯	维生素A、维生素C和维生素K，B族维生素，生物素，叶酸，钙，铜，锰，钾，β-胡萝卜素，纤维素，叶黄素，番茄红素，多糖
瑞士甜菜	维生素A、维生素C、维生素E和维生素K，铜，铁，镁，锰，钾
丹贝	维生素B$_2$，磷，镁
豆腐	B族维生素，钙，铁，镁，硒，锌，ω-3
番茄	维生素A、维生素C、维生素E和维生素K，B族维生素，生物素，叶酸，锰，磷，β-胡萝卜素，叶黄素，番茄红素，槲皮素
姜黄	维生素B$_6$，铁，锰，钾，β-胡萝卜素，姜黄素
核桃	维生素E，B族维生素，叶酸，铜，铁，镁，钾，α-亚麻酸
西洋菜	维生素A、维生素C和维生素E，B族维生素，叶酸，钙，铁，镁，锰，磷，钾，硫
西瓜	维生素A、维生素B$_1$、维生素B$_6$和维生素C，镁，钾，β-胡萝卜素，纤维素，番茄红素
小麦草	维生素A、维生素C和维生素E，B族维生素，铁，钾，硒，锌，叶绿素，纤维素，蛋白质
全麦面包	维生素E，B族维生素，叶酸，钾，纤维素，ω-9
天然活性酸乳	B族维生素，钙，钾，蛋白质

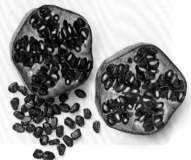

石榴含有强效抗氧化成分，有助于紧致皮肤并维护皮肤健康。

营养补充剂

膳食营养补充剂能与美丽轻食协同作用提升人体的营养摄入量，从而有助于缓解多种健康问题。应选择优质天然的营养补充剂，并需遵循医嘱或依据药品推荐剂量服用。

健康问题	推荐营养补充剂
皮肤暗黄	**车前子壳**能温和促进肠蠕动并清除肠壁积累的毒素杂质。1茶匙车前子壳与250毫升清水混合均匀，一次饮用完。
	鼠李皮和酸模含有的蒽醌类物质能促进肠蠕动。若想改善便秘，可将其作为茶饮或酊剂饮用1～2周。服药期、孕期及哺乳期应避免摄入鼠李皮。
	蒲公英和雷公根有助于改善肠蠕动。可将其作为茶饮、酊剂、药丸或胶囊，需遵循医嘱或依据药品推荐剂量服用。
	奶蓟草能中和毒素，为肝脏排毒。可作为茶饮、酊剂或胶囊于排毒期服用，也可作为一款短时排毒剂。需遵循医嘱或依据药品推荐剂量服用。
油性皮肤	**复合锌**有助于调节皮脂平衡并修复皮肤。每日服用。
抗衰老	**复合抗氧化剂**含有葡萄籽、碧容健和类胡萝卜素，能促进循环、有益皮肤健康。需遵循医嘱或依据药品推荐剂量服用。
	MCM或有机硫能促进胶原蛋白合成。加入水中每日饮用。
	透明质酸能促进胶原蛋白合成并提升皮肤光泽。需遵循医嘱或依据药品推荐剂量服用。
皮肤暗黄	**复合抗氧化剂**含有葡萄籽、碧容健和类胡萝卜素，能保护血管、促进循环从而有益皮肤。按照推荐剂量服用。
敏感皮肤	**复合抗氧化剂**含有葡萄籽、碧容健和类胡萝卜素，能保护血管与皮肤。需遵循医嘱或依据药品推荐剂量服用。
	槲皮素有助于缓解过敏引起的皮肤敏感。按照推荐剂量服用。
痤疮	**MCM或有机硫**能促进胶原蛋白合成、镇静皮肤并加速皮肤修复。加入水中每日饮用。
红斑痤疮	**复合抗氧化剂**含有葡萄籽、碧容健和类胡萝卜素，能维护血管健康强韧。按照推荐剂量服用。

健康问题	推荐营养补充剂
唇疱疹	**橄榄叶**具有抗病毒、抗细菌及抗真菌功效。能抑制特异性病毒系统且不影响肠道菌群平衡。每日服用一次。
	L-赖氨酸作为一种氨基酸，有助于预防并缓解唇疱疹。按照推荐剂量服用。
橘皮组织	**氨基葡萄糖**能构建并保护人体结缔组织，预防橘皮组织产生。需遵循医嘱或依据药品推荐剂量服用。
	ω-3脂肪酸具有抗炎功效，有助于控制橘皮组织并保护胶原蛋白。每日服用。
	复合维生素含有多种维生素，有助于改善橘皮组织。维生素B_6能代谢身体多余体液；维生素C能促进胶原蛋白合成，从而提升皮肤弹性并维持皮肤紧致；维生素E能促进循环并维护皮肤健康。按照推荐剂量服用。
水肿	**复合维生素B**体内优秀的B族维生素水平能抑制水肿。维生素B_6有助于排出身体多余体液；维生素B_6能调节体内同型半胱氨酸水平，从而减少心脏疾病引起的水肿风险；连续服用4周以观察水肿是否消退。
肥胖纹	**维生素D**有助于防止因快速生长或皮肤过度延展而引起的皮肤变薄。每日服用，尤其是缺乏日晒时期。
身体皮肤干燥	**生物素**作为一种B族维生素，能促进酶类代谢脂肪酸，从而有助于提升皮肤健康，保护皮肤细胞抵御自由基损害及水分流失。每日服用复合维生素B，持续4周。
湿疹	**MCM或有机硫**促进胶原蛋白合成并改善皮肤泛红。加入水中每日饮用。
疤痕	**维生素C**是胶原蛋白合成的重要营养成分，被认为有助于促进伤口愈合。选择维生素C或抗坏血酸钙，需遵循医嘱或依据药品推荐剂量服用。
	复合维生素B能促进伤口处皮肤修复并合成蛋白质，从而修复伤疤。需遵循医嘱或依据药品推荐剂量服用。
脱发	**生物素**作为一种B族维生素，能促进头发健康并预防男性脱发。按照推荐剂量服用。
油性发质	**复合维生素B**有助于维护头发健康并抑制油脂分泌过量。按照推荐剂量服用。
头皮屑	**卵磷脂**能保护头皮并强化头发及头发细胞膜。每次食用含有脂类食物（例如多脂鱼类）前服用1茶匙卵磷脂以促进脂类消化，并协助人体吸收头皮健康必需的脂类营养。

索引

A

澳洲坚果 247
　　有益皮肤 41, 65, 228
　　澳洲坚果冰淇淋 228

B

β-胡萝卜素 130 ~ 131
巴西坚果 125, 246
哺乳期 74 ~ 75
抱子甘蓝 101, 246
暴饮暴食 85
必需脂肪酸（EFAs）72, 77
　　头发 108 ~ 109
　　手足 130
　　皮肤 26, 27
补水保湿 73
　　排毒期内 15, 18, 19
　　美丽轻食计划：体液再平衡 80 ~ 81
　　头发 109
　　手足 131
　　记录食物日志 95
　　口腔 149
　　10大措施：补水 42 ~ 43
　　口渴 85
　　皮肤 27, 47, 51, 57
冰淇淋：健康果蔬冰淇淋 229
标签 85
扁豆 247
　　有益皮肤 55, 86
　　黑扁豆椰奶咖喱 204
薄荷 153
薄煎饼：奇亚籽薄煎饼佐蓝莓酱 171
不规则色素沉着 64 ~ 65, 75
菠萝 228, 248
　　有益头发 114
　　有益皮肤 45
　　丽肤浆果饮 238
　　瘀青 99
　　菠萝思慕雪 239
　　烤菠萝佐椰子可可酱 228
　　健康果蔬冰淇淋 229
　　维生素C加油站 245
　　水肿 79

疤痕 104 ~ 105, 249
菠菜 229, 248
　　有益头发 118
　　有益皮肤 105
　　瘀青 99
　　绿色思慕雪 244
补充剂 15

C

痤疮 54 ~ 55, 249
菜花：黑扁豆椰奶咖喱 204
　　烤什锦蔬菜配大麦古斯古斯 206
唇疱疹 62 ~ 63, 249
蚕豆 199
唇部：唇疱疹 62 ~ 63, 249
橙子 93, 105, 248
春季水果与蔬菜 117
草莓 47, 152, 248
超级食品功效 23
超级榛子酱 173
茶 43
　　牛蒡茶 93
　　雷公根茶 77
　　金盏花茶 91
　　可参考绿茶；抹茶
菜豆类 18, 31, 49

D

大蒜素 131
大麦 246
　　意大利调味大麦饭 200
　　有益头发 121
　　有益皮肤 45
大麦古斯古斯：夏日蔬果沙拉配大麦古斯古斯 202
豆蔻 239
丁香 205
蛋类 247
　　有益头发 112, 115, 119, 123, 125
　　有益指甲 134
　　有益皮肤 37, 67, 87, 91, 93
　　瘀青 99
　　墨西哥式煎蛋 184
　　口腔健康 157, 158
　　水肿 78
大蒜 247

有益手足 143
有益皮肤 48, 55, 63, 97, 214
口腔健康 158
大麻籽 247
　　有益皮肤 33, 141
　　大麻籽酱 172
豆科 18
蛋黄果 172
多汗：汗脚 142 ~ 143
多酚 103
蛋白质：排毒 23
　　头发 109
　　手足 131
　　皮肤 27, 56
　　身体 72
豆类 18, 33, 49
丹贝 39, 125, 248
豆腐 248
　　有益皮肤 39, 47, 181
　　日式什锦海味米粉 201
　　味噌豆腐配藜麦饭 218
　　风味炒豆腐 181
毒素：排毒 12
　　饮食毒素 13
冬季水果与蔬菜 117
冬日暖身热饮 236 ~ 237

F

辅酶Q10 149
发酵食品：有益手足 143
　　有益皮肤 19, 58, 61, 96
麸质 154
复合维生素 15
覆盆子：丽肤浆果饮 238
肥胖纹、妊娠纹 86 ~ 87, 249

G

甘蓝类 64, 138
钙 148
枸杞腰果"芝士蛋糕" 231
柑橘类水果 17, 23, 156
咖喱：黑扁豆椰奶咖喱 204
果汁 85
枸杞 59, 195, 247
　　有益皮肤 40, 69, 235
　　枸杞腰果"芝士蛋糕" 231

红莓思慕雪 235
格兰诺拉综合麦片 167
感染 132
果酱：果香奇亚籽酱 173
果汁饮品 243
更年期 75
橄榄叶 248
鲑鱼 248
　　有益头发 115, 121
　　有益皮肤 67, 83
　　有益脆弱指甲 134
　　酸奶鲑鱼酱 193
　　柠檬香烤鲑鱼配海蓬子 215
购买食品 15, 116, 117
硅：头发 109
　　手足 131, 133
　　口腔 148
硅 89
甘薯 248
　　秋季养生汤 179
　　有益头发 119
　　有益皮肤 39, 49, 91, 93, 105, 139
　　黑扁豆椰奶咖喱 204
　　什锦蔬菜配甘薯泥 219

H

猴面包 246
　　有益皮肤 41, 69, 139
　　猴面包椰子酸奶配黄金果 226
　　口腔健康 166
花粉 67, 69, 97, 246
黑豆 105, 246
黑眼豆 120, 246
花椰菜 206, 246
　　有益头发 115
　　有益皮肤 53, 101, 104
　　花椰菜芽 58
　　烤什锦蔬菜配大麦古斯古斯 206
胡萝卜 219, 246
　　秋季养生汤 179
　　有益指甲 135
　　有益皮肤 65, 67, 92, 93, 101
　　口腔健康 157
化学品接触，影响手足健康 132
黄瓜 188, 247
　　有益皮肤 44, 47, 67, 68, 82, 87

综合蔬果汁 243
　　西班牙凉菜西瓜汤 188
　　绿色思慕雪 244
黑枣 171, 231
环境对皮肤的影响 29
茴香 243
　　香梨西柚汁 243
　　综合蔬果汁 243
黄金果：猴面包椰子酸奶配黄金果 226
　　盐渍黄金果巧克力杯 225
　　维生素C加油站 245
海带 113, 247
汗脚 142
红斑痤疮 58 ~ 59
海蓬子：柠檬香烤鲑鱼配海蓬子 215
海鲈鱼：香烤海鲈鱼配番茄沙沙 212
海藻：有益头发 115, 125
　　有益皮肤 31, 41, 47, 59
　　日式什锦海味米粉 201
黄豆 113, 124, 248
核桃 248
　　有益头发 118, 123
黄豌豆：蚕豆 199

J

碱类 15
浆果：有益头发 113
　　有益皮肤 65, 77, 83, 87, 97, 139
　　浆果酱 83
　　丽肤浆果饮 238
　　格兰诺拉综合麦片 167
　　口腔健康 157, 158
　　综合浆果泥配燕麦 168
　　红莓思慕雪 235
　　夏季浆果 37, 39, 45, 49, 53, 59
　　超级浆果 40
　　眼部疲劳 67
　　可参考本书各种浆果具体信息
酱料：大麻籽酱 172
橘皮组织 76 ~ 77, 249
鸡肉 247
　　有益头发 119
　　柠檬香草烤鸡胸肉 210
　　泰式鸡肉汤面 214
　　水肿 78
颈部保养 44 ~ 45

酱料：养颜快手酱 190
健康脂类 19, 57, 154, 155
加工谷物 17
疾病 75, 110 ~ 111, 150 ~ 151
金盏花茶 91, 247
颈部 44 ~ 45
坚果：有益皮肤 31, 39, 59, 77, 91, 97
　　格兰诺拉综合麦片 167
　　瘀青 98
　　排毒 19
　　甜辣综合坚果 194
　　西式坚果米饭沙拉 220
　　口腔健康 153
酱料：补充脂肪酸 59
　　酸奶鲑鱼酱 193
卷心菜：暖身蔬菜沙拉 185
健康果蔬冰淇淋 229
姜黄 248
　　有益皮肤 45, 49, 55, 59, 63, 83, 97
胶原蛋白：衰老 75, 150
　　皮肤 29, 89
酵母食品 16

K

抗氧化成分 13
　　口腔 149
　　皮肤 26
可可 246
　　有益皮肤 41, 53
　　奇亚籽巧克力 "布丁" 174
　　舒缓热可可 237
　　烤菠萝佐椰子可可酱 228
　　盐渍黄金果巧克力杯 225
　　超级榛子酱 173
咖啡因 17, 43, 85
卡宴辣椒 49, 246
块根芹 185
咖啡 43
古斯古斯：烤什锦蔬菜配大麦古斯古斯 206
　　夏日蔬果沙拉配大麦古斯古斯 202
开菲尔 247
　　有益皮肤 31, 63, 96
开胃菜：希腊凉拌菜 199
矿物质 15, 56
口腔健康 146 ~ 161
葵花籽 194, 248

有益头发 121
有益指甲 135
瘀青 99
口渴 85
卡姆果 246
　有益皮肤 41, 63, 65
　口腔健康 156, 159
开心果：夏日蔬果沙拉配大麦古斯古斯 202

L

老年斑 138 ~ 139
芦荟汁 246
　有益皮肤 31, 33, 63
芦笋 246
　有益头发 123
　有益皮肤 52, 189
　夏日芦笋沙拉 189
罗勒 216
　罗勒香蒜酱 187
蓝莓 244, 246
　有益皮肤 69
　丽肤浆果饮 238
　奇亚籽薄煎饼佐蓝莓酱 171
辣椒 49, 246
　牛油果辣椒酱 190
冷冻食品 137
雷公根茶 77, 247
绿色思慕雪 244
绿茶 247
　有益足部 143
　有益皮肤 39, 44, 53, 65
　可参考抹茶
绿叶蔬菜：有益头发 113, 123
　有益手足 139, 140, 143
　有益皮肤 31, 32, 37, 39, 49, 53, 59, 93, 97
　排毒 21
　口腔健康 159
　眼部疲劳 67
辣椒粉 181, 248
　有益头发 121
梨：香梨西柚汁 243
藜麦 248
　烤南瓜藜麦沙拉 203
　有益皮肤 45, 55, 59, 63, 83
　果香藜麦早餐粥 169
　味噌豆腐配藜麦饭 218

螺旋藻 248
　有益皮肤 31, 33, 37, 55, 59, 66, 69, 97,
　101, 141
　口腔健康 159
硫：手足 131
　头发 109
　口腔 148
　皮肤 27
萝卜 48, 248

M

面包：牛油果吐司佐香蒜酱 180
　美味吐司酱 172 ~ 173
　全麦面包 114, 248
蜜饯：浆果 83, 168
毛豆 115
墨西哥式煎蛋 184
摩洛哥香炖羊肉 209
抹茶拿铁 236
玛卡粉 174
芒果 247
　有益眼睛 240
　有益头发 112
　抹茶水果奶昔 240
　菠萝思慕雪 239
抹茶 240, 247
　有益皮肤 40, 83, 138
　养颜抹茶饮 237
　抹茶水果奶昔 240
　抹茶拿铁 236
　口腔健康 157
美丽轻食计划：抗衰老 50 ~ 51
　排毒 20 ~ 23
　体液再平衡 80 ~ 81
　改善发质 126 ~ 127
　健康牙齿与牙龈 160 ~ 161
　强韧指甲 144 ~ 145
　皮肤水油平衡 34 ~ 35
　镇静舒缓 60 ~ 61
　紧致皮肤 88 ~ 89
　细腻皮肤 102 ~ 103
面条：小胡瓜"面"佐罗勒香蒜酱 187
　日式什锦海味米粉 201
　泰式鸡肉汤面 214
木瓜 58, 77, 248
米饭：黑扁豆椰奶咖喱 204

糙米 33, 221, 248
　西式坚果米饭沙拉 220
米粉：日式什锦海味米粉 201

N

牛油果 244, 246
　牛油果吐司佐香蒜酱 180
　有益头发 113, 119, 123
　有益手足 141
　有益皮肤 37, 38, 49, 53, 87, 91, 97, 101
　有益身体 79, 99
　牛油果辣椒酱 190
　绿色思慕雪 244
牛蒡茶 93, 246
奶油豆（利马豆）246
　秋季养生汤 179
　有益皮肤 39, 178
奶油南瓜（冬南瓜）203
　烤南瓜藜麦沙拉 203
　摩洛哥香炖羊肉 209
柠檬酸 17
牛油果辣椒酱 190
柠檬 212, 247
　有益足部 143
　有益皮肤 31, 32, 47
　柠檬香草烤鸡胸肉 210
　水肿 79
奶类 17, 157
奶蓟草 65, 247
牛至 63, 210
南瓜籽 248
　有益头发 113
　有益皮肤 55, 92, 101, 141
　汗脚 142
南瓜：烤南瓜藜麦沙拉 203
　摩洛哥香炖羊肉 209
　暖身蔬菜沙拉 185

O

ω脂类 77, 127
欧芹 119, 143, 248

P

苹果醋 142, 246
苹果 246
　综合蔬果汁 243

口腔健康 158
暖身苹果粥 170
蒲公英 247
有益皮肤 76
水肿 79, 81
排毒 249
益处 12 ~ 13
排毒计划 20 ~ 23
需排除的食物 16 ~ 17
需摄入的食物 18 ~ 19
如何排毒 14 ~ 15
排毒膳食计划 20 ~ 23
何时排毒 12 ~ 13
葡萄柚：香梨西柚汁 243
维生素C加油站 245
葡萄 247
有益皮肤 62, 100
帕尔玛奶酪：罗勒香蒜酱 187
皮肤：痤疮 54 ~ 55, 249
抗衰老营养补充剂 249
橘皮组织 76 ~ 77, 249
唇疱疹 62 ~ 63, 249
混合性皮肤 30 ~ 31
排毒 12, 22
身体皮肤干燥 90 ~ 91, 249
干性皮肤 36 ~ 37
湿疹 96 ~ 97, 249
眼袋及黑眼圈 68 ~ 69
细纹 46 ~ 47
皮肤干硬粗糙 140 ~ 41
不规则色素沉着 64 ~ 65
熟龄皮肤 38 ~ 39
颈部保养 44 ~ 45
营养元素 26 ~ 27
油性皮肤 32 ~ 33, 249
抗衰老 40 ~ 41
红斑痤疮 58 ~ 59
皮肤松弛 82 ~ 83
皮肤暗黄 48 ~ 49, 249
疤痕 104 ~ 105, 249
敏感皮肤 52 ~ 53, 249
衰老信号 28 ~ 29
美丽轻食计划：皮肤水油平衡 34 ~ 35
皮肤肿块 92 ~ 93
美丽轻食计划：镇静舒缓 60 ~ 61
美丽轻食计划：紧致皮肤 88 ~ 89

美丽轻食计划：细腻皮肤 102 ~ 103
肥胖纹、妊娠纹 86 ~ 87, 249
晒伤 100 ~ 101
影响皮肤健康的因素 28 ~ 29
排毒期间保持体力 22

Q

茄子 211
蔬菜杂烩 207
秋季养生汤 179
秋季时令水果与蔬菜 117
荞麦 246
有益皮肤 53, 59, 97
芹菜 246
有益皮肤 47, 69
水肿 79
奇亚籽 246
有益手足 141
有益皮肤 30, 47, 67, 87, 168
丽肤浆果饮 238
奇亚籽薄煎饼佐蓝莓酱 171
奇亚籽巧克力"布丁" 174
果香奇亚籽酱 173
养颜杏仁球 195
巧克力：奇亚籽巧克力"布丁" 174
盐渍黄金果巧克力杯 225
可参考可可
纤维素 57
奇异果 247
有益头发 125
有益皮肤 39, 49
青柠 215
全谷物：排毒 19, 21
口腔健康 155
全麦面包 114, 248

R

热量 17
肉桂 77, 171, 247
人工发酵食品 96
乳制品 17, 155
肉类 17, 19
软饮 154
瑞士甜菜 98, 248
日本酱油 194
日式什锦海味米粉 201

S

衰老：美丽轻食计划：抗衰老 50 ~ 51
抗衰老营养补充剂 249
身体 74 ~ 75
头发 110 ~ 111
手足 132 ~ 133
口腔 150 ~ 151
早衰 40 ~ 41
皮肤 28 ~ 29
酒精 17, 43, 85
膳食平衡 56 ~ 57
生物素 130 ~ 131, 145
身体：饮食符合年龄需求 74 ~ 75
食物打造美丽身体 70 ~ 105
影响身体健康因素 74 ~ 75
莳萝 200
食物打造美丽面容 24 ~ 69
食物：烹饪食物 15, 136 ~ 137, 155
需排除的食物 14 ~ 15, 16 ~ 17
食物日志 14, 94 ~ 95
选择食品 116
生姜 49, 209, 247
水果：色彩丰富的水果 21, 57, 96, 140
脆嫩多汁的水果 152
排毒 18, 21
水果沙拉 156
果香奇亚籽酱 173
果香藜麦早餐粥 169
抹茶水果奶昔 240
准备水果 137
四季豆 201, 247
有益皮肤 46
手部 128 ~ 145
老年斑 138 ~ 139
饮食符合年龄需求 132 ~ 133
皮肤干硬粗糙 140 ~ 141
美丽轻食计划：强韧指甲 144 ~ 145
有益手足的营养元素 130 ~ 131
影响手足皮肤健康的因素 132 ~ 133
10大措施：补水 42
10大措施：避免暴饮暴食 84 ~ 85
10大措施：维护口腔健康 154 ~ 155
肾豆 125, 247
生菜 47, 247
生活方式：对身体的影响 74
对头发的影响 110

对手足的影响 132
　对皮肤的影响 28~29
　对牙齿与牙龈的影响 150~151
　食物日志 95
食物打造健康口腔 146~161
　舌苔 158~159
桑葚 247
　有益皮肤 40, 69
松子 187
　罗勒香蒜酱 187
什锦烤蔬菜配玉米饼 216
石榴 202, 248
　有益皮肤 41, 101
　夏日蔬果沙拉配大麦古斯古斯 202
蔬菜杂烩 207
生食 23, 136
鼠尾草 142
沙拉：水果沙拉 156
　香菜羽衣甘蓝沙拉 90
　西式坚果米饭沙拉 220
　田园蔬菜沙拉 183
　夏日芦笋沙拉 189
　夏日蔬果沙拉配大麦古斯古斯 202
　暖身蔬菜沙拉 185
沙丁鱼 119, 248
酸菜 55, 248
沙棘果油 64, 139, 248
食用应季食品 116~117
思慕雪：红莓思慕雪 235
　椰子思慕雪 235
　绿色思慕雪 244
　补水思慕雪 36
　菠萝思慕雪 239
　皮肤再生 31, 41
　细腻皮肤 97
　维生素C加油站 245
晒伤 100~101, 132
寿司 115
舌苔 158~159
蔬菜：意大利调味大麦饭 200
　色彩鲜艳的蔬菜 21, 33, 57, 96, 122, 140
　购买蔬菜 116
　烹制蔬菜 136~137
　十字花科蔬菜 21
　脆嫩多汁的蔬菜 152, 153
　排毒 18, 21

希腊凉拌菜 199
日式什锦海味米粉 201
味噌豆腐配藜麦饭 218
什锦烤蔬菜配玉米饼 216
希腊风味烤蔬菜 211
什锦蔬菜配甘薯泥 219
准备蔬菜 137
田园蔬菜沙拉 183
暖身蔬菜沙拉 185
可参考绿叶蔬菜
水：排毒 15
　皮肤 42~43
　水肿 78~79, 249
酸奶 248
　有益皮肤 31
　猴面包椰子酸奶配黄金果 226
　口腔健康 153, 159, 161
　菠萝思慕雪 239
　酸奶鲑鱼酱 193
湿疹 60, 96~97, 249
食物分量 57, 84, 85
沙沙：番茄沙沙 213

T
甜菜根 246
　甜菜根鹰嘴豆汤 192
　有益皮肤 54, 65, 69
碳水化合物 56
头皮屑 124~125, 249
天然利尿剂 81
弹性蛋白 18, 29, 89
体液：美丽轻食计划：体液再平衡 80~81
　可参考补水
头发 106~127
　头皮屑 124~125, 249
　头发与头皮干燥 118~119
　头发暗沉无光 122~123
　受损发质 114~115
　油性发质 120~121, 249
　美丽轻食计划：改善发质 126~127
　发量稀少与脱发 112~113, 249
　有益头发营养元素 108~109
　影响头发健康的因素 110~111
　饮食符合年龄需求 110~111
天然蜂蜜 226
甜辣综合坚果 194

透明质酸（HA）与皮肤 27
铁 108, 148
甜椒 207
　秋季养生汤 179
　有益头发 124
　有益皮肤 45, 53, 66
　墨西哥式煎蛋 184
　橙色甜椒 66, 248
　甜椒番茄酱 191
　什锦烤蔬菜配玉米饼 216
　蔬菜杂烩 207
　红色甜椒 45, 248
　夏日蔬果沙拉配大麦古斯古斯 202
土豆：希腊风味烤蔬菜 211
　什锦蔬菜配甘薯泥 219
汤 137
　秋季养生汤 179
　甜菜根鹰嘴豆汤 192
　香浓蚕豆汤 182
　西班牙凉菜西瓜汤 188
　日式什锦海味米粉 201
　泰式鸡肉汤面 214
田园蔬菜沙拉 183
糖 16, 154, 155
甜豌豆酱 191
泰式鸡肉汤面 214
吐司酱：牛油果吐司佐香蒜酱 180
　美味吐司酱 172~173

W
无花果 247
　有益头发 113
　有益皮肤 63
　养颜杏仁球 195
豌豆荚 247
味噌酱 247
　有益皮肤 33, 41, 65, 139
　味噌豆腐配藜麦饭 218
豌豆 183, 200, 248
　有益皮肤 31, 49, 104
　香浓蚕豆汤 182
　甜豌豆酱 191
维生素A：身体 72~73
维生素B：头发 108
　口腔 149
　指甲 145

维生素C：头发 108
    口腔 148
    皮肤 26，86
    维生素C加油站 245
    身体 72～73
维生素D：口腔 148～149
维生素E：手足 130～131
    皮肤 18
    身体 72～73

X

杏仁 246
    有益头发 115，121
    有益身体 78，105
    养颜杏仁球 195
香蕉 36，246
香浓蚕豆汤 182
小球藻 41，247
香菜 91，247
小胡瓜 247
    有益皮肤 47，139
    小胡瓜"面"佐罗勒香蒜酱 187
    什锦烤蔬菜配玉米饼 216
    蔬菜杂烩 207
    夏日蔬果沙拉配大麦古斯古斯 202
消化：补水 43
    食物日志 94
西班牙凉菜汤 53
    西班牙凉菜西瓜汤 188
希腊凉拌菜 199
香草：排毒 19
    柠檬香草烤鸡胸肉 210
    综合香蒜酱 180
荨麻 39，247
香蒜酱：罗勒香蒜酱 187
    综合香蒜酱 180
小吃与零食 57，155
香辛料 19
    暖身苹果粥 170
夏日芦笋沙拉 189
夏季水果与蔬菜 117
夏日蔬果沙拉配大麦古斯古斯 202
番茄 207，248
    秋季养生汤 179
    有益指甲 135
    有益皮肤 53，69，86，101

黑扁豆椰奶咖喱 204
西班牙凉菜西瓜汤 188
墨西哥式煎蛋 184
甜椒番茄酱 191
蔬菜杂烩 207
番茄沙沙 213
香草 225
西洋菜 33，79，246
西瓜 248
    有益头发 188
    有益皮肤 46，68
    西班牙凉菜西瓜汤 188
    红莓思慕雪 235
小麦草 55，248
锌 73，109，130

Y

养颜小食：养颜杏仁球 195
养颜抹茶饮 237
瘀青 98～99
洋甘菊茶 120，246
鹰嘴豆 192，247
    甜菜根鹰嘴豆汤 192
    有益头发 115
    有益皮肤 62，192
叶绿素 18，23
椰子 37，247
椰奶：黑扁豆椰奶咖喱 204
    健康果蔬冰淇淋 229
椰子油 247
    有益足部 143
    有益皮肤 41，91，93，141
    口腔健康 153，157，158
    烤菠萝佐椰子可可酱 228
椰子水 247
    有益皮肤 47
    椰子思慕雪 235
椰子酸奶：丽肤浆果饮 238
    猴面包椰子酸奶配黄金果 226
饮食：节食 84
    对身体的影响 74
    对头发的影响 110
    对手足的影响 132
    对皮肤的影响 28～29
    对牙齿与牙龈的影响 150～151
    10大措施：膳食平衡 56～57

饮食毒素 13
运动 13，42
眼部：眼袋及黑眼圈 68～69
    眼部疲劳 66～67
鱼类 78
    有益头发 119，212，122，125
    有益指甲 134
    有益口腔健康 157
    有益皮肤 37，38，67，87，90，93，105
    排毒 19
    油脂鱼类 87，90，93，105，122，157
    口腔健康 157
    香烤海鲈鱼配番茄沙沙 212
    鲑鱼 83，115，134，248
    酸奶鲑鱼酱 193
    柠檬香烤鲑鱼配海蓬子 215
亚麻籽 247
    有益头发 113，119，123，125
    有益皮肤 97
油炸食品 137
应季食品 116
牙龈：食物打造健康口腔 146～161
    美丽轻食计划：健康牙齿与牙龈 160～161
    影响牙龈健康因素 150～151
羽衣甘蓝 184，247
    有益皮肤 90，93，105
    综合蔬果汁 243
    墨西哥式煎蛋 184
    香菜羽衣甘蓝沙拉 90
用餐时间 21，56，84，85，95
月经周期 95
营养：营养参考图表 246～249
    10大措施：保存食材营养 136～137
燕麦乳：舒缓热可可 237
    自制燕麦乳 241
    抹茶水果奶昔 240
    抹茶拿铁 236
燕麦 241，247
    有益头发 121
    有益手足 141
    有益指甲 135
    有益皮肤 31，37，45，82，100
    格兰诺拉综合麦片 167
    暖身苹果粥 170
油脂：健康油脂 19，155
    橄榄油 36，53，248

洋葱 210, 248
　有益皮肤 52, 55, 59
　水肿 79
有机食品 117, 157
氧化剂 13
益生元食品 18
孕期 74～75, 150～151
益生菌 61, 149
养颜杏仁球 195
意大利调味大麦饭 200
有益头发的沙拉食品 123
盐 76, 155, 248
盐渍黄金果巧克力杯 225
芽类种子 136, 180, 248
　有益皮肤 33, 35, 55

压力：对头发的影响 110～111
　对皮肤的影响 29
　对身体的影响 75
牙齿：牙齿变色 152～153
　食物打造健康口腔 146～161
　牙齿脆弱 156～157
　影响牙齿健康的因素 150～151

Z

紫苜蓿种子 99, 135, 246
足部 128～145
　饮食符合年龄需求 132～133
　皮肤干硬粗糙 140～141
　汗脚 142～143

影响手足健康因素 132～133
自由基 13
榛子：超级榛子酱 173
指甲：美丽轻食计划：强韧指甲 144～145
　指甲脆弱 134～135
植物营养素 13
粥：暖身苹果粥 170
芝麻菜 54, 248
种子：有益皮肤 37, 39, 59, 91, 105
　格兰诺拉综合麦片 167
　排毒 19, 21
　牙齿与牙龈 153
　可参考芽类种子
芝麻 99, 248

致谢

来自Neal's Yard Remedies的作者感谢：DK的优秀编辑Claire Cross。

DK感谢：优秀的Neal's Yard Remedies团队在本书编写过程中的专业意见和指导。

摄影：William Reavell
食物造型：Penny Stephens, Kate Wesson
道具造型及美术指导：Isabel de Cordova
插图：Stuart@kja-artists, mike@kja-artists, Debbie Maizels
助理编辑：Georgina Palffy, Alice Kewellhampton
校对：Nikki Sims
索引：Vanessa bird

免责声明